Praxisbuch Invasives hämodynamisches Monitoring

2. Auflage

Dr. med. Ulrich von Hintzenstern, Spardorf

Prof. Dr. med. Samir G. Sakka, EDIC, DEAA
Leiter der operativen Intensivstation
Transplantationsbeauftragter der Kliniken der Stadt Köln
Klinik für Anästhesiologie und operative Intensivmedizin
Universität Witten/Herdecke
Kliniken der Stadt Köln gGmbH
Krankenhaus Merheim
Ostmerheimerstr. 200
D-51109 Köln

ELSEVIER
URBAN & FISCHER

URBAN & FISCHER München

Zuschriften an:
Elsevier GmbH, Urban & Fischer Verlag, Hackerbrücke 6, 80335 München

Wichtiger Hinweis für den Benutzer
Die Erkenntnisse in der Medizin unterliegen laufendem Wandel durch Forschung und klinische Erfahrungen. Herausgeber und Autoren dieses Werkes haben große Sorgfalt darauf verwendet, dass die in diesem Werk gemachten therapeutischen Angaben (insbesondere hinsichtlich Indikation, Dosierung und unerwünschter Wirkungen) dem derzeitigen Wissensstand entsprechen. Das entbindet den Nutzer dieses Werkes aber nicht von der Verpflichtung, anhand weiterer schriftlicher Informationsquellen zu überprüfen, ob die dort gemachten Angaben von denen in diesem Werk abweichen und seine Verordnung in eigener Verantwortung zu treffen.
Für die Vollständigkeit und Auswahl der aufgeführten Medikamente übernimmt der Verlag keine Gewähr.
Geschützte Warennamen (Warenzeichen) werden in der Regel besonders kenntlich gemacht (®). Aus dem Fehlen eines solchen Hinweises kann jedoch nicht automatisch geschlossen werden, dass es sich um einen freien Warennamen handelt.

Bibliografische Information der Deutschen Nationalbibliothek
Die Deutsche Nationalbibliothek verzeichnet diese Publikation in der Deutschen Nationalbibliografie; detaillierte bibliografische Daten sind im Internet über http://www.d-nb.de/ abrufbar.

14 15 16 17 6 5 4 3 2

Um den Textfluss nicht zu stören, wurde bei Patienten und Berufsbezeichnungen die grammatikalisch maskuline Form gewählt. Selbstverständlich sind in diesen Fällen immer Frauen und Männer gemeint.

Planung und Lektorat: Inga Schickerling, Dr. med. Constance Spring
Herstellung: Ulrike Schmidt
Satz: abavo GmbH, Buchloe/Deutschland; TnQ, Chennai/Indien
Druck und Bindung: Printforce, Alphen/NL
Zeichnungen: siehe Abbildungsverzeichnis
Umschlaggestaltung: Spiesz Design, Neu-Ulm

ISBN Print 978-3-437-31604-3
ISBN e-Book 978-3-437-31605-0

Aktuelle Informationen finden Sie im Internet unter **www.elsevier.de** und **www.elsevier.com.**

Vorwort

Nachdem der Pulmonalarterienkatheter jahrelang als „Krone" der verschiedenen Verfahren des hämodynamischen Monitorings galt, ist seit der Connors-Studie [1] eine intensive und kontroverse Diskussion darüber in Gang gekommen, ob der Einsatz des Pulmonalarterienkatheters mehr Schaden als Nutzen für den kritisch kranken Patienten bringt. Die evidenzbasierte Medizin hat diese Fragestellung inzwischen auf weitere Methoden des Invasiven hämodynamischen Monitorings ausgedehnt und ist zu teilweise überraschenden und ernüchternden Ergebnissen gekommen, die auch einige bislang im klinischen Alltag als „sicher geltende Fakten" relativieren. Zusätzliche Aspekte ergeben sich durch die verstärkt Einzug haltenden ökonomischen Zwänge, die eine zunehmend kritische Indikationsstellung für den Einsatz von Ressourcen erfordern.

Um das komplexe Thema „Invasives hämodynamisches Monitoring" praxisrelevant und prägnant darzustellen, haben die Herausgeber die aktuelle, umfangreiche intensivmedizinische Literatur kritisch gesichtet, mit der eigenen langjährigen klinischen Erfahrung abgestimmt und auf das klinisch notwendige Wissen gebündelt.

So sind grundsätzlich bei der Beurteilung der aktuellen hämodynamischen Situation eines kritisch kranken Patienten folgende Aspekte zu beachten:

- Welche Aussagen sind bereits aufgrund der Anamnese und des Basismonitorings Herzfrequenz, nicht-invasiver Blutdruck, Herzrhythmus, Sauerstoffsättigung, Urinausscheidung, Körpertemperatur möglich?
- Welches Monitoringverfahren kann bei diesem speziellen Patienten zu diesem bestimmten Zeitpunkt zusätzlich zum Basismonitoring sinnvoll eingesetzt werden (tatsächlicher „Benefit")?
- Welche Limitationen hat das ausgewählte Verfahren?
- Da jedes Verfahren nur Einzelaspekte liefert und die Summe der Einzelbetrachtungen nicht dem Gesamtbild entspricht, müssen die Ergebnisse der Anamnese, des Basismonitorings und des Invasiven hämodynamischen Monitorings immer gemeinsam betrachtet werden, um den aktuellen hämodynamischen Status adäquat erfassen zu können.

Die Darstellung der Grundlagen in den ersten Kapiteln sorgt für das notwendige Verständnis und ermöglicht einen kritischen Einsatz der Methoden. Nach einem einheitlichen Gliederungsschema werden dann die verschiedenen Verfahren des Invasiven hämodynamischen Monitorings beleuchtet. Den speziellen Aspekten des Invasiven hämodynamischen Monitorings im Einsatz bei Kindern ist ein eigenes Kapitel gewidmet. Eine große Anzahl von Fallberichten bringt dem Leser die praktischen Aspekte in der klinischen Anwendung der einzelnen Verfahren nahe. Die Bedeutung der evidenzbasierten Medizin und der Ausblick auf zukünftige Entwicklungen zeigen dem Leser, welche Erkenntnisse momentan als gesichert gelten und welche Perspektiven in Zukunft zu erwarten sind.

Alle aufmerksamen und engagierten Leser möchten wir dazu anregen, uns Korrekturen und Ergänzungsvorschläge zukommen zu lassen. Wir werden alle Kritiken und Anregungen gerne prüfen und ggf. in die nächste Auflage einarbeiten.

Ulrich v. Hintzenstern und Samir G. Sakka

1) Connors AF Jr et al (1996) The effectiveness of right heart catheterization in the initial care of critically ill patients. JAMA 276: 889–897.

November 2013

Ulrich von Hintzenstern, Spardorf,

Samir S. Sakka, Köln

Autorenverzeichnis

Herausgeber:

Dr. med. Ulrich v. Hintzenstern,
Spardorf

Prof. Dr. med. Samir G. Sakka, DEAA, EDIC
Leiter der operativen Intensivstation
Transplantationsbeauftragter der
Kliniken der Stadt Köln
Klinik für Anästhesiologie und
operative Intensivmedizin
Universität Witten/Herdecke
Krankenhaus Köln-Merheim

Autoren:

Dr. med. Christian Breschan, DEAA
Abteilung für Anästhesie
Klinikum Klagenfurt
Österreich

Dr. med. Robert Crahé
Klinik für Anästhesiologie
Klinikum Fürth

PD Dr.med. Oliver Gödje
Strasslach

Dr. med. Jörn Grensemann
Klinik für Anästhesiologie und
operative Intensivmedizin
Universität Witten/Herdecke
Krankenhaus Köln-Merheim

Roland Kurz
RK MedConsult GmbH
Uttenreuth

Dr.-Ing. Anton Obermayer
Klinik für Anästhesiologie
Universität Erlangen

PD Dr. med. Dr. rer. nat.
Jörg Michael Schierholz
Phaidon Healthcare GmbH
Drug Delivery Devices
Bergisch Gladbach

Prof. Dr. med. Robert Sümpelmann
Zentrum Anästhesiologie-Kinderklinik
Medizinische Hochschule Hannover

Prof. Dr. med. Gunther Wiesner, DEAA
Institut für Anästhesiologie
Deutsches Herzzentrum München

Abbildungsverzeichnis

G026	Moser, D. K./Riegel, B.: Cardiac Nursing. A Companion to Braunwald's Heart Disease. Elsevier/Saunders, 1. Aufl. 2007
L106	Henriette Rintelen, Velbert
L126	Katja Dalkowski, Buckenhof
L157	Susanne Adler, Lübeck
L231	Stefan Dangl, München
O900	Fredrik v. Hintzenstern, Spardorf
R204	Abdulla, W.: Interdisziplinäre Intensivmedizin. Elsevier/Urban & Fischer, 3. Aufl. 2007
R292	Angstwurm, M./Kia, T.: mediscript StaR. Das Staatsexamens-Repetitorium zum Hammerexamen Band 1. Elsevier/Urban & Fischer, 1. Aufl. 2012
R293	Fahlke, Ch./Linke, W./Raßler, B./Wiesner, R. J.: Taschenatlas Physiologie. Elsevier/Urban & Fischer, 1. Aufl. 2008
R294	Hick, C./Hick, A: Intensivkurs Physiologie. Elsevier/Urban & Fischer, 5. Aufl. 2006
R295	Hintzenstern, U. v./Sakka, S. G.: Praxisbuch Invasives hämodynamisches Monitoring. Elsevier/Urban & Fischer, 1. Aufl. 2006
T610	Dr. Christian Breschan, Klinikum Klagenfurt, Abteilung für Anästhesie
T611	Prof. Dr. Gunther Wiesner, Deutsches Herzzentrum München, Klinik an der Technischen Universität München
T612	Prof. Dr. Samir Sakka, Klinik für Anästhesie, Krankenhaus Merheim, Köln
T613	Dr. med. Robert Crahé, Ärztliche Leitung Schmerztherapeutische Tagesklinik, Klinikum Fürth
T614	Prof. Dr. med. Robert Sümpelmann, Zentrum Anästhesiologie, Kinderklinik, Medizinische Hochschule, Hannover
U344	Edwards Lifescience Services GmbH, Unterschleißheim
U345	Argon Medical Devices, Erlangen
[U346]	LiDCO Group plc, Sawston Cambridge, England
V213	PULSION Medical Systems AG, München
V420	Teleflex Medical GmbH, Kernen

Inhaltsverzeichnis

I Grundlagen

1 Anatomie und Physiologie

S. G. Sakka, U. v. Hintzenstern, A. Obermayer, J. Schierholz, R. Kurz

1.1 Anatomie

Der Blutkreislauf stellt ein rasch regulierbares Transportsystem dar, dessen Aufgabe zur Aufrechterhaltung aller lebenswichtigen Funktionen – wie bereits im Jahr 1872 von dem deutschen Physiologen E. Pflüger beschrieben – in der Beförderung der Atemgase O_2 und CO_2 sowie im Transport von Nährstoffen und deren Abfallprodukten besteht. Das Kreislaufsystem ist ein konvektives

Hämodynamisches Monitoring. http://dx.doi.org/10.1016/B978-3-437-31604-3.00001-4

Transportsystem, der Austausch der Atemgase O_2 und CO_2 erfolgt über Diffusion (0,5 µm in der Lungenkapillare bzw. ca. 10 µm im Gewebe).

1.1.1 Herz

Das Herz ist das zentrale Organ, das im Sinne einer Druck- und Sogpumpe das Blut durch den Körper und die Lungen treibt. Bei der Herzmechanik unterscheidet man die sog. Diastole, in der die AV-Klappen (Trikuspidal- und Mitralklappe) geöffnet sind und die beiden Ventrikel gefüllt werden, und die sog. Systole, in der das Blut über die geöffnete Pulmonal- bzw. Aortenklappe aus den Ventrikeln ausgestoßen wird. Den Herzzyklus kann man einteilen in Anspannungs- und Austreibungsphase (Systole), die Diastole beinhaltet Entspannungs- und Füllungsphase. Die Druckverhältnisse in den großen Gefäßen, rechtem und linkem Herz sowie die O_2-Sättigung des Blutes sind in Abbildung 1.1 (➤ Abb. 1.1) zusammengefasst.
Wie am Herz-Lungenpräparat gezeigt werden konnte, ist der sog. Frank-Starling-Mechanismus ein wesentlicher Faktor in der Regulation der Herzfunktion: eine erhöhte Vorlast des Herzmuskels (im engsten Sinne die enddiastolische Muskelfaserlänge) führt zu einer Zunahme des Austreibungsvolumens [2, 7]. Die vermehrte Vordehnung führt also im Sinne einer endogenen Inotropie

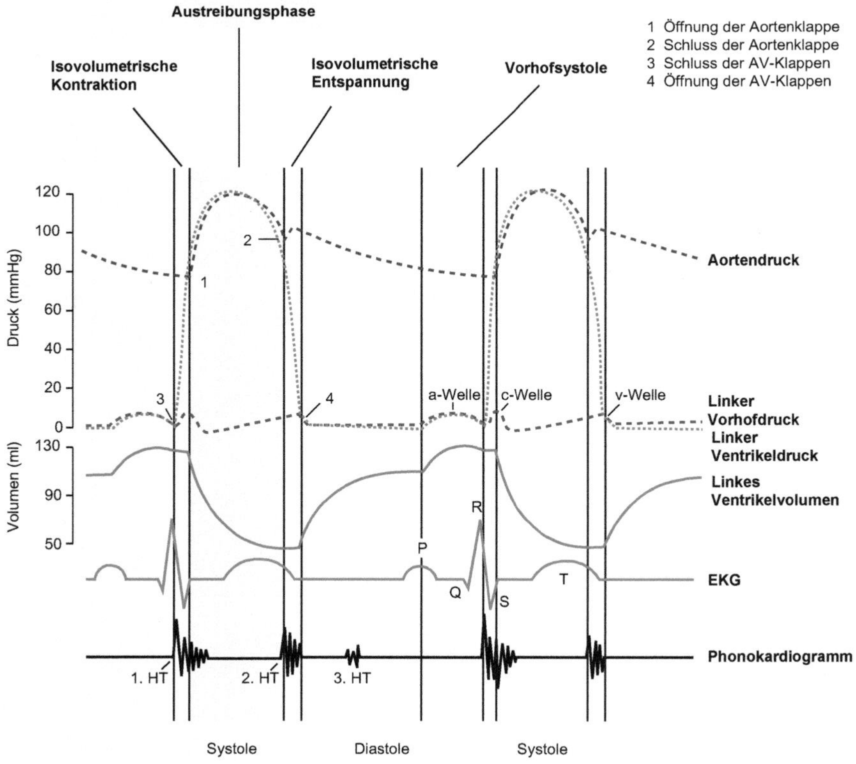

Abb. 1.1 Herzzyklus mit zeitlicher Zuordnung der Druckverhältnisse im linken und rechten Herzen, der Volumenänderungen im linken Ventrikel und des EKGs [R292]

zu einer Steigerung des Schlagvolumens (➤ Abb. 1.2a). Normalzustand, Befund bei Herzinsuffizienz und akutem Herzversagen („low cardiac output") zeigt ➤ Abbildung 1.2b.

1.1.2 Blutkreislauf

Der Blutkreislauf besteht aus einem in sich geschlossenen System von teils parallel, teils in Serie geschalteten Blutgefäßen. Zwei hintereinander geschaltete Pumpen, der rechte und linke Ventrikel, erzeugen ein Druckgefälle, durch das eine gerichtete Blutströmung aufrechterhalten wird. Das Stromgebiet zwischen linkem Ventrikel und rechtem Vorhof, das durch die einzelnen Organstromgebiete mit mehrfacher Parallelschaltung charakterisiert ist, bezeichnet man als Körperkreislauf („großer Kreislauf"). Entsprechend nennt man das Gebiet der Lungenstrombahn den „kleinen Kreislauf" (Lungenkreislauf). Funktionell und morphologisch lassen sich in beiden Kreislaufabschnitten Arterien, Arteriolen, Kapillaren, Venolen und Venen als Gefäßtypen unterscheiden (➤ Abb. 1.3).

Körperkreislauf

- Vom linken Ventrikel wird das Blut in die Aorta und dann in die Arterien der verschiedenen Organsysteme getrieben.
- Es folgt eine Aufteilung in Arteriolen, d. h. der Gefäßdurchmesser nimmt ab, die Zahl der Gefäße nimmt zu.

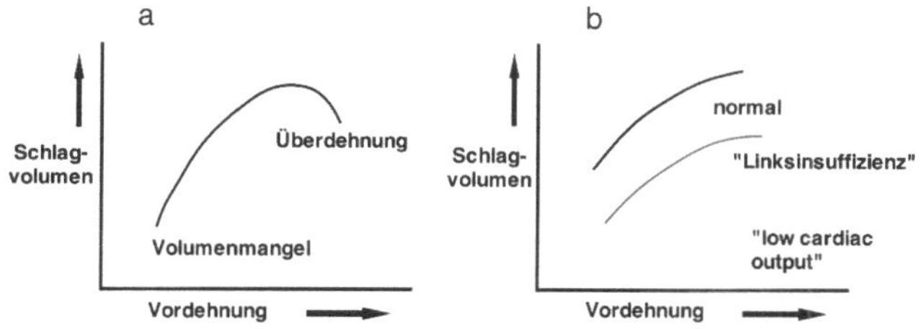

Abb. 1.2 Frank-Starling-Mechanismus [O900]

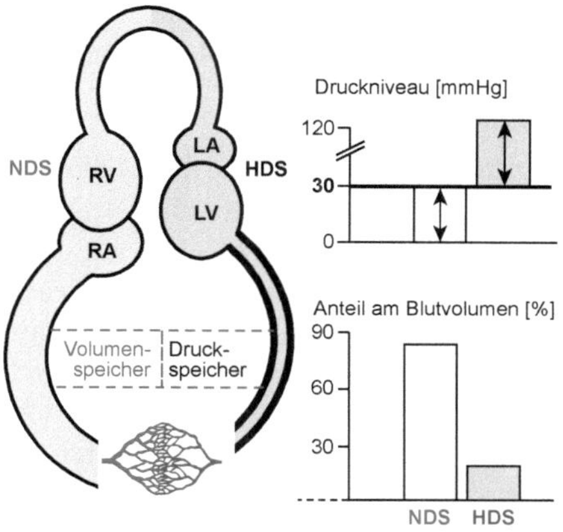

Abb. 1.3 Hoch-(HDS) und Niederdrucksystem (NDS) [R293]

- Unter weiterer Verzweigung gehen die Kapillaren („Haargefäße") hervor, die im Gewebe ein dichtes Geflecht zwischen den Parenchymzellen bilden. In den Kapillaren, die mit nur einer Zellschicht (Endothel) ausgekleidet sind, erfolgt der eigentliche Stoffaustausch mit den Körperzellen.
- Über die Venolen, die sich zu Venen vereinigen, kommt das Blut über die V. cava sup. bzw. V. cava inf. zum rechten Vorhof zurück.
- Eine gewisse Sonderstellung nehmen die Mesenterialgefäße ein, da sie nach einem Kapillarnetz im Darm noch ein zweites in der Leber bilden.
- Die anteilige Durchblutung der versch. Organsysteme (➤ Abb. 1.4) beträgt unter körperlichen Ruhebedingungen:
  - Herzmuskel: ca. 5 %.
  - Gehirn: ca. 15 %.
  - Leber/Darm: ca. 30 %.
  - Skelettmuskel: ca. 20 %.
  - Nieren: ca. 20 %.
  - Haut/Skelett: ca. 10 %.

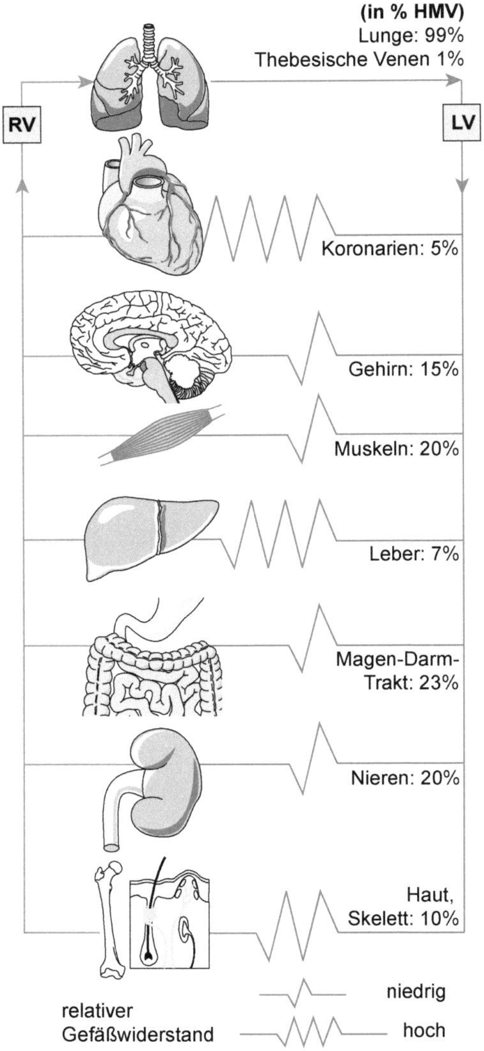

Abb. 1.4 Ruhedurchblutung einzelner Organe [R293]

Lungenkreislauf

Prinzipiell ist der Aufbau mit dem des Körperkreislaufs vergleichbar, das Blut wird vom rechten Ventrikel über die Arteria pulmonalis in die Lungenkapillaren befördert und gelangt über vier große Lungenvenen zum linken Vorhof. Mit dem Übertritt des Blutes vom linken Vorhof zum linken Ventrikel ist der Kreislauf geschlossen.

Das Strömungsprinzip folgt dem Ohm-Gesetz:

- Das zugrunde liegende Prinzip für die Strömung zwischen zwei Orten wird, aus der Elektrizitätslehre bekannt, durch das Ohm-Gesetz beschrieben: Stromstärke = Quotient aus Druckdifferenz und Widerstand.
- Die Stromstärke ist definiert als das pro Zeiteinheit strömende Volumen Blut. Bei identischer Stromstärke verhält sich die Strömungsgeschwindigkeit bei hintereinander geschalteten Gefäßen umgekehrt proportional zum Gefäßquerschnitt.
- Bei einer ca. 800-fach größeren Gesamtquerschnittsfläche des Kapillargebietes im Vergleich zur Querschnittsfläche der Aorta herrscht im Kapillargefäßsystem eine 800fach geringere Strömungsgeschwindigkeit. So beträgt die mittlere Strömungsgeschwindigkeit im Kapillarbett ca. 0,03 cm/sec.

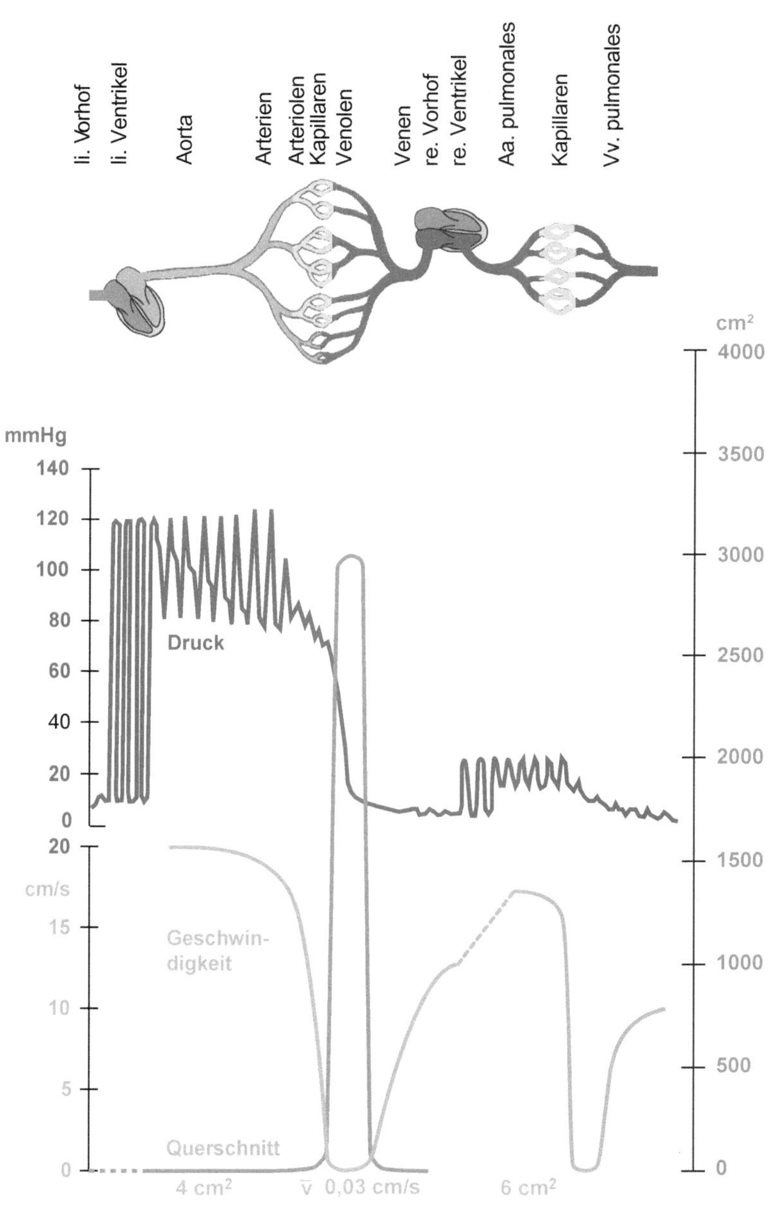

Abb. 1.5 Blutdruck, Strömungsgeschwindigkeit und Gefäßquerschnitt im Körperkreislauf [R294]

- Für den Körperkreislauf stellen die terminalen Arterien und Arteriolen als sog. Widerstandsgefäße die Stellgröße dar, die die Durchblutung in den verschiedenen Organsystemen regulieren. Eine Vasokonstriktion der Widerstandsgefäße führt zu einer Reduktion des Drucks in den Kapillaren. Aufgrund der geringen Parallelschaltung der Widerstandsgefäße ist der Druckabfall hier ausgeprägter als in den wesentlich englumigeren Kapillaren (➤ Abb. 1.5).

Hoch- und Niederdrucksystem

- Im sog. „Niederdrucksystem" (Körpervenen, rechtes Herz bis linker Vorhof bzw. linker Ventrikel während der Diastole) befinden sich ca. 85 % des zirkulierenden Blutvolumens (➤ Abb. 1.6).
- Die sog. Compliance („Dehnbarkeit") im Niederdrucksystem ist um ein Vielfaches höher als die des arteriellen Gefäßsystems.
- Physiologisch beträgt der mittlere Blutdruck im Niederdrucksystem nicht über 20 mmHg.
- Im Gegensatz dazu umfasst das „Hochdrucksystem" den linken Ventrikel während der Systole und das arterielle Gefäßsystem bis zu den Arteriolen (der mittlere Blutdruck beträgt physiologisch zwischen 60 und 100 mmHg).

Die physikalischen Eigenschaften (Volumendehnbarkeit im Sinne von Volumenänderung pro Druckänderung) im arteriellen Lungen- und Körperkreislauf sind nahezu vergleichbar (1 ml = 1 mmHg). Hingegen ist die Volumendehnbarkeit im venösen Körperkreislauf ausgeprägter, eine Volumenzunahme von 100 ml führt zu einer Druckzunahme von lediglich ca. 1 mmHg (➤ Abb. 1.7). Letztlich erfolgen 50 % der Volumenverschiebung vom Hochdrucksystem zum Niederdrucksystem während der Systole und 50 % während der Diastole (bei einem Schlagvolumen von 60–80 ml sind also 30–40 ml für die Blutdruckamplitude verantwortlich).

Kreislaufregulation

Das Kreislaufsystem wird durch eine Vielzahl an neuronalen, metabolischen und hormonellen Faktoren reguliert. Als ein wesentlicher Regler im Sinne von Regelkreisen gilt das „Kreislaufzentrum" in der Medulla oblongata. Hier gehen Signale aus Atemzentrum, Chemo- und Barorezeptoren ein, die zu entsprechenden Kreislaufveränderungen führen (vereinfachte Übersicht in ➤ Abb. 1.8 und ➤ Abb. 1.9).

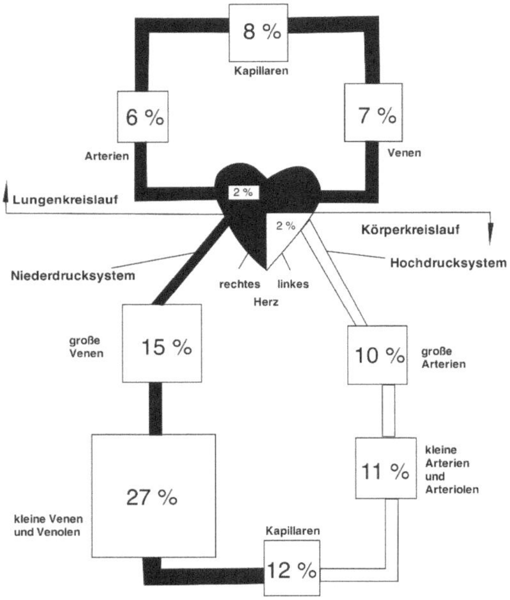

Abb. 1.6 Hoch- und Niederdrucksystem [O900]

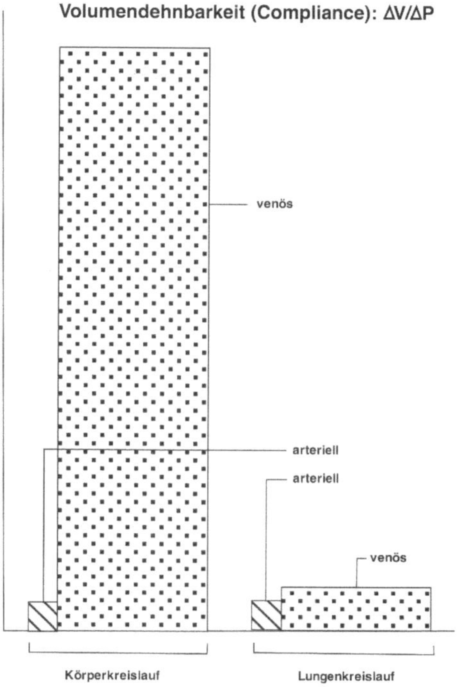

Abb. 1.7 Volumendehnbarkeit [O900]

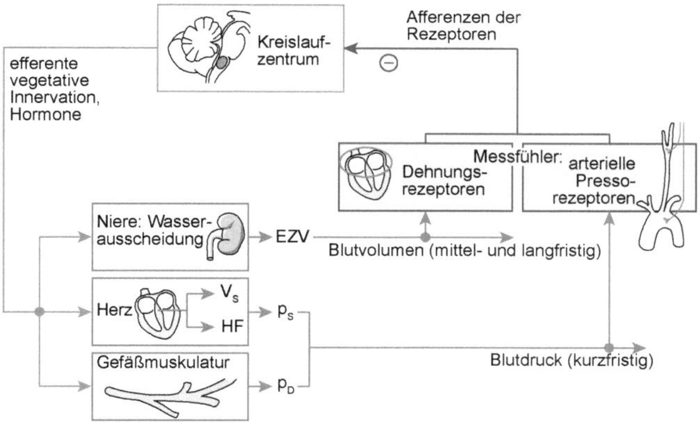

Abb. 1.8 Kreislaufregulation [R293]

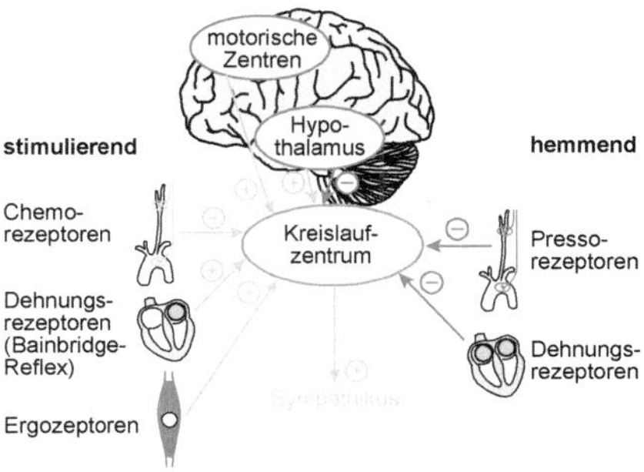

Abb. 1.9 Einflüsse auf das Kreislaufzentrum [R293]

1.2 Physiologische Messgrößen

1.2.1 Gemessene Größen

Arterieller Blutdruck

Der Blutdruck ist der Druck innerhalb eines Gefäßes. Der arterielle Blutdruck ist eine Funktion vieler Variablen: der linksventrikulären Kontraktion, der gesamten Querschnittsfläche des Gefäßsystems, des Widerstands und der Elastizität der Arterienwände, der Blutviskosität und des Blutvolumens. Der Druckpuls im arteriellen Gefäßsystem kann so beschrieben werden, dass der systolische Druck mit größerem Abstand zum Herzen zu- und der diastolische Druck abnimmt, wobei der Mitteldruck nach peripher abnimmt (➤ Abb. 1.10) [3].

Systolischer arterieller Blutdruck

Der systolische Blutdruck ist der während der Systole des linken Ventrikels (bei geöffneter Aortenklappe) entstehende Druck.

Diastolischer arterieller Blutdruck

Der diastolische Blutdruck ist der während der Ventrikeldiastole herrschende Druck. Es ist zu berücksichtigen, dass der systolische Blutdruck „zu hoch“ bestimmt werden kann, wenn der arterielle Katheter in eine englumige distale Arterie (z. B. Arteria dorsalis pedis) platziert wird.

Mittlerer arterieller Blutdruck

Der arterielle Mitteldruck ist die Summe von dem Drittel der Druckamplitude (systolischer minus diastolischer Blutdruck) und dem diastolischen Blutdruck. Die Zunahme der Druckamplitude kann kardial bedingt sein oder peripher durch arterio-venöse Shunts und einer arteriolär-kapillären Vasodilatation oder durch die geringe Dehnbarkeit von arteriellen Gefäßen. Eine Abnahme

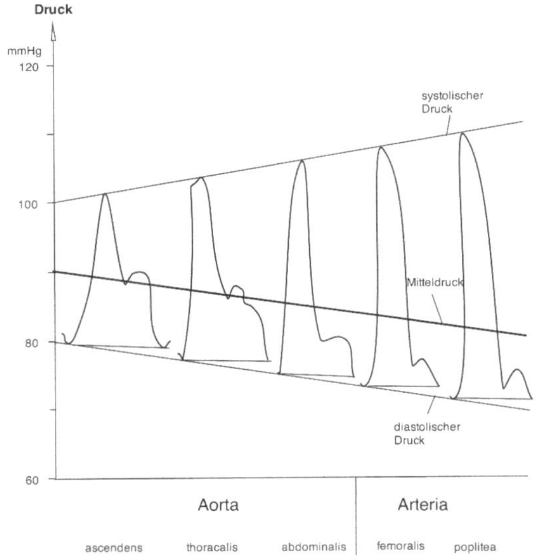

Abb. 1.10 Charakteristische Druckkurven im arteriellen System [O900]

der Blutdruckamplitude kann im Zusammenhang mit einer Reduktion der linksventrikulären Ejektionsfraktion, einem Volumenmangel oder mechanischen Ursachen (Aorten- oder Mitralklappenstenose) stehen.

Herzzeitvolumen (HZV)

Das HZV ist das vom Herzen pro Zeiteinheit gepumpte Blutvolumen [5, 6]. Die Pumpfunktion des Herzens wird durch vier Faktoren bestimmt: Vorlast, myokardiale Kontraktilität, Nachlast und Herzfrequenz. Der Normalwert für das Herzzeitvolumen variiert mit dem Alter. Das HZV ist eine wesentliche Determinante des systemischen Sauerstoffangebots und kann mit Hilfe der Indikatordilution gemessen werden [5, 8].

Vorlast

- Die ventrikuläre Vorlast ist die enddiastolische Dehnung der Muskelfasern, die beim intakten Ventrikel dem enddiastolischen Volumen entspricht.
- Aufgrund des Zusammenhangs zwischen enddiastolischer Faserlänge und dem intraventrikulären Druck sind die im Verhältnis zur Messung der Faserlänge oder des linksventrikulären Volumens einfach durchzuführenden Messungen des linksventrikulären enddiastolischen Drucks, des pulmonalarteriellen Verschlussdrucks (PAOP) oder pulmonalarteriellen diastolischen Drucks in der Klinik üblich geworden.
- Daher kann für jeden Patienten durch serielle Bestimmung des Herzzeitvolumens, des Schlagvolumens oder der Schlagarbeit und Korrelierung des Herzzeitvolumens mittels verschiedener hydrostatischer Füllungsdrücke eine „Frank-Starling-Kurve" erstellt werden.
- Unter normalen Bedingungen gehen geringe Zunahmen des Füllungsdrucks mit einem signifikanten Anstieg der Herzleistung einher. Jedoch kann die Beziehung, die im Allgemeinen zwischen diesen beiden Faktoren besteht, aufgrund von Änderungen in der Ventrikelsteifigkeit oder Veränderungen innerhalb des Perikards oder des Thorax beträchtlich variieren.
- Die drei Vorlast beeinflussenden Faktoren sind das Blutvolumen, die Verteilung des Blutvolumens (bezogen auf den Venentonus und intrathorakalen Druck) sowie die Vorhofkontraktion.

Kontraktilität

Die Kontraktilität bezieht sich auf eine Änderung der Geschwindigkeit der Muskelverkürzung bei einem beliebigen Spannungsniveau. Eine Änderung der Inotropie des Muskels erfolgt ohne Änderung der Faserlänge (enddiastolisches Volumen). Für das Myokard bedeutet eine Kontraktilitätsänderung eine Änderung unabhängig von der Vor- oder Nachlast.
Eine Zunahme der Kontraktilität geht mit einer Erhöhung des Schlagvolumens oder der Schlagarbeit ohne Änderung der Vorlast einher. Dies führt zu einer Verschiebung der „Frank-Starling-Kurve" nach oben und nach links. Eine Abnahme der Kontraktilität bewirkt eine Verschiebung der Kurve nach unten und nach rechts, mit der Folge eines geringeren Schlagvolumens oder einer reduzierten Schlagarbeit bei identischen Füllungsdrücken. Ein Anstieg der Kontraktilität ist demnach mit einem erhöhten Herzzeitvolumen assoziiert, während eine Reduktion der Kontraktilität mit einer Abnahme des Herzzeitvolumens verbunden ist.
Positive inotrop wirken Katecholamine und Pharmaka (Digitalis, Isoproterenol), negativ inotrop wirken Medikamente (z. B. Procainamid, Barbiturate), physiologische Zustände (Azidose, Hypoxie) sowie ein Verlust von Herzmuskelmasse (Myokardinfarkt).

Nachlast

- Die Nachlast entspricht der Spannung, die während der Systole in der Ventrikelwand entsteht.
- Die Spannung wird gemäß dem LaPlace-Gesetz durch verschiedene Faktoren beeinflusst: den intraventrikulären Druck (oder Aortendruck), den Ventrikelradius, die Wanddicke des Ventrikels, die Dehnbarkeit der Aorta, den peripheren Gefäßwiderstand sowie die Menge und der Viskosität des Blutes.
- Die systolische Wandspannung des linken Ventrikels (σsys) lässt sich berechnen:

$$\sigma sys = RRsys * ESD/WD (ESD = \text{endsystolischer Durchmesser},\quad WD = \text{Wanddicke})$$

- Die Nachlast erhöht sich bei Anstieg des Blutdrucks (arterielle Hypertonie), Zunahme der Ventrikelgröße (kongestive Herzinsuffizienz), dünner Ventrikelwand, Zunahme des Widerstandes sowie Erhöhung der Blutviskosität.
- Zu einer Abnahme der Nachlast kommt es bei peripheren oder zentralen Shunts, Vasodilatation oder Verringerung der Blutviskosität (Anämie).

Herzfrequenz (HF)

- Das HZV entspricht dem Produkt aus Schlagvolumen und Herzfrequenz.
- Daher ist eine Erhöhung der Herzfrequenz eines der einfachsten und wirksamsten Mittel zur Anhebung des HZV. Ein HF-Anstieg führt aber nur bis zu einer bestimmten Frequenz zu einer signifikanten Steigerung des HZV. Oberhalb dieser HF (170–180 Schläge/min bei jungen, gesunden Personen bzw. 120–140 Schläge/min bei älteren Menschen oder Patienten mit einer Herzerkrankung) kann es zu einem Abfall des HZV kommen.
- Diese Abnahme beruht auf der kürzeren Diastolendauer, wodurch die Ventrikelfüllung und die Koronardurchblutung limitiert werden und eine diastolische Funktionsstörung auftreten kann.

Zentralvenöser Druck (ZVD)

- Der rechtsatriale Druck entspricht dem rechtsventrikulären enddiastolischen Druck und dem ZVD.
- Der zentralvenöse Druck wird jedoch nicht nur von der Ventrikelfunktion und dessen Compliance beeinflusst, sondern ebenso durch das intravasale Volumen, den venösen Rückfluss, den systemischen Venentonus und den pulmonal-vaskulären Widerstand.
- Der ZVD ist bei Patienten mit einem Rechtsherzversagen und/oder -infarkt, einer Trikuspidalklappeninsuffizienz, Perikardtamponade oder Hypervolämie erhöht.
- Bei Patienten mit Hypovolämie ist der ZVD gewöhnlich erniedrigt.
- Rückschlüsse auf die Diagnose einer Trikuspidalisinsuffizienz und Perikardtamponade lassen sich aus der Wellenform ziehen (➤ Abb. 7.4). Prominente v-Wellen in der Druckkurve des rechten Vorhofs weisen auf eine Trikuspidalklappeninsuffizienz hin.
- Bei einer Perikardtamponade sind die diastolischen Drücke im rechten Vorhof, rechten Ventrikel sowie in der Pulmonalarterie und den Lungenkapillaren gleich und weisen eine ähnliche Kurvenform aus.

Pulmonalarterieller Druck

- Mit Hilfe des Pulmonalarterienkatheters können der systolische, diastolische und mittlere Pulmonalarteriendruck und der pulmonalarterielle Verschlussdruck (PAOP) gemessen werden [4].
- Der pulmonalarterielle Druck entspricht dem rechtsventrikulären Druck während der Systole bei geöffneter Pulmonalklappe.

- Nach den physikalischen Gesetzen bezüglich Fluss und Druck in einem System kann eine Strömung nur bei Bestehen einer Druckdifferenz zwischen dem Ausgangs- und Endpunkt eines Röhrensystems entstehen. Bei Umkehrung dieses Prinzips könnte man, wenn das Erzeugen eines ruhenden Systems ohne Vorwärtsströmung möglich wäre, korrekte Messungen distaler Drücke von einer proximalen Position durchführen.
- Entsprechend den anatomischen Gegebenheiten wird der Katheter in eine mittelgroße Arterie platziert, die mit Pulmonalarteriolen verbunden ist, welche wiederum zu den Pulmonalkapillaren führen. Diese anatomische Verbindung setzt sich über kleine Pulmonalvenolen fort, die sich dann zu größeren Pulmonalvenen vereinen. Die Pulmonalvenen münden schließlich in den linken Vorhof.
- Zwar handelt es sich hier um ein komplexes System, doch müssten Messungen bei fehlender Strömung im Gesamtsystem konstante Druckwerte ergeben (Prinzip der kommunizierenden Röhren). In der Tat wurde dieses Prinzip durch simultane Messungen linkskardialer und pulmonalarterieller Drücke bei Menschen bestätigt.

1.2.2 Berechnete Variablen

Herzindex (HI)

- Der Herzindex (HI) ergibt sich aus dem Quotienten von Herzzeitvolumen und der Körperoberfläche (KOF).
- Eine Erhöhung des HI besteht typischerweise bei septischem Schock, Hyperthermie und Hyperthyreose.
- Eine Abnahme des HI findet man bei Hypovolämie, kongestivem Herzversagen und bei Patienten mit Lungenembolien.
- Der HI nimmt von ungefähr 4,5 l/min/m^2 im Alter von 7 Jahren bis zu 2,5 l/min/m^2 im Alter von 70 Jahren ab.

$$\mathrm{Hl} = \frac{\mathrm{HZV}}{\mathrm{KOF}}$$

Schlagvolumen (SV)

Das Schlagvolumen (SV) ist das Blutvolumen, welches das Herz bei jeder Kontraktion auswirft [1]. Das Schlagvolumen lässt sich durch Teilung des Herzzeitvolumens durch die Herzfrequenz errechnen. Es steigt an bei Bradykardie, Hypertonie und Hypervolämie. Eine Abnahme findet sich im kardiogenen oder hypovolämischen Schock.

$$\mathrm{SV} = \frac{\mathrm{HZV}}{\mathrm{HF}}$$

Schlagvolumenindex (SVI)

Der Schlagvolumenindex (SVI) wird errechnet durch die Division des Schlagvolumens durch die Körperoberfläche oder aus dem Quotienten von Herzindex und Herzfrequenz.

$$SVI = \frac{SV}{KOF} = \frac{HI}{HF}$$

Gefäßwiderstand

Wenn Blut durch das Gefäßsystem fließt, besteht ein Widerstand gegen den Fluss. Ursprung der Beziehung zwischen diesen Variablen findet sich bei dem elektrischen Kreislauf und wird durch das Ohm'sche Gesetz definiert.

$$\text{Widerstand} = \frac{\text{Druck}}{\text{Fluss}}$$

Systemischer oder peripherer Gefäßwiderstand

- Der systemische oder periphere Gefäßwiderstand (SVR) beschreibt die Gesamtheit aller Gefäßwiderstände im systemischen Kreislauf.
- Der wesentliche Anteil des SVR verteilt sich auf die Widerstandsgefäße (ca. 50 %), Kapillaren (ca. 25 %) und Venolen (ca. 5 %) (➤ Abb. 1.6).
- Berechnet wird er durch die Division der Differenz aus mittlerem arteriellen Druck und zentralvenösem Druck durch das HZV und Multiplikation mit 80 (ein Umrechnungsfaktor zur Erstellung der korrekten Einheiten, dyn × sec × cm-5):

$$SVR = \frac{(MAP - ZVD)}{HVZ} \times 80$$

- Das autonome Nervensystem und lokale metabolische Faktoren kontrollieren den SVR.
- Wichtig: Berechnung des SVR auf der Basis des mittleren Drucks und Flusses des gesamten systemischen Kreislaufs spiegelt regionale Unterschiede im Gefäßwiderstand nicht genau wider.
- Eine hyperdyname Reaktion mit Zunahme des Herzzeitvolumens und Abnahme des systemischem Gefäßwiderstandes ist charakteristisch für den septischen Schock, hingegen wird eine hypodyname Reaktion mit erniedrigtem Herzzeitvolumen und erhöhtem systemischen Gefäßwiderstand bei hypovolämischen, kardiogenen oder obstruktiven Schockformen (z. B. Lungenarterienembolie) beobachtet.
- Der periphere Widerstand kann aufgrund einer arteriolären Vasokonstriktion oder systemischen Hypertonie erhöht sein.
- Eine Abnahme des Widerstands kann bei Patienten mit Leberzirrhose, arterio-venösen Fisteln, Hyperthyreose oder Anämie auftreten.

Pulmonaler Gefäßwiderstand

- Der pulmonale Gefäßwiderstand (PVR) beschreibt den Widerstand im pulmonalen Kreislauf.
- Berechnet wird er analog zum SVR durch Division der Differenz aus pulmonalarteriellem Mitteldruck und pulmonalarteriellem Verschlussdruck durch das HZV sowie Multiplikation mit dem Faktor 80.

$$PVR = \frac{(MPAP - PAOP)}{HVZ} \times 80$$

- Der pulmonale Kreislauf ist dynamisch und kann durch mechanische (Änderungen von Fluss, Volumen, Druck, Ödeme), neuronale (autonomes Nervensystem) und biochemische (Azidose, Sauerstoffpartialdruck, Katecholamine, Histamin und Prostaglandine) Faktoren beeinflusst werden.
- Ein Anstieg des pulmonalen Gefäßwiderstandes findet sich bei Lungenarterienembolien, kardialem wie auch nicht-kardialem Lungenödem und kongenitalen oder valvulären Herzerkrankungen.

Linksventrikuläre Schlagarbeit

- Die linksventrikuläre Schlagarbeit (LVSW) ist die äußere Arbeit des linken Ventrikels bei jeder Kontraktion.
- Der linksventrikuläre Schlagarbeitsindex (LVSWI) errechnet sich aus dem Produkt von Schlagvolumenindex und der Differenz aus arteriellem Mitteldruck und pulmonalarteriellem Verschlussdruck sowie einem Umrechnungsfaktor von 0,0136.
- Eine Abnahme der LVSW findet sich beim hypovolämischen, kardiogenen oder septischen Schock, ein Anstieg bei einigen Formen der Hypertonie und hämorrhagischem Schock.

$$\mathrm{LVSWI} = \mathrm{SVI} \times (\mathrm{MAP} - \mathrm{PAOP}) \times 0,0136$$

Rechtsventrikuläre Schlagarbeit

- Die rechtsventrikuläre Schlagarbeit (RVSW) beschreibt entsprechend die Arbeit des rechten Ventrikels.
- Der rechtsventrikuläre Schlagarbeitsindex (RVSWI) wird berechnet aus dem Produkt des Schlagvolumenindex und aus pulmonalartiellem Druck minus dem ZVD und einem Umrechnungsfaktor (0,0136).
- Bei Patienten mit einer pulmonalen Hypertonie ist dieser Parameter in der Regel erhöht.

$$\mathrm{RVSWI} = \mathrm{SVI} \times (\mathrm{MAP} - \mathrm{ZVD}) \times 0,0136$$

Sauerstoffgehalt

- Der Sauerstoffgehalt ergibt sich aus dem Anteil, der an Hämoglobin gebunden ist und dem Anteil, der physikalisch gelöst vorliegt [9]. Der Sauerstoffgehalt berechnet sich aus dem Produkt von Hämoglobinkonzentration, Prozent der Sauerstoffsättigung des Hämoglobins und dem Faktor 1,36 (Hüfner-Zahl: gebundene Menge Sauerstoff in ml pro Gramm gesättigtem Hämoglobin), dem Produkt aus der Sauerstofflöslichkeit im Blut (α = 0,003 ml O_2/dl/mmHg) und dem Sauerstoffpartialdruck im Blut (arteriell oder gemischtvenöse Blutproben oder alveolärer Sauerstoffpartialdruck für den kapillären Sauerstoffgehalt).
- Da das Produkt aus dem arteriellen oder gemischtvenösen Sauerstoffpartialdruck und der Sauerstofflöslichkeit weitgehend vernachlässigbar ist, wird es oft nicht mit einbezogen. Für den arteriellen Sauerstoffgehalt gilt:

$$\mathrm{CaO_2} = \mathrm{Hb} \times \mathrm{O_2} - \text{Sättigung} \times 1,36 + (\mathrm{paO_2} \times 0,003)$$

Arterio-venöse Sauerstoffgehaltsdifferenz

- Die arterio-venöse Sauerstoffgehaltsdifferenz ($avDO_2$) ist die Differenz zwischen dem arteriellen Sauerstoffgehalt (CaO_2) und dem gemischtvenösen Sauerstoffgehalt (CvO_2).
- Mit einem Anstieg der Sauerstoffextraktion durch das Gewebe und der Abnahme des gemischtvenösen Sauerstoffgehalts nimmt die arterio-venöse Sauerstoffgehaltsdifferenz zu. Dies geschieht typischerweise bei Patienten mit einem erniedrigten Herzzeitvolumen.
- Patienten mit septischem Schock, Shunts, niedrigen Hämoglobinkonzentrationen oder niedrigen p50-Werten (p50 ist der Halbsättigungspunkt in der O_2-Bindungskurve und entspricht dem Sauerstoffpartialdruck, bei dem 50 % des Hämoglobins mit Sauerstoff gesättigt sind) haben verringerte arterio-venöse Sauerstoffgehaltsdifferenzen.
- Arterio-venöse Sauerstoffgehaltsdifferenzen lassen sich vereinfacht aus dem Produkt von Hämoglobinkonzentration, der Differenz aus arterieller und gemischtvenöser Sauerstoffsättigung und dem Faktor 1,36 berechnen:

$$avDO_2 = CaO_2 - CvO_2 = Hb \times 1{,}36 \times (SaO_2 - SvO_2)$$

Sauerstoffangebot

- Das Sauerstoffangebot (DO_2) ist ein Maß für die zu den peripheren Geweben transportierte Sauerstoffmenge.
- Das DO_2 hängt von einer adäquaten Oxygenation, Hämoglobinkonzentration und HZV ab. Das DO_2 wird durch Multiplikation des HZV mit dem arteriellen Sauerstoffgehalt errechnet.
- Das Sauerstoffangebot ist deshalb bei Patienten mit erniedrigtem HZV, Anämie oder Hypoxämie erniedrigt.

$$DO_2 = HZV \times CaO_2 \times 10$$

- Der O_2-Transport nach extravasal erfolgt durch physikalische Diffusion und hängt vom Sauerstoffdiffusionsgradienten, der Geometrie des Gefäßsystems sowie dem Gewebe ab.
- Unter klinischen Bedingungen kann die vaskuläre Komponente berechnet werden, wogegen die Bedeutung der Diffusion unbekannt bleibt.
- Wenn Zellen unmittelbar an Kapillaren angrenzen, ist die Bedeutung der Diffusionsstrecke vernachlässigbar gering und die Oxygenation hängt in erster Linie vom vaskulären Transport ab. Unter diesen Bedingungen wäre ein sehr niedriger kapillärer Sauerstoffpartialdruck ohne Gewebehypoxie oder resultierendem anaeroben Stoffwechsel möglich.
- Andererseits ist bei Diffusion über weitere Entfernungen die Sauerstoffversorgung der Gewebe extrem von der Diffusion abhängig, und ein hoher kapillärer Sauerstoffpartialdruck muss aufrechterhalten werden.

Sauerstoffverbrauch

Der Sauerstoffverbrauch oder die Sauerstoffaufnahme (VO_2) stellt die von den peripheren Geweben extrahierte Sauerstoffmenge dar. Der VO_2 wird gemäß dem Fick-Prinzip aus dem Produkt von HZV und arterio-venöser Sauerstoffgehaltsdifferenz berechnet:

$$VO_2 = HZV \times (CaO_2 - CvO_2) \times 10$$

Der Sauerstoffverbrauch kann neben dem sog. kardiozirkulatorischen Fick-Prinzip ebenso durch die Analyse der gesammelten Exspirationsluft gemessen werden (respiratorisches Fick-Prinzip). Eine Zunahme des VO_2 findet man bei Sepsis, Hyperthyreose und postoperativ.

Sauerstoffextraktionsrate (O_2-ER)

- Die Sauerstoffverbrauchs- oder Sauerstoffextraktionsrate ist der Anteil des abgegebenen Sauerstoffs, der verbraucht wird.
- O_2-ER = Quotient aus Sauerstoffverbrauch (VO_2) und Sauerstoffangebot (DO_2).
- Die Sauerstoffextraktionsrate errechnet sich aus der arterio-venösen Sauerstoffgehaltsdifferenz geteilt durch den arteriellen Sauerstoffgehalt.
- Bei einem hohen Quotienten ist das Sauerstoffangebot inadäquat und der Bedarf überschreitet das Angebot.
- Ein niedriger Quotient beruht auf einem gesteigerten Herzzeitvolumen oder Shunts.

$$\text{Sauerstoffextraktionsrate} = \frac{CaO_2 - CvO_2}{CaO_2}$$

Veno-arterielle Beimischung

- Die veno-arterielle Beimischung, auch pulmonaler Shuntanteil (Qs/Qt) genannt, beschreibt den Anteil des Gesamtblutflusses, der während der Lungenpassage nicht oxygeniert wird.
- Die Gleichung zur Berechnung des Shunts lautet:

$$\frac{Qs}{Qt} = \frac{CcO_2 - CaO_2}{CcO_2 - CvO_2}$$

- Qs/Qt stellt den prozentualen Anteil des gesamten Herzzeitvolumens (Qt) dar und CcO_2, CaO_2 bzw. CvO_2 jeweils die pulmonalkapillären, arteriellen und gemischtvenösen Sauerstoffgehalte.
- Bei der Bestimmung der CcO_2 wird angenommen, dass der alveoläre pO_2 und pulmonalkapilläre pO_2 identisch sind.
- Eine Veränderung des Herzzeitvolumens bewirkt meistens eine ähnliche Veränderung im pulmonalen Shunt.
- Der resultierende Effekt auf den arteriellen Blutsauerstoffgehalt hängt davon ab, ob die Änderungen im pulmonalen Shunt die Änderung des gemischtvenösen Blutsauerstoffgehalts überwiegen. Wenn z. B. das HZV abnimmt, wird der paO_2 nur dann abnehmen, wenn die SvO_2 mehr als die venöse Beimischung abnimmt.
- Da Herz- und Lungenversagen oft gleichzeitig vorkommen, hilft die Messung des pulmonalen Shunts als ein Index bei der Differenzierung zwischen pulmonalen und kardialen Komponenten des alveolär-arteriellen Sauerstoffpartialdruckgradienten.

Referenzen

[1] Fick A (1870) Ueber die Messung des Blutquantums in den Herzventrikeln. Sitzungsb. der physical.-med. Gesellschaft zu Würzburg, N. F. ii. S. 16
[2] Frank O (1895) Zur Dynamik des Herzmuskels. Z Biol 32; 370

[3] Frank O (1899) Die Grundform des arteriellen Pulses. Z Biol 37; 483–526

[4] Gaar KA Jr, Taylor AE, Owens LJ et al. (1967) Pulmonary capillary pressure and filtration coefficient in the isolated perfused lung. Am J Physiol 213; 910–914

[5] Hamilton WF (1953) The physiology of the cardiac output. Circulation 8: 527

[6] Patterson SW, Starling EH (1914) On the mechanical factors which determine the output of the ventricles. J Physiol 48: 357–379

[7] Starling EH, Visscher MB (1927) Regulation of energy of the heart. J Physiol 62: 243

[8] Stewart GN (1897) Research on the circulation time and on the influences which affect it. VI. The output of the heart. J Appl Physiol 22; 159

[9] Stewart HJ (1925) The oxygen and carbon dioxide contents of the arterial and mixed venous blood in normal intact dogs. J Biol Chem 62: 641–647

[O900] Fredrik v. Hintzenstern, Spardorf

[R292] Angstwurm, M./Kia, T.: mediscript StaR. Das Staatsexamens-Repetitorium zum Hammerexamen Band 1. Elsevier/Urban & Fischer, 1. Aufl. 2012

[R293] Fahlke, Ch./Linke, W./Raßler, B./Wiesner, R. J.: Taschenatlas Physiologie. Elsevier/Urban & Fischer, 1. Aufl. 2008

[R294] Hick, C./Hick, A: Intensivkurs Physiologie. Elsevier/Urban & Fischer, 5. Aufl. 2006

2 Invasive Druckmessung

U. v. Hintzenstern, A. Obermayer, R. Kurz

2.1 Druckdefinitionen

2.1.1 Allgemeine Definition

- Greift eine flächenhaft verteilte Kraft (K) senkrecht an einer Fläche (F) an, so wird das Verhältnis von Kraft zur Fläche als Druck (p) bezeichnet: p = K/F.
- Es gilt: Kraft = Masse × Beschleunigung. Die Beschleunigung ist die Ableitung der Geschwindigkeit nach der Zeit bzw. ein Maß für die Änderung der Momentangeschwindigkeit. Sie hat die Dimension Länge : $(\text{Zeit})^2$. So ergibt sich die Dimension der Kraft als Masse × Länge : $(\text{Zeit})^2$.
- Die Einheit für die Kraft ist Newton: $1\ N = 1\ kg \times m \times sek^{-2}$, die Fläche wird in m^2 gemessen → der Druck p = K/F wird in $kg \times m \times sek^{-2} \times m^{-2} = N/m^2$ gemessen.
- Die offizielle SI-Einheit für den Druck ist Pascal (Pa): $1\ Pa = 1\ N/m^2$.
- Die Einheit Pascal hat sich aber bisher im klinischen Bereich nicht durchsetzen können. Meistens werden noch die traditionellen Einheiten mbar, cmH_2O oder mmHg (Torr) angegeben (➤ Tab. 2.1).

Tab. 2.1 Umrechnung von Druckeinheiten

	kPa	mmHg	Torr	cmH_2O	mbar
kPa	1	7,5	7,5	10	10
mmHg	0,133	1	1	1,35	1,35
Torr	0,133	1	1	1,35	1,35
cmH_2O	0,1	0,7	0,7	1	1
Mbar	0,1	0,13	0,13	1	1

Hämodynamisches Monitoring. http://dx.doi.org/10.1016/B978-3-437-31604-3.00002-6

2.1.2 Druck in ruhenden Flüssigkeiten

In ruhenden Flüssigkeiten ist nur der sog. hydrostatische Druck (= Schweredruck) vorhanden, der durch die Gewichtskraft der Flüssigkeitssäule bewirkt wird und von oben nach unten zunimmt [2].

2.1.3 Drücke in strömenden Flüssigkeiten

In strömenden Flüssigkeiten herrscht ein Gesamt- oder Totaldruck (= hydrodynamischer Druck), der sich aus drei Komponenten zusammensetzt:

- statischer Druck (p_{stat})
- dynamischer Druck (p_{dyn})
- hydrostatischer Druck (p_{hydr}).

Statischer Druck

Der statische Druck ist der Druck, der in strömenden Flüssigkeiten senkrecht zur Strömungsrichtung gemessen wird (➤ Abb. 2.1). Der statische Druck wird mit Kathetern gemessen, die parallel zur Strömungsrichtung im Gefäß liegen und nur über seitliche Öffnungen verfügen [2].

Dynamischer Druck

Der dynamische Druck (= Stau- oder Fließdruck) resultiert aus der kinetischen Energie der strömenden Flüssigkeit. Ist die Öffnung des Katheters direkt auf die strömende Flüssigkeit gerichtet, wirkt der dynamische Druck durch die Strömungsgeschwindigkeit zusätzlich zum statischen Druck auf die Flüssigkeit im Katheter (➤ Abb. 2.1).
Trifft die Strömung nicht genau senkrecht auf die Katheteröffnung (im Gefäß schräg liegender Katheter), so verringert sich der dynamische Druck. Er wird null, wenn die Strömungsrichtung senk-

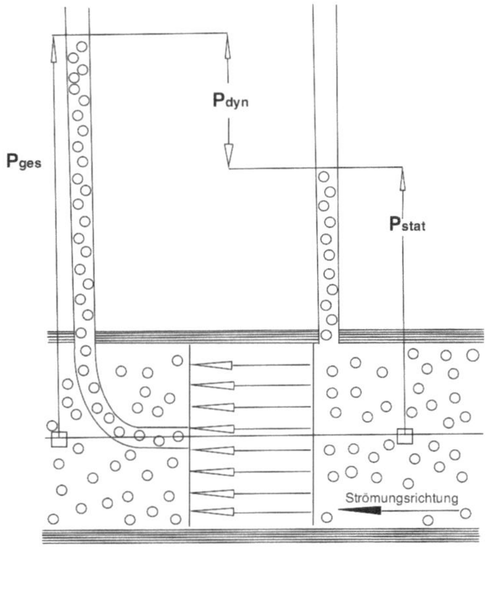

Abb. 2.1 Gesamtdruck (p_{ges}), statischer (p_{stat}) und dynamischer Druck (p_{dyn}) [O900]

recht zur Katheteröffnung verläuft. Dies ist z. B. der Fall bei einem distal verschlossenen Katheter, der über seitliche Öffnungen verfügt und parallel zur Strömungsrichtung im Gefäß liegt [2].
Der dynamische Druck verändert sich linear mit der Dichte (ρ, rho) und quadratisch mit der Geschwindigkeit (v) der Flüssigkeit:

$$p_{dyn} = ½ \times \text{Dichte} \times (\text{Geschwindigkeit})^2 = ½ \times \rho \times v^2$$

Der dynamische Druck ist unter praktischen Bedingungen minimal und daher unter klinischen Gesichtspunkten zu vernachlässigen. Nur bei einer Messung des systolischen Blutdrucks direkt im Aortenbogen käme es infolge der hohen Strömungsgeschwindigkeit zu einem relevanten Fehler in einer Größenordnung von ca. 10 %.

2.2 Messung des intravasalen Drucks

Es existieren zwei Methoden der invasiven Blutdruckmessung [1]: Verwendung von Tipmanometern und von flüssigkeitsgefüllten Kathetern mit externem Druckwandler.
Beim **Tipmanometer** befindet sich die Druckmembran unmittelbar an der Katheterspitze und ist dem Blutstrom direkt ausgesetzt. Damit entfallen die Fehlermöglichkeiten für die Signalübertragung, was zu einem optimalen Messergebnis führt. Der Nullabgleich erfolgt in vitro vor der Katheteranlage und kann in vivo nicht mehr wiederholt werden (Problem bei mehrtägiger Anwendung). Ein weiterer Nachteil sind die hohen Kosten, sodass der Einsatz von Tipmanometern auf ausgewählte Anwendungen beschränkt ist (z. B. Herzkatheterlabor).
Beim **flüssigkeitsgefüllten Katheter** mit externem Druckwandler wird der Blutdruck auf die Flüssigkeit im Katheter, das daran angeschlossene Schlauchsystem und schließlich auf die Membran des externen Druckwandlers übertragen (s. u.).

> Die Angabe intravasal gemessener Drücke erfolgt immer relativ zum jeweiligen Umgebungs- bzw. Luftdruck. Die Nullpunktjustierung des Druckwandlers (Nullabgleich) erfolgt dadurch, dass der Druckwandler patientenseitig zur Atmosphäre geöffnet wird und deshalb auf beiden Seiten der Druckmembran nur der jeweilige Luftdruck wirkt.

Blutdruckmessung mit flüssigkeitsgefüllten Kathetern und externem Druckwandler

In der klinischen Routine erfolgt die invasive Blutdruckmessung praktisch ausschließlich mittels flüssigkeitsgefüllter Systeme mit externem Druckwandler. Die Übertragungskette des Blutdrucksignals besteht dabei aus dem Katheter und der Schlauchleitung einschließlich 3-Wege-Hähnen. Am Druckwandler wird die durch den Blutdruck induzierte Membranauslenkung in ein elektrisches Signal umgesetzt, das dem anliegenden Patientendruck proportional ist.

Einfluss des hydrostatischen Drucks in Kathetern

- Bei der Druckmessung mit flüssigkeitsgefüllten Messleitungen (Kathetern) wirkt sich die Flüssigkeitssäule in diesen Leitungen auf den gemessenen Druck aus.
- Der hydrostatische Druck (= Schweredruck) ergibt sich aus der Höhendifferenz zwischen Katheterspitze und elektromechanischem Druckwandler (➤ Abb. 2.2). Er resultiert aus dem

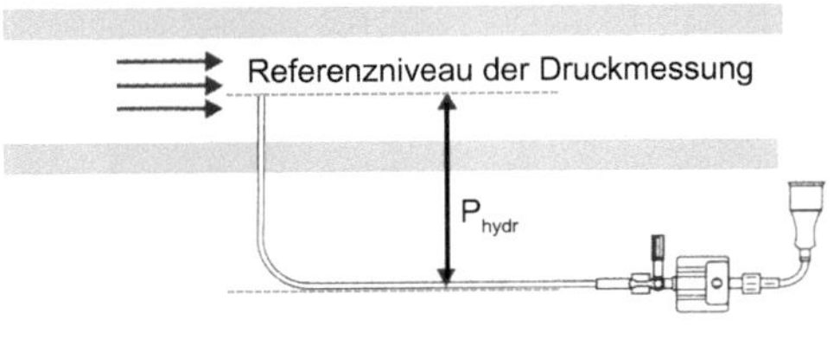

Abb. 2.2 Hydrostatischer Druck (p_{hydr}) [R295]

Gewicht der Flüssigkeitssäule in den Druckschläuchen und ist unabhängig vom herrschenden intravasalen Druck.

- Betrachtet wird jeweils die Positionierung des Druckwandlers in Bezug auf den jeweiligen Referenzpunkt (Herzhöhe). Druckaufnehmer „zu hoch" → der Druck wird um die Höhe des hydrostatischen Drucks zu niedrig gemessen, Druckaufnehmer „zu niedrig" → der Druck wird um die Höhe des hydrostatischen Drucks zu hoch gemessen
- Der hydrostatische Druck berechnet sich als Produkt mit den Faktoren Dichte (ρ), Erdbeschleunigung (g) und Höhendifferenz zu einem Referenzniveau (h) → $\rho hydr = \rho \times g \times h$.
- Eine Fehlpositionierung des Druckwandlers kann v. a. bei Messungen des zentralen Venendrucks (ZVD) eine Rolle spielen. Wird der Druckaufnehmer 10 cm zu hoch oder zu tief bezogen auf den Referenzpunkt angebracht, entsteht ein Schweredruck von 10 cmH_2O bzw. 7,5 mmHg. Diese Druckverschiebung führt zu einer systematischen Erniedrigung bzw. Erhöhung des ZVD um 10 cmH_2O, was eine massive Wertverfälschung bedeutet! Bei Messungen des arteriellen Drucks wäre diese Druckverschiebung weitaus weniger relevant und würde bei einem arteriellen Mitteldruck von 75 mmHg nur zu einem Fehler von 10 % führen.

Übertragung des Drucks der Flüssigkeit auf die Membran des Druckwandlers

Bei der Druckübertragung auf die Membran des Druckwandlers sind drei Zustände möglich:

- Es wirkt kein äußerer Druck auf die Flüssigkeitssäule im Katheter (p = 0 mbar, ➤ Abb. 2.3) → die Zuordnung der „Flüssigkeitsteilchen" zueinander bleibt unverändert, die Membran des Druckwandlers wird nicht ausgelenkt.
- Es wirkt ein konstanter äußerer Druck auf die Flüssigkeitssäule im Katheter (p = konstant, ➤ Abb. 2.3) → es kommt zu einer Volumenverschiebung bzw. Kompression der „Flüssigkeitsteilchen", die Membran des Druckwandlers wird um einen konstanten Weg ausgelenkt.
- Es wirkt ein zeitlich veränderlicher, oszillierender Druck auf die Flüssigkeitssäule (p = oszillierend, ➤ Abb. 2.3) → es kommt zu einer sich zeitlich veränderlicher Volumenverschiebung bzw. Kompression und Dekompression und damit zu einer Schwingung der „Flüssigkeitsteilchen". Die Membran des Druckwandlers folgt den Druckoszillationen. Dieser Zustand herrscht im arteriellen System, bei dem ein (hoher) intravasaler Druck durch die periodische Kontraktion des linken Ventrikels und den Auswurf des Schlagvolumens in die Aorta erzeugt wird. Als Konsequenz aus diesem „schwingendem System" ergeben sich Probleme bei der Signalübertragung (s. u.).
- Um die „wahre" Form der Druckkurve wiederzugeben, muss die Weiterleitung des Drucksignals möglichst verzerrungsfrei erfolgen, d. h. die Übertragungskette sollte idealerweise die dynamischen Drucksignale nicht beeinflussen.
- In der Realität handelt es sich jedoch bei der Flüssigkeitssäule vom distalen Katheterlumen bis zur Membran des Druckwandlers um ein schwingungsfähiges System, dessen Verhalten durch

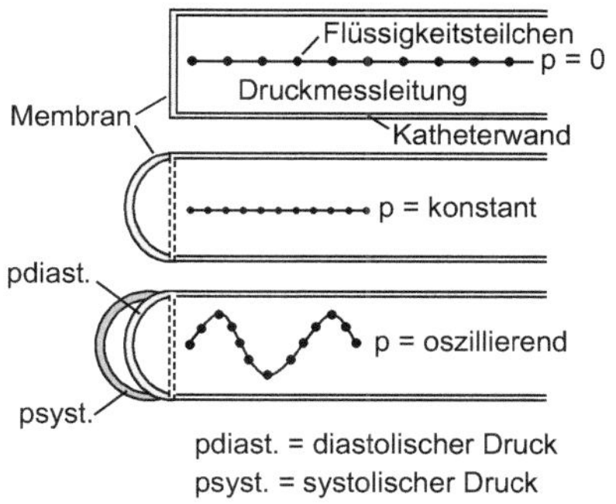

Abb. 2.3 Übertragung des Flüssigkeitsdrucks auf die Membran des Druckwandlers: Unterschiedliche Drucksituationen [R295]

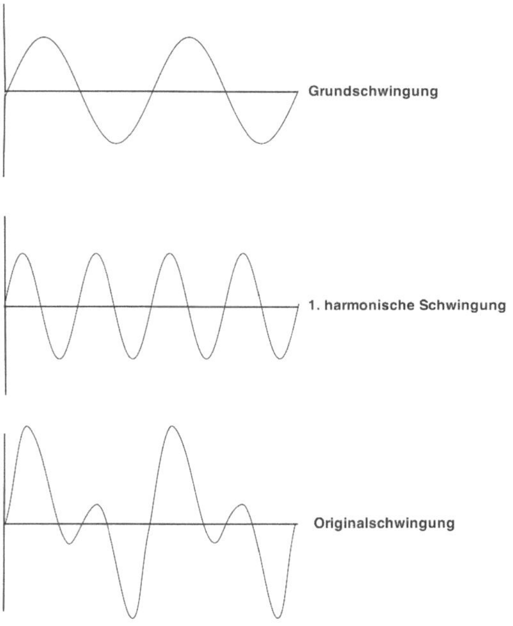

Abb. 2.4 Fourier-Analyse [O900]

das flüssige Kopplungsmedium, Länge und Durchmesser von Katheter und Schlauchsystem, Steifheit des Materials, durch Form und Anzahl der zwischengeschalteten Hähne sowie von den im System enthaltenen Luftblasen bestimmt wird.

- Jedes Druckwellensignal stellt eine Wellenform dar, die elektronisch in eine Reihe von Sinusschwankungen unterschiedlicher Frequenzen aufgelöst werden kann (Fourier-Analyse, ➤ Abb. 2.4). Die Grundfrequenz entspricht dabei der Pulsfrequenz. Die Frequenzen der einzelnen Schwingungen stehen in einem ganzzahligen Verhältnis zueinander (sog. harmonische Schwingungen). Je mehr harmonische Schwingungen in die Analyse einbezogen werden, desto eher entspricht die synthetisierte Kurve der Originalkurve.
- Für eine periphere Blutdruckkurve sind die ersten 8–10 harmonischen Schwingungen relevant. Die Hinzunahme weiterer Schwingungen bewirkt nur noch eine vernachlässigbare Verbesserung der Signalqualität. Bei einer Herzfrequenz von 180/min (3 Hz) müsste das gesamte Mess-System eine Leistungsfähigkeit von 24 (3 × 8) bzw. 30 (3 × 10) Hz erreichen, um eine originalgetreue Signalübertragung gewährleisten zu können.

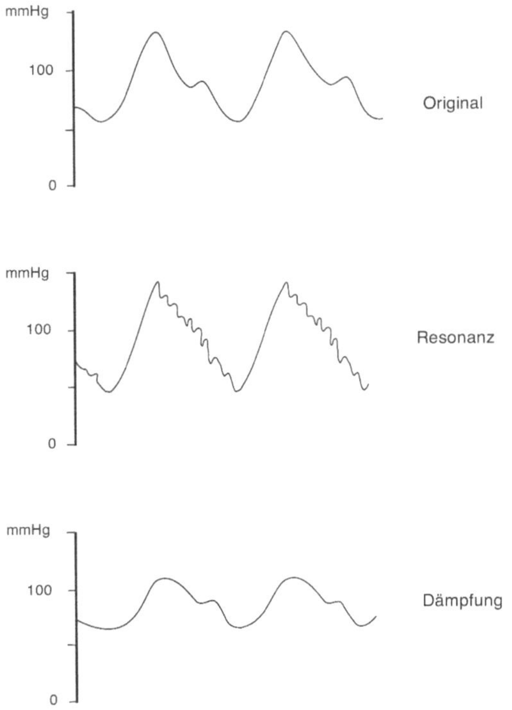

Abb. 2.5 Effekt von Resonanz und Dämpfung auf die Druckkurve [O900]

- Das Problem der amplituden- und phasengetreuen Übertragung liegt im Bereich der flüssigkeitsgefüllten Messkette, während Druckwandler bis in Bereiche > 100 Hz verzerrungsfrei arbeiten.

Ein schwingungsfähiges System lässt sich mit den zwei Parametern Eigenfrequenz und Dämpfung charakterisieren (➤ Abb. 2.5):

Ab einem bestimmten Frequenzbereich beginnen die übertragenen Druckwellen das Übertragungssystem in Schwingungen zu versetzen. Die **Eigenfrequenz,** die durch Größe, Form und Material des Übertragungssystems bestimmt wird und auf Eigenschaften des Katheters, des Schlauchsystems und der eingebauten Hähne beruht, ist die Frequenz, bei der die Schwingungen ihre maximale Amplitude erreichen. Dann beginnt das System zu vibrieren. Daraus resultiert eine verfälschte Signalwiedergabe („Resonanz") → die Eigenfrequenz sollte sich „oberhalb" der übertragenen Frequenzen befinden. Die Eigenfrequenz sinkt durch ein langes Schlauchsystem, den Einbau vieler Dreiwegehähne sowie durch eine mangelhafte Entlüftung des Systems.

Die **Dämpfung** ist ein Maß für den Verlustumfang des Originalsignals während der Übertragung, d. h. für die Verminderung der Schwingungsamplitude. Dämpfung erfolgt durch den Einschluss von komprimierbaren Teilen wie Luft und Blutgerinnseln in das flüssigkeitsgefüllte Übertragungssystem.

Gabarith-Konzept

Das Gabarith-Konzept bedeutet eine zertifizierte Messgenauigkeit für die gesamte Messkette vom Katheter bis zum Druckwandler einschließlich des Monitorfilters. Zu diesem Zweck wurden fixe Kombinationen aus Katheter und Druckmesskit mit einem Tipsensor verglichen und die maximale Fehlerabweichungen in bestimmten Fehlerfenstern (2, 5 u. 10 %) definiert.

Referenzen

[1] Fessler HE, Shade D (1997) Measurement of vascular pressure. In: Tobin MJ (Ed). Principles and Practice of Intensive Care Monitoring. McGraw-Hill, New York, S 91–106

[2] Tipler PA, Mosca G (2009) Mechanik. In: Physik für Wissenschaftler und Ingenieure. Spektrum Verlag, Berlin, S. 19ff u. S. 391ff′

[O900] Fredrik v. Hintzenstern, Spardorf

[R295] Hintzenstern, U. v./Sakka, S. G.: Praxisbuch Invasives hämodynamisches Monitoring. Elsevier/Urban & Fischer, 1. Aufl. 2006

3 Indikatordilution

U. v. Hintzenstern

Die Indikatordilution wird zur Messung von Blutflüssen und Verteilungsvolumina eingesetzt [1].

3.1 Prinzip der Indikatorverdünnung

- Dem strömenden Blut wird über einen Katheter eine definierte Menge eines Indikators zugegeben.
- Stromabwärts wird dann am Messort der zeitliche Konzentrationsverlauf des Indikators bestimmt (➤ Abb. 3.1).
- Die Eigenschaften folgender Faktoren beeinflussen die Messzeiten:
  - Indikator
  - Gefäßsystem
  - Blutströmung.
- Nach der Injektion kommt es zu einer zunehmenden Verdünnung des Indikators.
- Die grafische Erfassung der einzelnen Indikatorpartikel am Messort ergibt eine typische Indikatordilutionskurve mit asymmetrischer Form („linksschiefe Glockenform", ➤ Abb. 3.2). Das

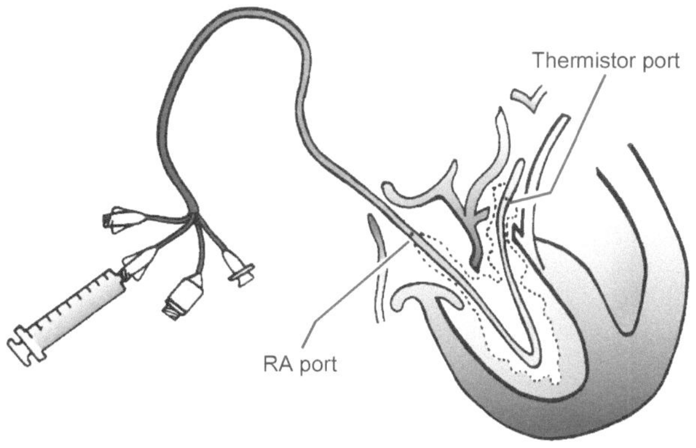

Abb. 3.1 Bestimmung des Herzzeitvolumens mittels Thermodilution [G026]

Hämodynamisches Monitoring. http://dx.doi.org/10.1016/B978-3-437-31604-3.00003-8

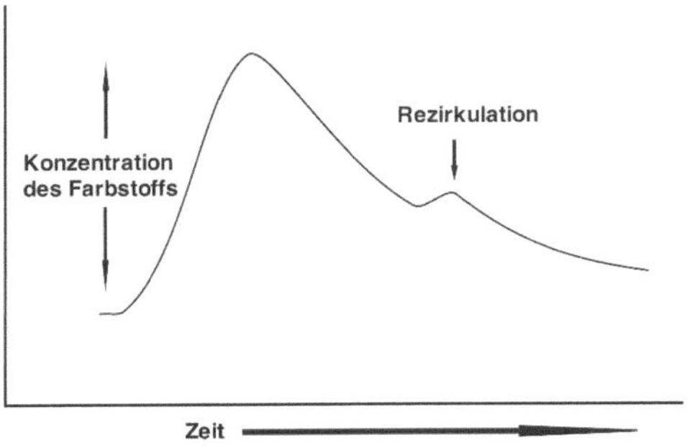

Abb. 3.2 Indikatordilutionskurve [O900]

erste Maximum stellt die eigentliche Indikatordilutionskurve dar („Primärkurve“), das zweite und ggf. dritte Maximum entstehen durch Rezirkulation des Indikators.

3.2 Indikatoren

In den verschiedenen Verfahren des hämodynamischen Monitorings finden v. a. folgende Indikatoren Verwendung:

- Kälte
- Wärme
- Farbstoffe (z. B. Indozyaningrün, ICG).

3.3 Auswertung

- Zur Berechnung des Herzzeitvolumens (HZV) müssen die Rezirkulationseffekte eliminiert werden.
- Eine häufig angewandete Methode stellt dazu die Dilutionskurve logarithmisch dar. Die Gerade durch den abfallenden Kurventeil wird dann bis auf die x-Achse verlängert.
- Nun lässt sich das HZV nach folgender Formel berechnen: HZV = I/A, wobei I die applizierte Indikatormenge und A das Integral der Fläche unter der Primärkurve darstellt.
- Das HZV ist indirekt proportional zur Fläche unter der Primärkurve (➤ Abb. 3.3)
- Hinweis: Bei der Berechnung des HZV wird ein konstanter Fluss in der A. pulmonalis vorausgesetzt. Insbesondere bei beatmeten Patienten kann der Blutfluss in der Pulmonalarterie stark variieren. Deshalb ist eine Mehrfachbestimmung mit Mittelwertbildung der erhaltenen Messwerte sinnvoll.

3.4 Messung von Transitzeiten

Zur Berechnung spezieller Volumina (ITTV = intrathorakales Thermovolumen und PTV = pulmonales Thermovolumen, ➤ Kap. 9) werden beim PiCCO-System die sogenannten Transitzeiten benötigt:

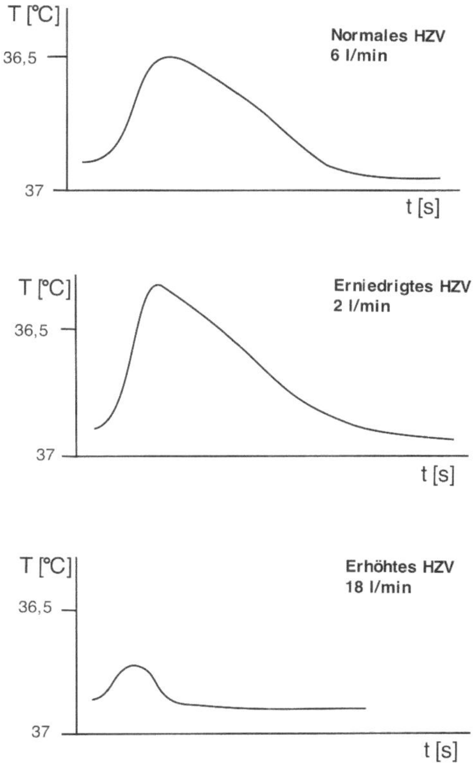

Abb. 3.3 Zusammenhang zwischen HZV und Thermodilutionskurve [O900]

- Aus der Zeit-Konzentrationskurve des an der Messstelle flussabwärts strömenden Indikators kann die mittlere Durchgangszeit MTt (mean transit time) zwischen Injektionsort und Ort der Detektion bestimmt werden.
- Bei semilogarithmischer Auftragung der Thermodilutionskurve lässt sich die exponentielle Abfall- oder Auswaschzeit DSt (downslope time) errechnen.

Referenzen

[1] Mahutte CK (1997) Continuous Cardiac Output Monitoring via Thermal, Fick, Doppler, and Pulse Contour Methods. In: Tobin MJ (Ed). Principles and Practice of Intensive Care Monitoring. McGraw-Hill, New York S 901–913

[G026] Moser, D. K./Riegel, B.: Cardiac Nursing. A Companion to Braunwald's Heart Disease. Elsevier/Saunders, 1. Aufl. 2007

[O900] Fredrik v. Hintzenstern, Spardorf

4 Kathetermaterialien

J. Schierholz, U. v. Hintzenstern

4.1 Anforderungen

Katheter, die zum invasiven hämodynamischen Monitoring als auch zur Infusionstherapie verwendet werden, bestehen aus **polymeren Materialien** (Kunststoffen). An diese intravasal eingebrachten Kunststoffartikel sind folgende grundlegende Anforderungen zu stellen:

- Bio-/Blutkompatibilität: Verträglichkeit mit zellulären und humoralen Komponenten des Blutes.
- Stabilität: keine chemische oder enzymatische Zersetzung des Materials oder nachteilige Veränderungen der Materialeigenschaft.
- Keine Freisetzung potenziell toxischer Substanzen (z. B. Weichmacher, Stabilisatoren, Antioxidantien).
- Keine immunologische Beeinflussung.
- Keine Zell- oder Gewebsschädigung
- Fehlende Thrombogenität (u. a. glatte Oberfläche und Schnittkante, hohe Flexibilität, Thermoplastizität).

4.2 Katheter-relevante Materialeigenschaften

- Mechanische Eigenschaften (Flexibilität, Thermoplastizität).
- Struktur bzw. Rauigkeit der Oberfläche (Thrombogenität).

Hämodynamisches Monitoring. http://dx.doi.org/10.1016/B978-3-437-31604-3.00004-X

- Chemische Eigenschaften der Oberfläche (Benetzbarkeit, disperse und polare Anteile der Oberflächenenergie, Ladung).

Ungeklärt ist, welcher dieser Faktoren den größten Einfluss auf die Biokompatibilität der Kunststoffe hat.

4.3 Gefahren

Rein **materialabhängige** Gefahren sind:

- Adsorption oder Absorption von Arzneimitteln.
- Adsorption von Proteinen und Gerinnungsinduktion.
- Adhäsion von Makrophagen und oxidativer Abbau der Makromoleküle.
- Adsorption von Lipiden in das Innere des Materials und Materialermüdung.
- Mechanische Belastung und Materialermüdung („stress cracking").
- Diffusion von Additiven, Weichmachern und Antioxidantien aus dem Material nach intravasalem Einbringen des Katheters und konsekutive Materialermüdung.
- Beschädigung des Gefäßendothels bzw. Endokards oder Gefäß- bzw. Endokardruptur.

4.4 Körpereigene Reaktionen

Zusätzlich zu den rein materialbedingten Gefahren sind **körpereigene Reaktionen** möglich. Diese sind abhängig von:

- der Größe des Katheters (Länge und Durchmesser).
- der Lokalisation des Katheters bzw. seiner Spitze (z. B. A. radialis oder A. femoralis bzw. V. cava superior oder rechter Ventrikel).
- der intravasalen Verweildauer.
- den intravasalen bzw. intrakardialen Bewegungen des Katheters.
- der immunologischen Prädisposition des Patienten (Allergie, Immunsuppression).
- der vaskulären Situation (Durchmesser des Gefäßes, Arteriosklerose, Protein-C-Mangel).
- Gerinnungsstatus, immunologischer Status.
- dem Pflegestandard vor Ort.

4.5 Vor- und Nachteile einzelner Kathetermaterialien

4.5.1 Fluorierte Polyolefine (Teflon)

- Vorteil: extrem widerstandsfähig, sehr inert, keine Additive, hohe Biokompatibilität, geringe Thrombogenität.
- Nachteil: sehr unelastisch → Steifheit des Materials kann zur Gewebeirritation führen.

4.5.2 Polydimethylsiloxan (Silikon)

- Vorteil: chemisch inert, fast keine Extraktion von Vulkanisatoren, hohe Biokompatibilität, weich und elastisch.
- Nachteil: anderen Kunststoffen bezüglich der mechanischen Stabilität (Seitenrissinstabilität) unterlegen, geringere Oberflächenglätte.

4.5.3 Polyethylen (PE)

- Vorteil: preisgünstig, einfach zu verarbeiten, sehr dehnbar, geringe Extraktion von Additiven oder Monomeren.
- Nachteil: Oberflächenverarbeitung schlechter als bei anderen Kunstoffen, keine Elastizitätsmoduli.

4.5.4 Polyurethan (PU)

- Vorteil: ausgezeichnete Langlebigkeit, hohe Biokompatibilität, gute physikalische Eigenschaften (hohe mechanische Stabilität), sehr gute Resistenz gegen Lipide.
- Nachteil: relativ teuer, bei mehrjährigem Gebrauch möglicherweise Abbau (Biodegradation) durch menschliche Enzyme und mechanische Beanspruchung.

4.5.5 Polyvinylchlorid (PVC)

- Vorteil: sehr gutes Verhältnis zwischen Preis und Verarbeitungsqualität.
- Nachteil: Abgabe von Weichmachern, Additiven und Antioxidantien in den Blutstrom, Adsorption von Pharmaka (z. B. Nitrate, Zytostatika, Insulin), Entsorgungsprobleme.

Unter Berücksichtigung der genannten Vor- und Nachteile der einzelnen Kunststoffe sind medizinische Polyurethane und Silikone derzeit die am besten geeigneten Materialien für Katheter. Polyethylen und Polyvinylchlorid werden als Kathetermaterial kaum noch verwendet.

4.6 Langzeitimplantation

Der Einsatz von Kathetern aus PU-, Silikon- und Teflonmaterialien **bis zu einer Liegedauer von 21 Tagen** gilt als eindeutig sicher. Diese Materialien können aber auch, ohne Schaden zu nehmen, wesentlich länger in Blutgefäßen belassen werden. Vereinzelt gibt es Berichte über den Bruch von Polyurethan-beschichteten Schrittmacherelektroden.

4.7 Neue Entwicklungen

Bei den Kathetermaterialien gab es in den letzten Jahren vielfach Entwicklungssprünge. PVC und PE wurden sukzessiv durch das **biokompatiblere PU** ersetzt. Silikonmaterialien werden bevorzugt für Langzeitkatheterisierung (Hickman- u. Broviac-Katheter) eingesetzt. Teflon findet fast ausschließlich als Material für Venenverweilkanülen, die auch teilweise zur arteriellen Katheterisierung benutzt werden, Verwendung. Inzwischen existieren auch vielfältige Bemühungen, durch Modifikationen der Katheteroberflächen katheterinduzierte Thrombosen und Fremdkörperinfektionen zu minimieren [3].

4.8 Katheterinduzierte Thrombose

- Phlebographisch nachweisbare katheterinduzierte Thrombosen treten mit einer Inzidenz bis zu 40 % auf.
- Da sie jedoch selten eindeutige und schwerwiegende Symptome verursachen, werden sie oft übersehen. Diagnostisch erschwerend kommt die hohe Inzidenz von chronischen Venenerkrankungen bei älteren Patienten hinzu.
- Katheterinduzierte Thrombosen finden sich besonders häufig bei Frühgeborenen oder bei Patienten nach Knochenmarktransplantation.
- Primäre Intimaschäden des Venenendothels, die pathologisch nachweisbar sind, können bereits bei der Anlage eines Katheters entstehen. Die sekundären Intimaschäden, Gefäß- oder Endokardperforationen und damit die Wahrscheinlichkeit für die Entstehung eines muralen Thrombus hängen davon ab, wie weich das Kathetermaterial nach der Insertion wird. Polyurethan ist unter diesem Aspekt besonders geeignet als Kathetermaterial, da es sich durch eine hohe Ausgangssteifigkeit sowie eine starke Erweichung im Blutgefäß auszeichnet.
- An allen Kunstoffen adsorbieren, in Abhängigkeit von den Oberflächeneigenschaften, bereits nach kurzer Liegedauer Proteine, Glykoproteine und Lipide (Albumin, Fibrinogen, Fibronektin und Gammaglobuline).

4.9 Antithrombogene Materialmodifikationen

Es gibt verschiedene Ansätze der Kathetermodifikationen, um die Thrombozytenadhäsion und -aktivierung an Katheteroberflächen zu minimieren [4]:

- **Hydrogele** sind Polymere, die Wasser aufnehmen → Reduktion der Oberflächenenergien zwischen Kunststoff und Blut. Nachteil: Instabilität von Hydrogelbeschichtungen, Beschädigungen der empfindlichen Oberflächenschichten durch mechanische Manipulationen (z. B. durch Knicken, Falten oder auch nur das Führen des Katheters kann bei der Insertion zu Fissuren führen) → Erhöhung der Thrombogenität. Es gibt Berichte über die erhöhte Infektionsanfälligkeit von Hydrogelen und allergischen Reaktionen im Zusammenhang mit diesen Beschichtungen. Diese Produkte spielen kaum noch eine Rolle.
- **Beschichtung** mit Heparin. Verschiedene Möglichkeiten der Bindung des Heparins an das Kathetermaterial:
  - Physiko-chemische Adsorption. Problem: Ablösung des Heparins von der Katheteroberfläche bereits wenige Minuten oder Stunden nach Katheterplatzierung → Verlust des antithrombogenen Schutzes.
  - Kovalente (chemische) Anbindung. Problem: Antithrombogenität bisher nur für 36 h erwiesen. Möglicher Abbau der fest verbundenen Heparinbeschichtungen durch Enzyme, Makrophagen oder Granulozyten (Biodegradation).

– Einarbeitung in den Kunststoff zur kontrollierten Freisetzung nach Anlage des Katheters. Der antithrombogene Wirkstoff wird dabei aus dem Schlauchmateral an die Katheteroberfläche abgegeben und wirkt lediglich in dieser Mikroumgebung, d. h. führt zu keinen systemischen Nebenwirkungen. Problem: bisher ist kein System bekannt, das eine kontrollierte Heparinabgabe über einen längeren Zeitraum gewährleistet.

4.10 Katheterbeschichtungen zur Verhinderung von Fremdkörperinfektionen

- Katheter-assoziierte Infektionen sind der häufigste Grund für eine Staphylokokken-assoziierte Sepsis in der Intensivmedizin mit einer Rate von 0,3–5 Sepsisfällen/1.000 Kathetertage.
- Hämatologisch-onkologische Patienten, Dialysepatienten, Transplantationspatienten und insbesondere Patienten der Pädiatrie/Neonatologie wegen ihres unausgereiften Immunsystems sind besonders gefährdet.
- Die Infektionsrate wird durch verschiedene Faktoren beinflusst: Katheterart (peripherer oder zentraler Katheter, Anzahl der Lumina), Art des Gefäßes (periphervenös, zentralvenös, arteriell), Liegedauer des Katheters, Art des Hautverbands, Hauterkrankungen, Immunstatus, Pflegestandard.
- Bakterielle Besiedelung des Katheters („offener" Zugang zum Gefäß durch Katheteranlage). Problem: Bakterien können sich mit einer Polysaccharidschicht schützen und inaktiv auf Kunststoffoberflächen persistieren → hartnäckige Infektionen.

Bisher existieren drei Ansätze zur **antimikrobiellen Katheterbeschichtung:**
- Silber bzw. Silberionen (oligodynamisch wirksame Schwermetalle)
- Antiseptika
- Antibiotika.

Bekannt sind die Beschichtung der Katheteraußenseite mit Silbersulfadiazin und Chlorhexidin, die neue Generation mit Innen- und Außenbeschichtung (ARROWg$^+$ard Blue, Fa. Arrow) sowie die Dispersion von Silber in das Kathetermaterial (SICURIS, Fa. Siemens, inzwischen nicht mehr im Handel) bzw. Silber-Platinverbindungen (Oligon-Wirkstoff, Fa. Edwards).
Silberkatheter konnten bislang keine überzeugenden klinischen Resultate liefern. Zu Chlorhexidin- und Antibiotikabeschichteten Kathetern gibt es inzwischen etliche klinische Studien, welche in Meta-Analysen zusammenfassend bewertet werden konnten. Mit Chlorhexidin (neue Generation) und Antibiotika beschichtete Katheter können sowohl die Kolonisationsrate als auch die Infektionsrate reduzieren. Dabei waren im direkten Vergleich Rifampicin beschichtete Katheter den Chlorhexidinkathetern deutlich überlegen [1]. Von den Rifampicin-haltigen Kathetern zeigten Rifampicin-Imidazol-Katheter eine Reduktion der Kolonisation von über 85 % und der Infektionsrate um über 70 %. Die Rifampicin-Minocyclinkatheter bewirkten eine durchschnittliche Reduktion der Kolonisation um 60–70 %.
Laut einer systematischen Bewertung gesundheitsrelevanter Prozesse und Verfahren (HTA = Health Technology Assessment) der Deutschen Agentur für Health Technology Assessment (DAHTA) des DIMDI sind Rifampicin-Katheter so wirksam, dass sie auch kosteneffektiv sind [2].
Prinzipiell gilt für den Einsatz wirkstoffbeschichteter Katheter, dass sie im Schwerpunkt auf Intensivstationen den infektionsgefährdeten Patienten vorbehalten werden sollten (hämatologisch-onkologische Patienten, Dialysepatienten, Transplantationspatienten und insbesondere Patienten der Pädiatrie/Neonatologie, ZVK-Liegedauer > 5 Tage).

Referenzen

[1] Darouiche RO, Raad II, Heard SO, Thornby JI, Wenker OC, Gabrielli A, Berg J, Khardori N, Hanna H, Hachem R, Harris RL, Mayhall G (1999) A comparison of two antimicrobial-impregnated central venous catheters. Catheter Study Group. N Engl J Med 340:1–8

[2] Neusser S, Bitzer E M, Mieth I, Krauth C (2012) Medizinische Wirksamkeit und Kosteneffektivität von Minocyclin/Rifampicin-beschichteten zentralvenösen Kathetern zur Prävention von Blutbahninfektionen bei Patienten in intensivmedizinischer Betreuung. HTA-Bericht 123, DIMDI

[3] Schierholz JM, Pulverer G, Rump AFE (1998) Katheter-Materialien: Schwierige Suche nach neuen Werkstoffen. Dtsch Arztebl 95:A-1.006

[4] Schierholz JM, Seyfert UT, Rump AFE, Pulverer, G, Beuth J (1999) Strategies for the Prevention of Catheter material-associated Thrombosis and Infection. Infusionsther Transfusmed 26: 278–287

5 Hygiene

U. v. Hintzenstern

Die Anlage intravasaler Katheter im Rahmen eines hämodynamischen Monitorings bei kritisch kranken Intensivpatienten ist eine Standardmaßnahme, da adäquate nicht-invasive Methoden bisher fehlen. Ein großes Problem in diesem Zusammenhang ist das Auftreten von katheterassoziierten Infektionen, die eine relevante Größe hinsichtlich Morbidität und Mortalität von Intensivpatienten darstellen und bezüglich Therapie- und Diagnosemaßnahmen erhebliche Kosten verursachen. Vielfach können jedoch derartige Infektionen durch intravasale Katheter durch entsprechende Präventivmaßnahmen verhindert werden [4].

5.1 Katheterassoziierte Infektion

Pathophysiologische Reaktion des Patientenorganismus gegen die Mikroorganismen, die den Katheter besiedeln:

- **Lokalinfektion:** Rötung, Schwellung, Schmerz und Wundsekretion an der Kathetereinstichstelle.
- **Systemische Infektion:** Nur Verdachts- bzw. Ausschlussdiagnose, da für die klinischen Zeichen einer Allgemeininfektion (z. B. Anstieg der Körpertemperatur bzw. Anstieg der Leukozyten) prinzipiell viele mögliche Ursachen in Frage kommen. Es gibt keinen eindeutigen Befund, der das Vorhandensein einer systemischen katheterassoziierten Infektion beweist. Die einzige

Hämodynamisches Monitoring. http://dx.doi.org/10.1016/B978-3-437-31604-3.00005-1

Möglichkeit besteht in der Entfernung des Katheters und der mikrobiologischen Untersuchung der Katheterspitze. Qualitative Kulturen lassen dabei keine Differenzierung zwischen einer Kolonisation bzw. Infektion oder einer Kontamination bei Katheterentfernung zu → quantitative bzw. semi-quantitative Verfahren wählen.

5.1.1 Ätiologie

Intraluminäre Besiedelung

Katheteransatzstück als Ausgangspunkt der Kolonisation. Insbesondere bei langzeitkatheterisierten sowie hämatologisch-onkologischen Patienten häufig. Ursprung einer intraluminären Besiedelung können allen Stellen des Infusionsystems sein, so z. B. ein 3-Wege-Hahn, zugespritzte Medikamente, die unsteril aufgezogen wurden oder Infusionslösungen, bei deren Zubereitung eine sekundäre Kontamination erfolgte. Eine wichtige Infektionsquelle sind die Hände des Personals.

Extraluminäre Besiedelung

Bei der Anlage eines intravasalen Katheters wird die Haut zwangsläufig punktiert. Die resultierende **Einstichstelle** stellt eine massive Störung der physiologischen Hautbarriere bar, von der aus Mikroorganismen an der Außenfläche des Katheters entlang dem Subkutangewebe schließlich das katheterisierte Blutgefäß erreichen können. Dieser Infektionsweg scheint insbesondere bei traumatologisch-postoperativen Intensivpatienten relevant zu sein.

Hämatogene Streuung

Besiedelung eines Katheters ausgehend von einem entfernten Sepsisherd (häufig durch Bakterien der Darmflora, die in die Blutbahn transloziert sind).

5.1.2 Mikroorganismen

Katheterassoziierte Infektionen können im Prinzip durch sämtliche Keime verursacht werden. Besonders häufig ist in diesem Zusammenhang das Auftreten von Staphylokokken. Neben S. aureus finden sich insbesondere auch koagulasenegative Staphylokokken, die ursprünglich als für den Menschen apathogen eingeschätzt wurden.

5.2 Praktische hygienische Aspekte und Empfehlungen zur Katheteranlage

Die folgenden Empfehlungen basieren auf den deutschen Empfehlungen der RKI (Robert-Koch-Institut) bezüglich „Prävention Gefäßkatheter-assoziierter Infektionen" (2002) [1] sowie den amerikanischen „Guidelines for the Prevention of Intravascular Catheter-Related Infections" (2011) [2] der CDC (Centers for Disease Control and Prevention).

Katheteranlage anhand einer Checkliste
Zur Minimierung des Katheterinfektionsrisikos empfiehlt sich eine strukturierte Katheteranlage anhand einer Checkliste [3].

5.2.1 Händehygiene

- Händedesinfektion mit einem alkoholischen Desinfektionsmittel vor und nach Palpation der Einstichstelle.
- Händedesinfektion vor und nach jeder Manipulation am Katheter (z. B. Legen, Wechsel, Verbandswechsel).
- Händedesinfektion auch beim Gebrauch von Handschuhen.

5.2.2 Zentralvenöser Katheter

Anlage

- Strenge Indikationsstellung (und baldmögliche Entfernung).
- Nach Möglichkeit Ein-Lumen-Katheter verwenden.
- Bei der Abwägung von Risiken und Vorteilen der möglichen Zugangswege im Hinblick auf infektiöse (z. B. Kolonisation und Bakteriämie) und mechanische Probleme (z. B. Pneumothorax, Arterienpunktion) ist eher die V. subclavia zu bevorzugen.
- Durchführung unter sterilen Bedingungen: Hautdesinfektion mit angemessener Einwirkzeit des Desinfektionsmittels (möglichst mit Octenidin- oder Chlorhexidinpräparaten in Alkohol), steriler Kittel, Mund-Nasen-Schutz, Kopfhaube, sterile Handschuhe sowie Abdeckung der Insertionsstelle mit einem großen, sterilen Lochtuch.

Wechsel und Neuanlage des Katheters

Kein routinemäßiger Katheterwechsel.

Verbandswechsel

- Tägliche Inspektion der Verbände und Palpation der Insertionsstelle bei Gazeverbänden.
- Täglicher Verbandswechsel von Gazeverbänden bei eingeschränkter Kooperation des Patienten (Bewusstseinsstörung, Beatmung).
- Bei Druckschmerz, Fieber unklarer Ursache oder Sepsis Gazeverband entfernen und Inspektion der Einstichstelle.
- Mullverbände alle 2–3 Tage, transparente Folien alle 7 Tage wechseln,
- Sofortiger Verbandswechsel bei Verschmutzung, Durchfeuchtung, Ablösung oder Infektionsverdacht.
- Aseptisches Vorgehen bei Verbandswechsel.
- Applikation von Antiseptika – bevorzugt alkoholische Hautdesinfektionsmittel – bei Verbandswechsel auf die Insertionsstelle.
- Bei Transparentverbänden keine Salben verwenden.

Spülung des Katheters

Zur Spülung von Kathetern sterile physiologische Elektrolytlösung verwenden.

5.2.3 Arterielle Katheter und Pulmonalarterienkatheter

Auswahl des Druckmesssystems

Einwegartikel sollten gegenüber Mehrwegsystemen bevorzugt werden.

Pflege des Druckmesssystems

- Geschlossene Systeme sind gegenüber solchen mit 3-Wege-Hähnen zu bevorzugen.
- Das komplette Drucksystem (Schlauchleitungen, Druckaufnehmer, Spüllösung) muss aseptisch gehandhabt werden.
- Wird das Schlauchsystem zur Blutabnahme über eine Gummimembran angestochen, so muss diese zuvor mit einem geeigneten Desinfektionsmittel auf alkoholischer Basis unter Beachtung der Einwirkzeit desinfiziert werden.

Liegedauer

- Sofortige Entfernung und ggf. Neuanlage an anderer Stelle bei sichtbarer Entzündung an der Einstichstelle.
- Pulmonalarterienkatheter spätestens nach 7 Tagen entfernen.

Wechsel der Druckaufnehmer und des Schlauchsystems

Druckaufnehmer, Schlauchsystem und Spüllösung mindestens alle 96 h wechseln.

Referenzen

[1] Kommission für Krankenhaushygiene und Infektionsprävention am Robert-Koch-Institut (2002) Prävention Gefäßkatheter-assoziierter Infektionen. Bundesgesundheitsblatt Gesundheitsforschung Gesundheitsschutz 45: 907–924

[2] O'Grady NP, Alexander M, Burns LA et al (2011) Guidelines for the prevention of intravascular catheter-related infections. Am J Infect Control 39 (4 Suppl 1):1–34

[3] Pronovost P, Needham D, Berenholtz S et al (2006) An intervention to decrease catheter-related bloodstream infections in the ICU. N Engl J Med 26: 2,725–2,732

[4] Schwaiger K, Christ M, Battegay M, Widmer A (2012) Vermeidung katheterassoziierter Infektionen. Anaesthesist 61: 915–924

II Praktische Anwendung

6 Invasive Blutdruckmessung

R. Crahé

6.1 Methodik

Einbringen eines Katheters in ein arterielles Gefäß, üblicherweise durch einen der folgenden **Zugangswege** [1]:

- A. radialis (häufigster Zugangsweg),
- A. ulnaris,

Hämodynamisches Monitoring. http://dx.doi.org/10.1016/B978-3-437-31604-3.00006-3

- A. dorsalis pedis,
- A. femoralis (hohe Infektionsgefahr),
- A. brachialis,
- A. umbilicalis (Neonaten 0.–10. Tag),
- Andere Zugangswege (z. B. A. axillaris, A. temporalis superficialis) sind beschrieben, aber Ausnahmefällen (Punktionsschwierigkeiten, ausgedehnte Verbrennungen) vorbehalten.

6.2 Indikationen

Für die Anlage einer direkten, invasiven Blutdruckmessung existieren folgende allgemein anerkannte **Indikationen** [4] [6]:

- Instabile hämodynamische Verhältnisse, insbesondere bei Patienten mit kardiovaskulären Erkrankungen bzw. entsprechenden Risikofaktoren.
- Eingriffe mit größerem Volumenumsatz.
- Spezielle Operationen, z. B. Eingriffe an Herz, Lunge oder großen Gefäßen, bei denen häufig instabile Blutdruckverhältnisse auftreten können und Blutgasanalysen erforderlich sind sowie neurochirurgische Operationen, bei denen der Blutdruck zur Aufrechterhaltung einer adäquaten zerebralen Perfusion engmaschig überwacht werden muss.
- Als „Nebenprodukt" bei Patienten mit deutlich eingeschränktem pulmonalen Gasaustausch, bei denen häufiger Blutgasanalysen für notwendig erachtet werden.
- Patienten, bei denen die Durchführung einer nicht-invasiven Blutdruckmessung nicht möglich ist (z. B. ausgedehnte Verbrennungen an den Extremitäten).
- Kontrollierte Hypotension.

Aufgrund der einfachen Durchführung, der höheren Aussagekraft gegenüber nicht-invasiven Methoden und der vertretbaren Kosten sollte die Indikation für die Anlage einer direkten, invasiven Blutdruckmessung großzügig gestellt werden.

Indikationseinschränkungen

Keine generellen Indikationseinschränkungen.

- Positiver Allen-Test (Durchführung s. u.): früher wurde vor der Punktion der A. radialis bzw. A. ulnaris zur Überprüfung des Kollateralkreislaufs regelmäßig der sog. Allen-Test durchgeführt. Es besteht jedoch kein Zusammenhang zwischen positivem Test und ischämischen Komplikationen, sodass dieser wie auch andere Tests heute nicht mehr empfohlen wird.
- Eine Entzündung im Punktionsbereich erfordert einen Wechsel des Zugangs. Lokale Entzündungen sind allerdings gegenüber venösen Zugängen seltener aufgrund der höheren Drücke im arteriellen System (hoher Druck → Reduktion des Keimeintritts). Am ehesten ist mit Infektionen im Bereich der A. femoralis zu rechnen (➤ Kap. 6.6).
- Perfusionsschäden (weiß oder livide verfärbte Haut distal der Punktionsstelle) erfordern einen sofortigen Wechsel des Zugangs.

6.3 Anlage des Katheters

6.3.1 Generelles Vorgehen

- Sterile Arbeitsweise:
  - Sterile Handschuhe,
  - Hautdesinfektion,
  - Sterile Abdeckung, z. B. kleines Lochtuch bei A. radialis, großes Lochtuch bei A. femoralis.
- Allen-Test (umstritten!): Blutleere der Hand durch Kompression der A. radialis und der A. ulnaris herbeiführen. Hochheben der Hand, aktiven Faustschluss oder passive Kompression herbeiführen. Dann Dekompression der A. radialis oder der A. ulnaris → wird die Hand nach max. 10 Sekunden wieder rosig, d. h. einsetzende Durchblutung der Hand trotz komprimierter A. ulnaris bzw. A. radialis → „negativer Allen-Test". Der Test kann auch mittels Pulsoximeter kontrolliert werden.
- Bei wachen Patienten **Lokalanästhesie** mit Lidocain 1 %. Die Infiltration mit einer geringen Menge des Lokalanästhetikums ist ausreichend. Cave: Problem der erschwerten Punktion bei zu großzügiger Infiltrationsdosis.
- **Richtige Lagerung** (➤ Abb. 6.1) vor Punktion, auch bei großer Eile! Unnötige Fehlpunktionen sind sonst die Folge. Bei Punktion der A. radialis/ulnaris Unterpolsterung des Handgelenks mit Kompressen. Bei narkotisierten Patienten Fixation der Hand mittels Pflaster. Bei unruhigen Patienten und generell bei Kindern Hilfsperson erforderlich.
- Für schwierige Fälle empfiehlt sich ähnlich wie bei der ZVK-Anlage der Einsatz eines Ultraschallgeräts [8].
- Ruhiges und überlegtes Vorgehen, auch in Stresssituationen! Gegebenenfalls Sitzgelegenheit besorgen. Rechtshänder sollten auch mit der rechten Hand punktieren.
- **Punktionswinkel** 45° zur Haut in proximaler Richtung (➤ Abb. 6.2). Flachere Punktionen (➤ Abb. 6.3) begünstigen das Aufschlitzen des Gefäßes, steilere Punktionen (➤ Abb. 6.4) erfordern größere Treffsicherheit und können das Vorschieben von Draht und/oder Katheter erschweren.
- Bei Fehlpunktion Katheter **immer** bis unter die Haut zurückschieben, bevor erneut punktiert wird.
- Bei wiederholten Fehlpunktionen **rechtzeitig:**
  - andere Punktionsstelle wählen,
  - Kollegen versuchen lassen.

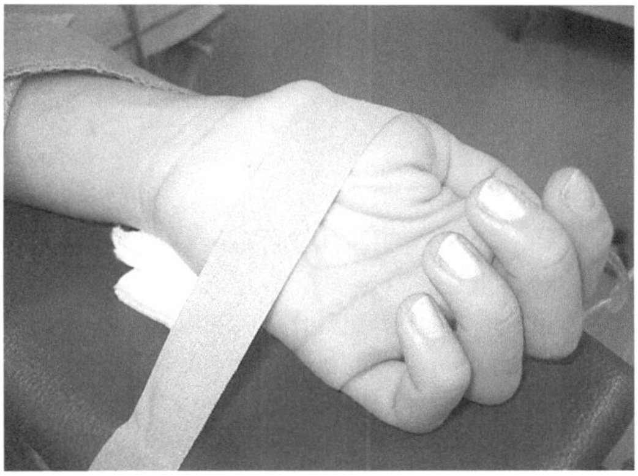

Abb. 6.1 Lagerung zur Arterienpunktion mit Fixierung der Hand [T613]

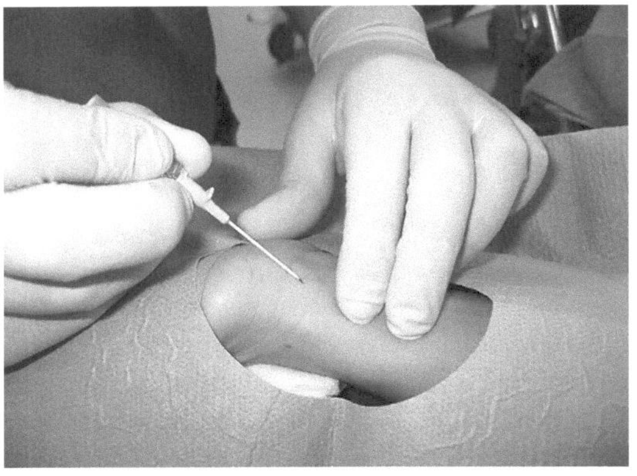

Abb. 6.2 Korrekter Winkel bei der Arterienpunktion [T613]

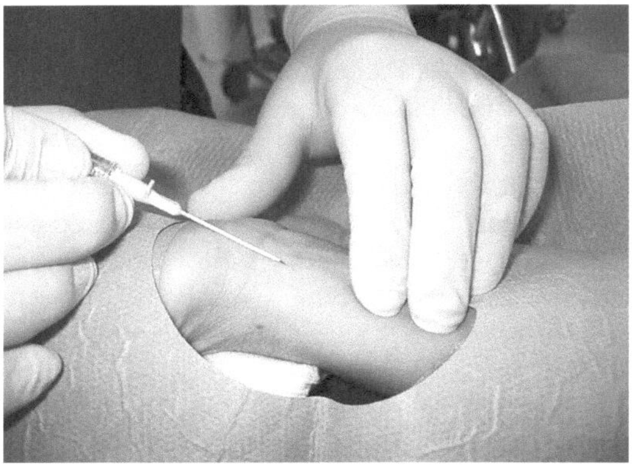

Abb. 6.3 Zu flacher Winkel bei der Arterienpunktion [T613]

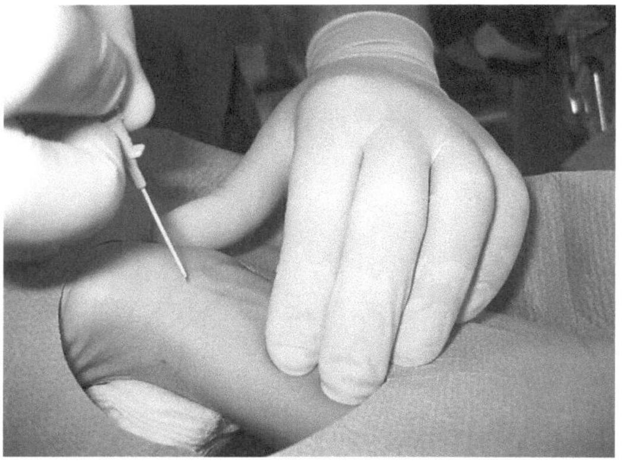

Abb. 6.4 Zu steiler Winkel bei der Arterienpunktion [T613]

Für alle im Folgenden beschriebenen Punktionsverfahren gilt **nach der Punktion:**

- Stabile punktionsnahe Fixierung mit sterilem Material.
- A. femoralis-Katheter sollten grundsätzlich angenäht werden. Annaht in Einzelfällen (schwierigste Punktionsverhältnisse, unruhige Patienten) auch bei den anderen Punktionsorten sinnvoll,
- Tägliche Verbandsvisite, sofortige Entfernung bei lokalen Entzündungszeichen und Zeichen der peripheren Minderperfusion (➤ Kap. 6.6).

6.3.2 Transfixationstechnik

- Im Vergleich zur direkten Punktion und Seldinger-Technik (s. u.) einfachste Methode. Geeignet für Arterien kleineren Kalibers (z. B. A. radialis).
- Material: 20–22-G-Kanüle (bei Kindern entsprechend kleiner) kurzer Länge aus starrem, wenig biegsamem Material.

Vorgehen

- Arterie mit der Kanüle durchstechen (d. h. bei Blutfüllung im Fenster noch ca. 1 cm tiefer stechen).
- Mandrin entfernen, Mandrin verbleibt „steril" in der Hand (es tritt kein Blut aus der Kanüle).
- Kanüle sehr langsam zurückziehen, bis ein pulsatiler Blutstrom auftritt. Cave: Auch bei kräftigem Blutstrom nicht „erschrecken" und dabei versehentlich die Kanüle zu weit zurückziehen.
- Mandrin sehr vorsichtig zur Schienung der Kunststoffkanüle maximal bis knapp über das Hautniveau vorschieben. Anmerkung: Das Wiedereinbringen des Mandrins ist aufgrund der Gefahr der Kanülenbeschädigung umstritten, aber insbesondere bei kleinlumigen (20 G und kleiner) Kanülen häufig erforderlich. Nebeneffekt: durch den eingebrachten Mandrin wird das weitere Ausspritzen von Blut verhindert.
- Kanüle über den Mandrin in das arterielle Gefäß vorschieben.

Vorteile des Verfahrens

- Einfach zu erlernen.
- Schnell durchführbar.
- Preisgünstiges Verfahren aufgrund Verwendung einfacher Kanülen.
- Gerade bei stark artheriosklerotisch veränderten Arterien die Seldinger-Technik (siehe unten) überlegen, da sich bei letzterem Verfahren häufig der Draht nicht vorschieben lässt.
- Keine größeren Komplikationsraten gegenüber direkter Punktion (s. u.).

Nachteile

Kurze Kanülen haben meist nur eine kurze Liegedauer, vor allem bei (postoperativ) unruhigen Patienten.

6.3.3 Direkte Punktion

Material: 20–22 G-Kanüle (bei Kindern entsprechend kleiner) kurzer Länge aus starrem wenig biegsamen Material.

Vorgehen

Die direkte Punktion einer Arterie ist identisch mit der Vorgehensweise bei der Anlage einer periphervenösen Kanüle:

- Kanüle nur so weit vorschieben, bis Blut in das Katheterfenster eintritt, d. h. es wird nur die Arterienvorderwand punktiert → die Mandrinöffnung befindet sich im Gefäßlumen.
- Vorschieben der Kanüle über dem Mandrin.

Nachteil gegenüber der Transfixationstechnik

Größere Gefahr für eine paraarterielle Anlage der Kanüle (Mandrinspitze befand sich zwar im arteriellen Gefäß, die Kanüle wurde aber paraarteriell vorgeschoben, da Kanüle noch oberhalb der Arterie liegt; vgl. Fehlplatzierung venöser Verweilkanülen mit paravenöser Lage).

6.3.4 Seldinger-Technik

Material: Spezielle Sets mit Seldinger-Draht erforderlich.

Vorgehen

- Punktion der Arterie mittels Punktionskanüle. Auf freien pulsatilen Fluss achten, ggf. Lagekorrektur. Ein zu schwacher Blutfluss ist meistens durch randständige Punktionslage bedingt und verhindert ein korrektes Einführen des Drahts!
- Einführen des Seldinger-Drahts.
- Entfernen der Punktionskanüle.
- Überfädeln der arteriellen Kanüle.

Diese Technik ist bei der Punktion größerer Gefäße (z. B. A. femoralis) zu empfehlen, kann aber auch für die A. radialis und andere kleinere Gefäße verwendet werden.

Nachteile des Verfahrens

- Erfordert ein spezielles und damit teureres Equipment.
- In stark arteriosklerotisch veränderten Gefäßen kann das Vorschieben des Drahts evtl. nicht gelingen.

Vorteile des Verfahrens

- Verwendung längerer und elastischerer Kanülen gegenüber den oben genannten Verfahren. Dies ist insbesondere bei längerer Liegedauer von Vorteil.
- Nach mehrfachen Fehlpunktionen (Hämatombildung) häufig die einzige Methode zur Katheteranlage am selben Punktionsort.

6.3.5 Geschlossene oder offene arterielle Blutentnahme?

In vielen Fällen wird ein arterieller Katheter nicht nur zur invasiven Druckmessung, sondern auch als **Entnahmemöglichkeit für arterielle Blutproben** für eine Blutgasanalyse verwendet. In diesem Zusammenhang stellt sich die Frage, ob die Verwendung eines geschlossenen Druckmesssystems (➤ Abb. 6.5) mit der Möglichkeit einer kontaminationsfreien Blutentnahme einem offenem System, bei dem die Blutentnahme über einen Dreiwegehahn erfolgt, vorzuziehen ist.

Hygienische Gesichtspunkte

- Untersuchungen haben gezeigt, dass sich die Anzahl der bakteriellen Kontaminationen des arteriellen Druckmesssystems signifikant senken lässt, wenn die Entnahme arterieller Blutproben

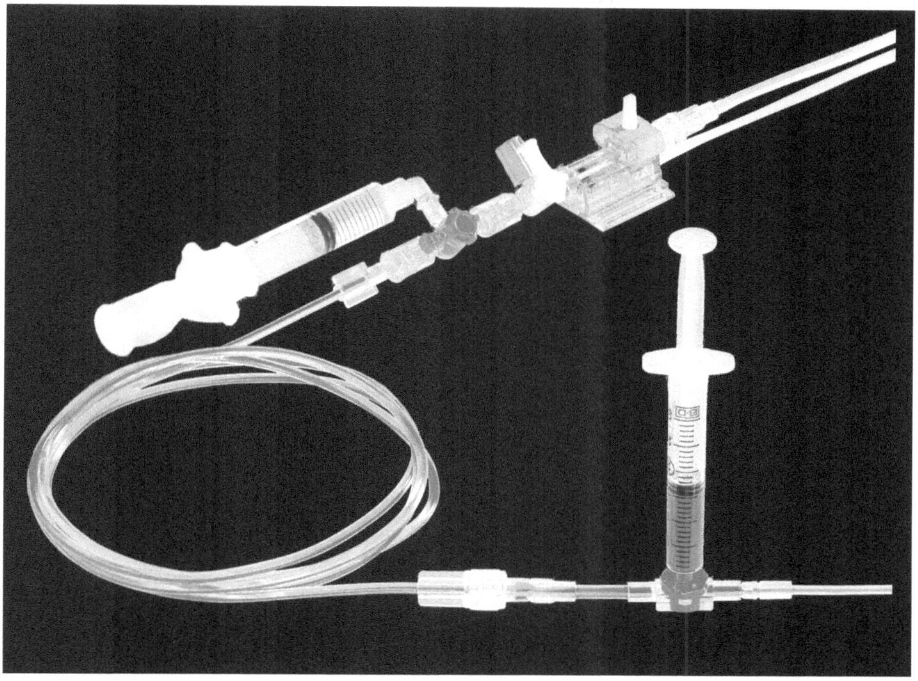

Abb. 6.5 System zur geschlossenen arteriellen Blutentnahme und Druckmessung [U345]

nicht über einen Dreiwegehahn, sondern kontaminationsfrei mittels eines geschlossenen Systems erfolgt [2].

- Die Kommission für Krankenhaushygiene und Infektionsprävention beim Robert Koch-Institut empfiehlt deshalb ausdrücklich die Verwendung geschlossener Druckmesssysteme [5].
- Bei einem offenen System besteht die Möglichkeit einer Kontamination des ärztlichen oder pflegerischen Personals mit Patientenblut mit der potenziellen Gefahr einer Infektion (z. B. Hepatitis oder HIV).

Medizinische Gesichtspunkte:

- Bei einem offenen System kann ein Medikament versehentlich über den arteriellen Dreiwegehahn aufgrund einer Verwechslung mit einem venösen Zugang in die Arterie gespritzt werden → ggf. Gefäßwandnekrose.
- Bei häufigen Blutentnahmen v. a. bei Säuglingen und Kleinkindern kann es beim offenen System durch den Blutverwurf zu einem Hb-Abfall kommen.

Wirtschaftliche Gesichtspunkte:

- Bei Wirtschaftlichkeitsbetrachtungen werden die aufzuwendenden Kosten mit dem zu erwartendem Nutzen in Relation gesetzt.
- Beim Vergleich zweier Verfahren muss deshalb das kostengünstigere nicht automatisch das wirtschaftlichere sein.

- Druckmesskits mit geschlossener Blutentnahme sind in der Herstellung teurer als Kits ohne geschlossene Blutentnahme, da sie mehr bzw. hochwertigere Komponenten enthalten (Blutentnahmeport, Reservoirspritze).
- Bei objektiver Berücksichtigung sämtlicher Kostenanteile (Sach- u. Prozesskosten sowie Kosten für das Management von Risiken) dürften Systeme mit einer geschlossenen Blutentnahme in der Regel geringere Gesamtkosten verursachen als Systeme mit offener Blutentnahme.

6.4 Durchführung der Messung

Anschluss eines Druckmesssystems, das aus folgenden Elementen besteht [3]:

- Flüssigkeitsgefülltes Schlauchsystem (entbehrlich bei Kathetertippmanometersystemen, da hier bereits intravasal der Druck in ein elektrisches Signal umgewandelt wird).

Cave: Besonders störanfällig ist die flüssigkeitsgefüllte Übertragungsstrecke. Bereits minimale Lufteinschlüsse vermindern das zu verarbeitende Signal → Schlauchsystem vor Anschluss sorgfältig entlüften!

- Spülsystem mit Druckbeutel und NaCl 0,9 %. In Ausnahmefällen zusätzlich Heparin 1.000 IE/500 ml NaCl 0,9 % bei Thrombosierungsneigung (z. B. bei DIC, Protein C-Mangel oder Z. n. großen Operationen).

Cave: Im Einzelfall können selbst geringe Heparinmengen eine heparininduzierte Thrombozytopenie (HIT) auslösen. War aufgrund einer „verstopften Arterie“ eine erneute Arterienpunktion erforderlich, ist Heparin zu empfehlen. Weitere Adjuvantien wie Lidocain („Prophylaxe eines Gefäßspasmus“) haben jedoch keinen nachgewiesenen Effekt.

- Elektronischer (externer) Druckwandler (Transducer).
- Signalverstärkereinheit, meist integriert in die Anzeigeeinheit.

Nach Anschluss des kompletten Messsystems ist ein **Null-Abgleich** zwingend erforderlich. Hierzu wird der jeweils integrierte Drei-Wege-Hahn zur Atmosphäre hin geöffnet, um den Druckaufnehmer mit dem atmosphärischen Druck zu egalisieren. Null-Abgleiche sind, abhängig vom verwendeten System, in regelmäßigen Abständen, insbesondere auch vor kritischen Situationen (z. B. Abgang von der Herz-Lungen-Maschine) zu wiederholen, um falsche Messwerte aufgrund einer möglichen Driftung zu vermeiden. Auch häufige Blutabnahmen können die Messwertgenauigkeit ver-

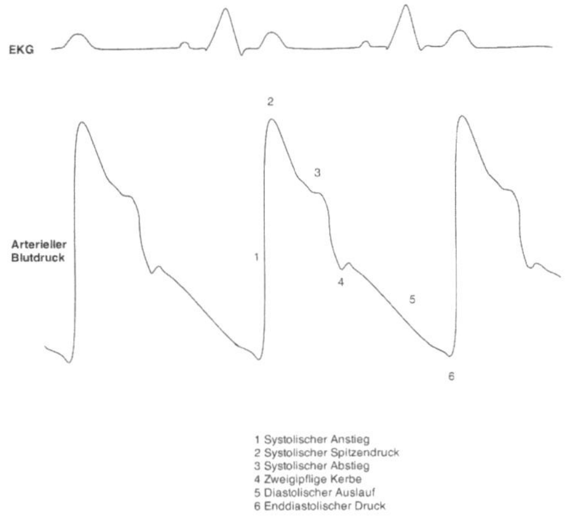

Abb. 6.6 Arterieller Druckkurvenverlauf im Bezug zum EKG [O900]

fälschen. Bezugshöhe zum Null-Abgleich ist der linke Ventrikel (ca. 10 cm über der Unterlage des liegenden Patienten).
Eine typische arterielle Kurvendarstellung (➤ Abb. 6.6) zeigt einen korrekten Messaufbau. Vor der Durchführung differenzierter Therapieentscheidungen aufgrund pathologischer Druckwerte sollten die Messwerte kritisch hinterfragt werden (➤ Kap. 6.5).
Druckkurven mit geringer Amplitude erfordern ebenso wie umgekehrt „abgeschnittene" Messkurven eine Veränderung des Messbereichs, da die in Zahlenwerten angegebenen Druckwerte immer in Beziehung zur Druckkurve interpretiert werden müssen. Ansonsten besteht bei ausschließlicher Fixierung auf die digital angezeigten Druckwerte die Gefahr, bei gedämpften Druckkurven fälschlicherweise von zu niedrigen Blutdruckwerten auszugehen und z. B. vasoaktive Substanzen zu verabreichen bzw. bei „Schleuderzacken" ausreichende Mitteldrücke anzunehmen.

6.5 Interpretation der Messwerte

Invasive Messverfahren sind nicht unbedingt genauer gegenüber nicht-invasiven Verfahren. Die Schwankungsbreite wird mit 10 % und darüber angegeben. In kritischen Situationen (extrem niedrige Drücke, Zentralisation) ist die Methode allerdings der nicht-invasiven deutlich überlegen.
Die Werte sind umso zuverlässiger, desto aortennaher sie erhoben werden. Nach peripher nimmt der systolische Druck zu (Abnahme der elastischen Wandeigenschaften, insbesondere bei höherem Alter und arteriosklerotisch veränderten Gefäßen) und der diastolische Druck ab. Der Mitteldruck bleibt weitgehend konstant. Aufgrund der geringen klinischen Relevanz und der höheren Komplikationsrate (➤ Kap. 6.6) bei zentralen Messungen (traumatische Schädigungen, Thrombosen) wird die Punktion peripherer Gefäße empfohlen.

Tab. 6.1 Häufige Probleme der direkten, invasiven Blutdruckmessung: Ursachen und Abhilfemaßnahmen

Problem	Ursache	Abhilfemaßnahme
Inadäquat niedrige Druckwerte/gedämpfte Pulskurvenform	Luftblasen im System	Spülung
	Inkorrekter Null-Abgleich/falsches Referenzniveau	Null-Abgleich wiederholen
	Undichtigkeiten	Diskonnektionsstellen kontrollieren
	Zu lange/elastische Schlauchleitungen	Kürzere Schlauchleitungen verwenden, auf kleinen Durchmesser achten
	Geknickte Schlauchleitungen	Kritischer Punkt: Punktionskanüle (zur Kontrolle ggf. Verband entfernen)
	Fehlende Spülung	Infusionssystem geschlossen (häufig, insbesondere nach Umlagerungen), zu geringer Spüldruck (häufig), Spülflüssigkeit verbraucht (selten)
	Katheterthrombus	Spülflüssigkeit mit 1.000 IE Heparin/500 ml NaCl 0,9 %
	Anliegender Katheter	Spülen mit 1–2 ml NaCl 0,9 %, ggf. Lagekorrektur
	Spastisches Blutgefäß	Geringe Lidocainmenge bei Spülung verwenden, häufige Spülungen<g4>vermeiden (spasmusbegünstigend)
Inadäquat hohe Druckwerte	Inkorrekter Null-Abgleich/falsches Referenzniveau	Null-Abgleich wiederholen
	„Schleuderzacke"	Dämpfung erhöhen, z. B. durch Einführen einer minimalen Luftblase

Häufige Probleme der direkten, invasiven Blutdruckmessung sind in Tabelle 6.1 zusammengefasst.

Simulationsprogramm zur Darstellung der Auswirkungen von Änderungen verschiedener Parameter auf den Verlauf der arteriellen Druckkurve („Arterial line"):
www.jcpsim.org

6.6 Komplikationen

Periphere Minderdurchblutung [7]

- Obligat sind regelmäßige Kontrollen der Perfusion → z. B. Pulsoximeter an die betreffende Hand anbringen! Mit Thrombosen ist in 20 %, nach längerer Liegedauer bis zu 40 % der Fälle zu rechnen. Kleinkinder haben ein deutlich höheres Risiko (60 % bei Anlage einer arteriellen Kanüle in der A. radialis). Nekrosen treten mit einer Häufigkeit von ca. 0,1 % auf.
- Maßnahmen bei weiß oder livide verfärbter Haut: Sofortige Katheterentfernung, Doppler-Untersuchung, ggf. operative Thrombektomie, ggf. Symphatikusblockade.

Infektionen/Kathetersepsis

- Ursache von 10–30 % aller nosokomialen Bakteriämien (meist Staphylococcus epidermidis) sind katheterbedingt. Bei arteriellen Verweilkanülen ist die Infektionsgefahr allerdings aufgrund des im Vergleich zum venösen Gefäßsystem weitaus höheren Drucks wesentlich geringer.
- Eine lange Liegedauer begünstigt das Auftreten von Infektionen.
- Die Infektionsgefahr ist bei Kanülierung der A. femoralis aufgrund der Nähe zur perianalen Region etwas erhöht im Vergleich zur A. radialis.
- Anmerkung: Die meisten aufgrund Kathetersepsisverdacht entfernten Katheter erweisen sich nach bakteriologischer Untersuchung als steril!

Nervenschäden

- Seltene Komplikation, die meist aufgrund von Hämatomen bedingt ist, aber auch aufgrund von Lagerungsschäden (Hyperextension des Handgelenks) auftreten kann.

Blutungen

Blutungen durch Diskonnektion des Schlauchsystems können lebensbedrohlich sein. Daher Patienten mit arteriellen Kathetern nie unbeaufsichtigt lassen. Druckalarm am Monitor adäquat einstellen!

Versehentliche arterielle Injektionen:

Zur Vermeidung versehentlicher arterieller Injektionen müssen die arteriellen Kanülen **immer** auffällig gekennzeichnet werden! Vorgehen nach versehentlicher arterieller Injektion:

- Arterielle Kanüle belassen!
- Spülung mit 20 ml NaCl 0,9 %,

- Injektion von 20 ml Lidocain 1 % arteriell,
- Injektion von 50 mg Methyl-Prednisolon intraarteriell,
- Wenn möglich, systemische Heparinisierung (5.000 IE initial, ca. 20.000 IE/d),
- Gegebenenfalls Symphatikolyse (z. B. Plexus-axillaris-Katheter mit z. B. Bupivacain 0,125–0,25 %: 10–15 ml/n), dadurch gleichzeitig Analgesie erreichbar,
- Gegebenenfalls Lysetherapie,
- In Einzelfällen chirurgische Faszienspaltung erforderlich.

Pseudoaneurysmen

Seltene Komplikationen nach Langzeitkanülierung bei alten Patienten mit Gefäßveränderungen. Operative Therapie erforderlich.

6.7 Bewertung der Methode

Die invasive Druckmessung stellt heute ein **sicheres, leicht zu praktizierendes Verfahren** dar. Schwerwiegende Komplikationen wie Nekrosen, Sepsis und Pseudoaneurysmen treten selten (< 1 %) und ohne wesentliche Unterschiede für die A. radialis, A. femoralis und A. axillaris auf. Preisgünstige Messsysteme erlauben einen großzügigen Einsatz. Im Mittelpunkt steht eine kontinuierliche (Schlag für Schlag) Erfassung der Blutdruckwerte, die ein sofortiges Eingreifen bei hämodynamischen Änderungen ermöglicht.

Referenzen

[1] Brzezinski M, Luisetti T, London MJ (2009) Radial Artery Cannulation: A comprehensive review of recent anatomic and physiologic investigations. Anesthesia & Analgesia 109: 1,763–1,775

[2] Crow S,Conrad SA,Chaney-Rowell C, King JW (1989) Microbial contamination of arterial infusions used for hemodynamic monitoring: a randomized trial of contamination with sampling through conventional stopcocks versus a novel closed system. Infect Control Hosp Epidemiol 10: 557–561

[3] Fessler HE, Shade D (1997) Measurement of vascular pressure. In: Tobin MJ (Ed). Principles and Practice of Intensive Care Monitoring. McGraw-Hill, New York S 91–106

[4] Gilly H, Fitzal S (1995) Prinzip und Praxis der invasiven arteriellen Druckmessung. Anaesthesist 44: 931–952

[5] Kommission für Krankenhaushygiene und Infektionsprävention beim Robert Koch-Institut (2002) Prävention Gefäßkatheter-assoziierter Infektionen. Bundesgesundheitsbl – Gesundheitsforsch – Gesundheitsschutz (45) 907–924

[6] Lodato RF (1997) Arterial pressure monitoring. In: Tobin MJ (Ed). Principles and Practice of Intensive Care Monitoring. McGraw-Hill, New York S 733–749.

[7] Schlichtig RI (1997) Arterial catheterization complications. In: Tobin MJ (Ed). Principles and Practice of Intensive Care Monitoring. McGraw-Hill, New York S 751–756

[8] Shiloh AL, Eisen LA (2010) Ultrasound-guided arterial catherization: a narrative review. Int Care Med 36: 214–221

[O900] Fredrik v. Hintzenstern, Spardorf

[T613] Dr. med. Robert Crahé, Ärztliche Leitung Schmerztherapeutische Tagesklinik, Klinikum Fürth

[U345] Argon Medical Devices, Erlangen

7 Zentraler Venenkatheter (ZVK)

S. G. Sakka

Hämodynamisches Monitoring. http://dx.doi.org/10.1016/B978-3-437-31604-3.00007-5

7.1 Methodik

Erstpublikation: 1912 (F. Bleichroder).
Einbringen eines Katheters in die V. cava superior bzw. inferior über folgende Zugangswege:

- Vena cubitalis.
- Vena jugularis externa.
- Vena jugularis interna.
- Vena anonyma (brachiocephalica).
- Vena subclavia.
- Vena femoralis.
- V. cubitalis: Ein- (z. B. Cavafix®, Fa. Braun) und Mehrlumenkatheter (z. B. Cavafix® Duo, Fa. Braun).
- Vv. jugulares, V. anonyma, V. subclavia, V. femoralis: Ein-, Mehrlumen- oder Dialysekatheter (➢ Abb. 7.1).

7.2 Indikationen

- Kein peripher-venöser Zugang möglich (z. B. schlechter Venenstatus, Schock, Polytrauma).
- Zufuhr venenunverträglicher Substanzen in Abhängigkeit von Konzentration und Osmolarität (z. B. Zytostatika, einige Antibiotika, Elektrolytkonzentrate, höherprozentige Glukoselösung).
- Partielle oder totale parenterale Ernährung.
- Kontinuierliche Verabreichung hochwirksamer Medikamente (z. B. Katecholamine, Sedativa, Analgetika).
- Kreislaufmonitoring: Messung des zentralvenösen Drucks (ZVD).
- Bewertung des globalen Sauerstofftransports (zentralvenöse O_2-Sättigung).
- Größere operative Eingriffe.
- Eingriffe in sitzender Position (Möglichkeit zur Aspiration im Fall einer Luftembolie).
- Einbringen diagnostischer und therapeutischer Katheter über eine Schleuse (Pulmonalarterienkatheter, transvenöser Schrittmacher, venöse Subtraktionsangiographie).

7.2.1 Spezielle Indikationen

- Nierenersatztherapie: Shaldon-Katheter (Erwachsene 12 F, Kinder 9 F bzw. 7 F),
- Transvenöser Schrittmacher.
- Erweitertes hämodynamisches Monitoring (Pulmonalarterienkatheter, ➢ Kap. 8).

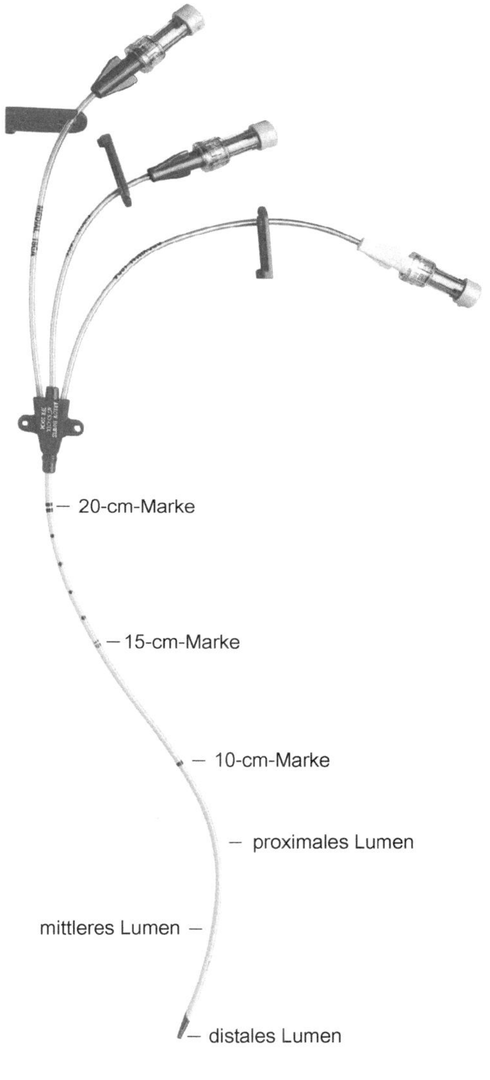

Abb. 7.1 Zentraler Venenkatheter (Mehrlumenkatheter) [V420]

7.2.2 Indikationseinschränkungen

- Fehlende Einwilligung des Patienten, Ausnahme: dringliche Indikation bei nicht aufklärungsfähigem Patienten.
- Entzündungen und Tumoren im Punktionsbereich.
- Anatomische Besonderheiten im Punktionsbereich.
- Stenose der A. carotis auf der kontralateralen Seite (Punktion V. jugularis int.).
- Erhöhte Blutungsneigung (Kontraindikation Punktion V. subclavia).
- Nach frustranem Versuch keine Punktion der kontralateralen Thorax- bzw. Halsseite.
- Pneumothorax der kontralateralen Seite.

7.3 Anlage des Katheters

7.3.1 Voraussetzungen

- Visuelle und akustische EKG-Überwachung (Erkennung von Arrhythmien).
- Blutdruck-Monitoring.
- Sicherer anderer venöser Zugang.
- Druckaufnehmer und Kalibration.
- Zuleitungen, Spülsystem.
- Defibrillator, Schrittmacher.
- Notfallausrüstung (kardiopulmonale Reanimation, Antiarrhythmika, Intubation).

7.3.2 Vorgehensweise

- Sterile Handschuhe, OP-Mantel, Mundschutz, Kopfhaube.
- Hautdesinfektion, steriles Abdecken mit einem Lochtuch, ggf. zusätzliche Abdecktücher.
- Lokalanästhesie mit Lidocain 1 % (bei wachem Patienten).
- Punktion mit Kanüle aus dem Punktions-Set und mit einer mit NaCl 0,9 % gefüllten Spritze.
- Einführen des Seldinger-Drahts mit gebogenem weichen Ende.
- Entfernen der Punktionskanüle nach sicherer Platzierung des Drahts.
- Einschneiden der Haut mit einem Skalpell.
- Bougierung der Haut mit dem zugehörigen Dilatator.
- Entfernen des Dilatators und Einfädeln des Katheters über den Seldinger-Draht.
- Einbringen des Katheters (Einführtiefe, ➤ Tab. 8.2).
- Lagekontrolle: „intra-atriale“ EKG-Ableitung (s. u.) oder Thorax-Röntgenaufnahme (➤ Abb. 7.2). Als regelhafte Lage sollte sich die Spitze des ZVK auf den 5. bis 6. Interkostalraum abbilden.
- Ultraschall zur Visualisierung der Strukturen vor oder sogar während der Punktion (insbesondere bei Vorpunktionen, wachen Patienten und Kindern) [6,7].
- Entfernung des Drahts,
- Sichere Fixierung und Annaht, steriler Pflasterverband.

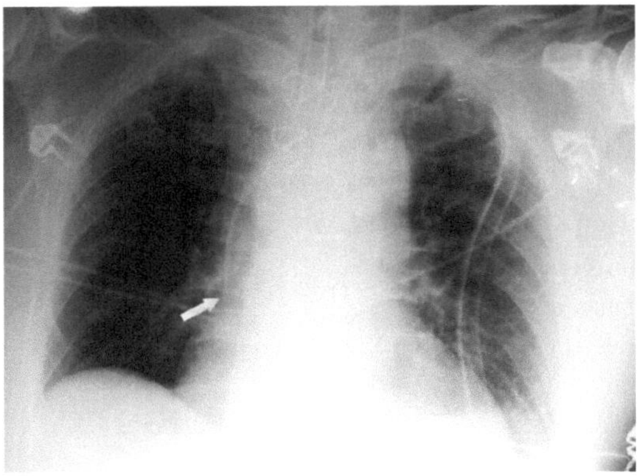

Abb. 7.2 Röntgen-Thorax: Korrekte Lage eines ZVK [T612]

7.3.3 Intra-atriale EKG-Ableitung

Lagekontrolle während der Katheterisierung über das abgeleitete EKG:

- **Prinzip:** Änderung der P-Welle zeigt korrekte Katheterlage (➢ Abb. 7.3).
- **Vorgehen:** Eine überhöhte P-Welle zeigt die Lage der Katheterspitze am Übergang zum rechten Vorhof an → Zurückziehen der Katheterspitze bzw. des Katheters bis sich die P-Welle normalisiert, nach Zurückziehen um weitere 2–3 cm erhält der Katheter seine endgültige Position (➢ Abb. 7.3).
- **Vorteil:** Sofortige Korrekturmaßnahmen möglich, geringes Risiko von Herzwandperforationen und Arrhythmien, reduzierter Zeit- und Kostenaufwand.
- Nachteil: kein 100-prozentig sicheres Verfahren zum Ausschluss einer arteriellen Kanülierung.
- Beachte: Aufgrund der „Begradigung" des Gefäßes durch den Draht bei der Anlage von links (V. jugularis interna, V. subclavia) sollte man den Katheter 20 bzw. 10 mm tiefer platzieren [3].

> Platzierung eines zentralen Zugangs in der Regel mit Seldinger-Technik (nur im Notfall mit peripherer Verweilkanüle und aufgesetzter Spritze!).

7.3.4 Periphere Zugangswege

V. basilica, V. cephalica: Zugang der Wahl bei Operationen im Kopf-Hals-Bereich, geringe Komplikationsrate, Erfolgsrate 60–75 %, häufige Dislokation durch Arm- und Kopfbewegungen, hohes Thrombophlebitis- und Thromboserisiko.

- Technisch einfach.
- Indiziert bei Gerinnungsstörungen.
- Erfolgsrate V. basilica > V. cephalica.
- Vasospasmen beim Vorschieben → Gabe von Nitroglyzerin i. v.
- Hilfen: Adduktion und Innenrotation, Kopfdrehung zur Gegenseite.

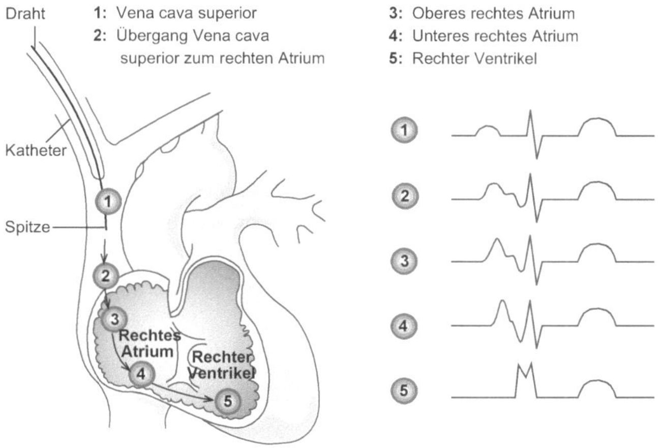

Abb. 7.3 ZVK-Lagekontrolle mittels EKG [L157]

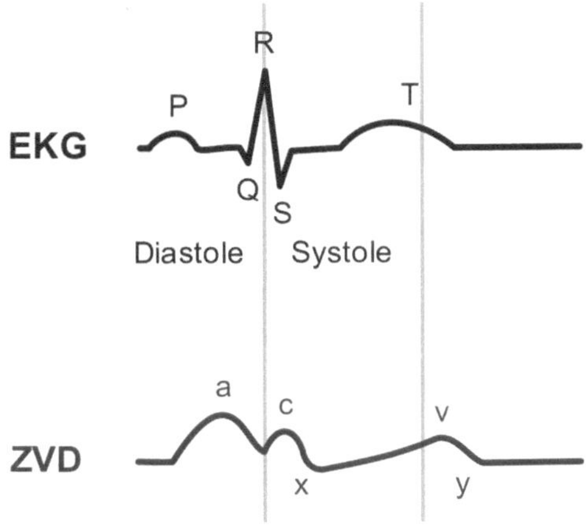

Abb. 7.4 Zentrale Venendruckkurve (a-, c-, x-, v- und y-Wellen) in Bezug zum EKG [T611]

7.3.5 Zentrale Zugangswege

- V. jugularis interna: arterielle Fehlpunktion (3 %), Zugangsweg der ersten Wahl bei geplanter Liegedauer > 5 Tage.
- V. subclavia, V. anonyma: Notfallzugang, erhöhtes Komplikationsrisiko (Pneumothorax)
- V. femoralis: relativ sicherer Zugang im Notfall, erhöhtes Thrombose- und Infektionsrisiko.

7.4 Durchführung der Messung

7.4.1 Zentraler Venendruck (ZVD)

Der ZVD (➤ Abb. 7.4) wird von Blutvolumen, Gefäßtonus und Funktion des rechten Herzens beeinflusst. Ursachen für ZVD-Veränderungen entsprechen den Veränderungen im rechts-atrialen Druck.

Durchführung der ZVD-Messung

- Flachlagerung des Patienten.
- Kalibration des Druckaufnehmers und Anbringen auf korrekter Höhe (z. B. Thoraxlineal): rechter Vorhof = 0 mmHg, entspricht ≈ ⅔ des Abstands von Wirbelsäule zum Sternum, Tipp: vordere Axillarfalte.
- Bestimmung des ZVD in Atemmittellage: entspricht der Differenz aus Totalkapazität und inspiratorischem Reservevolumen (TK-IRV).

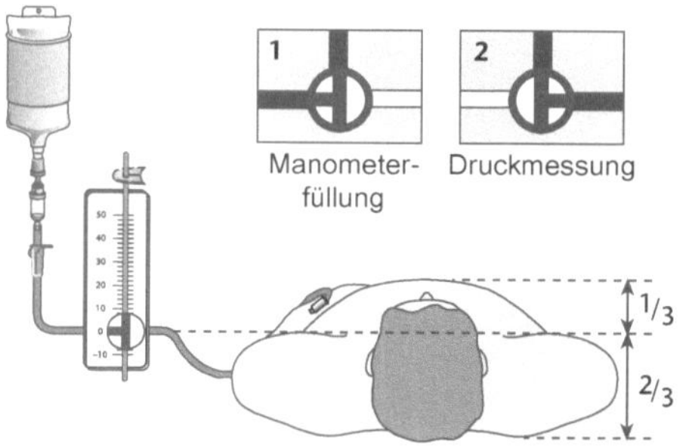

Abb. 7.5 Prinzip der ZVD-Messung [L106]

7.4.2 Zentralvenöse Sauerstoffsättigung ($ScvO_2$)

Die zentralvenöse O_2-Sättigung verläuft vielfach parallel zur Referenz (gemischtvenöse O_2-Sättigung) und kann weniger invasiv erfasst werden. Allerdings können durch Nichterfassung der unteren Körperhälfte und vor allem des koronarvenösen Blutes (O_2-Sättigung physiologisch 37 %) erhebliche Differenzen zwischen den beiden Variablen vorliegen (➤ Abb. 7.5) [5]. Der prognostische Stellenwert der $ScvO_2$ in der Notfallmedizin (niedrige $ScvO_2$ als Indikator für eine erfolglose Reanimation) ist gut belegt.
Das Blut wird aus dem distalen Katheterlumen (**cave:** Kolonisation, Kathetersepsis) entnommen, ggf. erfolgt eine kontinuierliche Erfassung der $ScvO_2$ mit Hilfe kommerzieller Katheter (z. B. PreSep-Katheter®, Fa. Edwards). Alternativ kann zur kontinuierlichen Messung eine Sonde über das distale Lumen vorgeschoben werden (CeVOX®, Fa. Pulsion Medical Systems).

7.5 Interpretation der Messwerte

7.5.1 Zentraler Venendruck (ZVD)

- niedriger ZVD: relativer oder absoluter Volumenmangel.
- hoher ZVD: Hypervolämie, Rechtsherzversagen, Rechtsherzinfarkt, Perikardtamponade, Pneumothorax, Lungenarterienembolie, Beatmung mit hohem PEEP.

7.5.2 Zentralvenöse Sauerstoffsättigung ($ScvO_2$)

Messung der weniger invasiv erfassbaren zentralvenösen Sauerstoffsättigung ($ScvO_2$) als Surrogat für die gemischtvenöse Sauerstoffsättigung (SvO_2). Trotz der absoluten Differenz zwischen $ScvO_2$ und SvO_2 besteht in der Regel ein paralleler Verlauf der beiden Größen. $ScvO_2 < 70\,\%$ als Zeichen für eine erhöhte O_2-Ausschöpfung bzw. im Sinne eines unzureichenden O_2-Angebots [2].

7.6 Komplikationen

Komplikationen treten insgesamt in ca. 15 % aller Fälle auf.

Infektionen (5–26 %)

- Geringstes Risiko beim Zugang via V. subclavia.
- **Maßnahmen:** Blutkulturen, Entfernung des Katheters, empirische Antibiotikatherapie.

Arterielle Fehlpunktion mit Blutung (1–19 %)

- Risiko besonders bei Punktion der V. jugularis interna.
- **Therapie:** Entfernung der Punktionskanüle und sorgfältige Kompression bei Erhalt der Perfusion (Gefahr: zerebrovaskulärer Insult). Verlaufskontrolle, Dokumentation.
- **Cave:** Bei Punktion der A. subclavia ist eine Kompression nicht möglich!

Hämatom, Ischämie

- **Hämatom:** Risiko besonders bei Punktion der V. femoralis. Therapie: Verlaufskontrolle, Dokumentation, evtl. chirurgische Ausräumung.
- **Ischämie:** Ursache (Hämatom) beseitigen, sofortiges Hinzuziehen eines Chirurgen, Dokumentation, Erhöhung des Perfusionsdrucks.

Arterio-venöse Fistel

Shunt zwischen Vene und Arterie infolge Punktion. Oft hämodynamisch wirksam → Minderperfusion des zugehörigen Abstromgebiets. Therapie: häufig chirurgische Sanierung notwendig.

Pneumothorax, Hämatothorax (ca. 5 %)

- Risiko besonders bei Punktion der V. subclavia.
- **Mechanismus:** Perforation der Gefäßwand (V. subclavia) oder Verletzung der A. subclavia.
- **Risikofaktoren:** COPD, bullöses Lungenemphysem, hohe Beatmungsdrücke.
- **Gefahr:** Spannungspneumothorax (v. a. bei maschineller Beatmung).
- **Therapie:** nach Ausmaß und Bedingungen (Beatmung) sofortige Entlastung durch Thoraxdrainage, ggf. chirurgischer Eingriff.
- **Cave:** Pneumothorax häufig erst Stunden später, d. h. nicht im ersten Röntgenbild kurz nach der Punktion erkennbar. Röntgenbild zur Diagnose eines Pneumothorax immer in Exspirationsstellung anfertigen! Visite und Auskultation 4 h nach der Punktion!

Herzrhythmusstörungen

- Beim Vorschieben des Führungsdrahtes oder Einführen des Katheters.
- Häufig supraventrikuläre (< 41 %), seltener ventrikuläre Arrhythmien (< 25 %).
- **Therapie:** Zurückziehen des Drahts bzw. Katheters, selten elektrische Kardioversion.

Luftembolie

- Während des Einbringens des Katheters oder der Katheternutzung (Diskonnektionen), bei operativen Eingriffe am Schädel in sitzender Position.
- **Therapie:** Beendigung des Lufteinstroms, Kopf-Tieflagerung, externe Aspiration.

Perikardtamponade

- Kritische Flüssigkeitsmenge im Perikard (akut): ca. 100–300 ml, hohe Letalität (47–100 %).
- **Ursache:** Perforation durch Führungsdraht, Katheter oder Migration des Katheters.
- **Zu beachten:** Perikard kann sich bis zu 5 cm auf die V. cava superior erstrecken.
- **Cave:** Großlumige zentrale Venenkatheter (z. B. Dialysekatheter).
- **Therapie:** Schnelle Entlastung durch Drainage, ggf. chirurgischer Eingriff.

Thrombembolie

- V. femoralis > V. jugularis interna > V. subclavia.
- Meist asymptomatisch, klinische Zeichen: Schmerzen, Schwellung, Ödem, Lungenarterienembolie.
- **Therapie:** Entfernung des Katheters.

Nervenläsion

- Bei Verletzung in Narkose oder großzügiger Lokalanästhesie nicht unmittelbar erkennbar. Sichere Zeichen: sofortiger starker Schmerz bei Eindringen der Kanüle in den Nerv, fortgeleitet im Nervenverlauf, Zuckung der zugehörigen Muskelgruppe.
- **Therapie:** Kanüle entfernen, Funktionskontrolle, entspannte Lagerung, frühzeitiges Hinzuziehen von Neurologen und Chirurgen.

Horner-Syndrom

- Irritation des Ganglion stellatum mit Miosis, Ptosis und Enophthalmus.
- **Therapie:** nach Injektion von Lokalanästhetikum Abklingen der Wirkung abwarten, bei Irritation des Ganglion stellatum den Katheter entfernen.

Knotenbildung von Katheter bzw. Führungsdraht

- Gefahr der Embolie durch abgerissene Draht- oder Katheterfragmente.
- **Therapie:** vorsichtiges Zurückziehen, (ggf. unter Röntgendurchleuchtung), chirurgische Entfernung (selten).

7.6.1 Spezielle Komplikationen

- **V. cubitalis:** arterielle Punktion (A. brachialis), Nervenläsion (N. medianus).
- **V. femoralis:** arterielle Fehlpunktion (A. femoralis), retroperitoneales Hämatom, Nervenläsion (N. femoralis).
- **V. jugularis interna:** arterielle Fehlpunktion (A. carotis, A. vertebralis), arteriovenöse Fistel, Pneumothorax, Nervenläsion (Plexus brachialis, N. phrenicus, N. recurrens), Horner-Syndrom.

- **V. subclavia, V. anonyma:** arterielle Fehlpunktion (Hämatothorax, Hämatomediastinum, arterio-venöse Fistel), Pneumothorax, Chylothorax bzw. Chylomediastinum (linksseitige Punktion mit Verletzung des Ductus thoracicus), Trachealläsion (Tubuscuff).

7.6.2 Vermeidung von Komplikationen

- Ausreichende Venenfüllung: bessere anatomische Orientierung, einfachere Gefäßpunktion, geringeres Risiko für den Eintritt von Luft. Bei peripheren Venen daher Stauung der Extremität, thoraxnahe Venen füllen sich durch Trendelenburg-Lagerung (Oberkörpertieflagerung ca. 20° tief, ggf. positiver Atemwegsdruck).
- Berücksichtigung der Anforderungen: Ein- oder Mehrlumen-Katheter (ZVD-Messung, Katecholamintherapie, parenterale Ernährung).
- Keine Punktion in Arealen mit veränderter Anatomie (z. B. Clavikulafraktur).
- Punktion nur bei intakter plasmatischer und thrombozytärer Gerinnung vornehmen.
- Verwendung einer dünnlumigen grünen „Suchernadel" (21 G) vor Einsatz der Punktionskanüle.
- Blutgasanalyse (ggf. parallele Abnahme arteriell und zentralvenös: O_2-Sättigung im zentralvenösen Blut 70–85 %, im arteriellen Blut 90–97 %).
- Zum Ausschluss einer versehentlichen arteriellen Punktion: Druckaufnehmer anschließen.
- Ultraschallkontrolle.
- Grober Anhalt für die Einführtiefe (➤ Tab. 8.2).
- Vermeidung einer Herzbeuteltamponade: Katheter von rechts legen, Verwendung kleinlumiger Katheter.
- Bei Anlage von ZVK und Schleuse (oder Shaldon-Katheter) im gleichen Gefäß sollten auf jeden Fall beide Seldinger-Drähte nacheinander platziert werden. Eine Punktion bei bereits eingeführtem oder liegendem Katheter ist wegen der Gefahr der Abscherung durch den scharfen Kanülenschliff kontraindiziert.

7.7 Bewertung der Methode

7.7.1 ZVD

- Die Bewertung der kardialen Vorlast anhand des ZVD ist nur eingeschränkt möglich bei Änderungen im intrathorakalen Druck (speziell maschinelle Positivdruckbeatmung) [4]: zur Erfassung des „tatsächlichen" (transmuralen) ZVD wäre eine Diskonnektion vom Beatmungsgerät notwendig (**nicht** zu empfehlen bei kritisch Kranken!).
- Bei der ZVD-Messung unter maschineller Beatmung wird oftmals gerechnet: ZVD-PEEP = „echter" ZVD (nur bedingt korrekt, da in der Regel nicht der gesamte Druck auf das intravasale Kompartiment übertragen wird).
- Als kardiale Vorlastvariable ist der ZVD bei kritisch Kranken dem intrathorakalen Blutvolumen (➤ Kap. 9) und dynamischen Variablen wie der systolischen Druckvariation (SPV), der Pulsdruckvariation (PPV) und der Schlagvolumenvariation (SVV) unterlegen.

7.7.2 $ScvO_2$

Die Steuerung der Volumen- und Katecholamintherapie anhand der $ScvO_2$ in der **Frühphase** einer Sepsis ist mit einer Verbesserung der Überlebensrate assoziiert [1].

7.8 Spezialformen

7.8.1 Transvenöser Schrittmacher

Indikationen

Intermittierender AV-Block Grad III, AV-Block Grad II (Typ Mobitz), Linksschenkelblock, Digitalisintoxikation, therapiepflichtige Bradykardien, „Overdrive"-Suppression atrialer und ventrikulärer Arrhythmien.

Verfügbare Systeme

- Kinder: Schleuse 4 F (Stimulationssonde 3 F).
- Erwachsene: Schleuse 6 F (Stimulationssonde 5 F).

Vorgehensweise

- Punktion einer zentralen Vene (V. jugularis interna, V. subclavia, V. femoralis).
- Einbringen einer Schleuse (Seldinger-Technik) und Fixierung an der Haut durch Naht.
- Sterile Manschette: die Manschette ermöglicht eine spätere Korrektur der Sondenposition ohne Verlust der Sterilität.
- Aufblasen des Ballons an der Spitze und Vorschieben der Stimulationssonde.
- Unter kontinuierlicher elektrischer Stimulation Identifizierung der idealen Position.
- Fixierung der Sonde an der Schleuse.

Im Notfall kann auch eine größere Schleuse (Entfernung des PAK) als Zugang für eine Stimulationssonde benutzt werden!

7.8.2 Jugularvenöse Sauerstoffsättigung ($SvjO_2$)

Monitoring der zerebralen Oxygenierung als direkten Parameter der Balance zwischen Sauerstoffangebot und -bedarf.

Prinzip

Retrograd in den Bulbus der V. jugularis platzierter Fiberoptikkatheter zur Messung der zerebrovenösen O_2-Sättigung ($SvjO_2$). Mit Hilfe miniaturisierter Multiparametersensoren können kontinuierlich die Parameter pO_2, pCO_2, pH-Wert und Temperatur überwacht werden.

Vorgehensweise

- Punktion der V. jugularis interna in Seldinger-Technik nach kranial.
- Vorschieben des Drahtes bis ein federnder Widerstand spürbar wird (Bestimmung der Distanz bis zum Bulbus jugularis).
- Entfernung des Drahtes und Einbringen des Katheters (ca. 1 cm weniger tief).
- Lagekontrolle: seitlich anliegende Röntgenaufnahme (korrekte Lage: Katheterspitze ca. 1 cm oberhalb der Oberkante des 2. HWK).
- Re-Kalibrationen jeweils nach ca. 8–12 Stunden.
- **Normbereich** der zerebrovenösen O_2-Sättigung ($SvjO_2$): 55–75 %.
  - Werte < 50 % = Missverhältnis zwischen O_2-Angebot und O_2-Verbrauch.
  - Werte > 90 % = Perfusionsstillstand mit globaler Infarzierung.
- Weiterer Parameter: Laktat/Oxygen-Index (LOI) = AJDL/$AJDO_2$ (AJDL = arterio-bulbusvenöse Laktat-Konzentrationsdifferenz, $AJDO_2$ = arterio-jugularvenöse Sauerstoffgehaltsdifferenz). Werte > 0,08 (dimensionslos) sind pathologisch.

Limitation

- Keine exakte quantitative Aussage über das Blutvolumen und die zerebrale Durchblutung.
- Kleine Ischämieareale werden anhand der $SvjO_2$ nicht immer erkennbar.

Referenzen

[1] Bloos F, Reinhart (2004) The value of central venous O_2 saturation for assessment of tissue oxygenation. DMW 129: 2,601–2,604

[2] Giraud R, Siegenthaler N, Gayet-Ageron A, Combescure C, Romand JA, Bendjelid K (2011) $ScvO_2$ as marker to define fluid responsiveness. J Trauma 70: 802–807

[3] Kremser J, Kleemann F, Reinhart K, Schummer W (2011) Optimized method for correct left-sided central venous catheter placement under electrocardiographic guidance. Br J Anaesth 107: 567–572

[4] Osman D, Ridel C, Ray P, Monnet X, Anguel N, Richard C, Teboul JL (2007) Cardiac filling pressures are not appropriate to predict hemodynamic response to volume challenge. Crit Care Med 35: 64–68

[5] Reinhart K. Monitoring O_2 transport and tissue oxygenation in critically ill patients. Clinical aspects of O_2 transport and tissue oxygenation. Lewis FR, Pfeiffer UJ (Hrsg.) Springer, Berlin, Heidelberg, New York, Tokyo: 195–211, 1989

[6] Schummer W, Sakka SG, Hüttemann E, Reinhart K, Schummer C (2009). Ultrasound guidance for placement control of central venous catheterization. Survey of 802 anesthesia departments for 2007 in Germany. Anaesthesist 58: 677–685

[7] Wu SY, Ling Q, Cao LH, Wang J, Xu MX, Zeng WA (2013) Real-time Two-dimensional Ultrasound Guidance for Central Venous Cannulation: A Meta-analysis. Anesthesiology 118: 361–375

[L106] Henriette Rintelen, Velbert
[L157] Susanne Adler, Lübeck
[T611] Prof. Dr. Gunther Wiesner, Deutsches Herzzentrum München, Klinik an der Technischen Universität München
[T612] Prof. Dr. Samir Sakka, Klinik für Anästhesie, Krankenhaus Merheim, Köln
[V420] Teleflex Medical GmbH, Kernen

8 Pulmonalarterienkatheter (PAK)

S. G. Sakka

8.1 Methodik

- 1929 Erstpublikation: Selbstversuch (W. Forssmann).
- 1970 Klinische Einführung eines Balloneinschwemmkatheters (H. J. C. Swan, W. Ganz) [8].

Hämodynamisches Monitoring. http://dx.doi.org/10.1016/B978-3-437-31604-3.00008-7

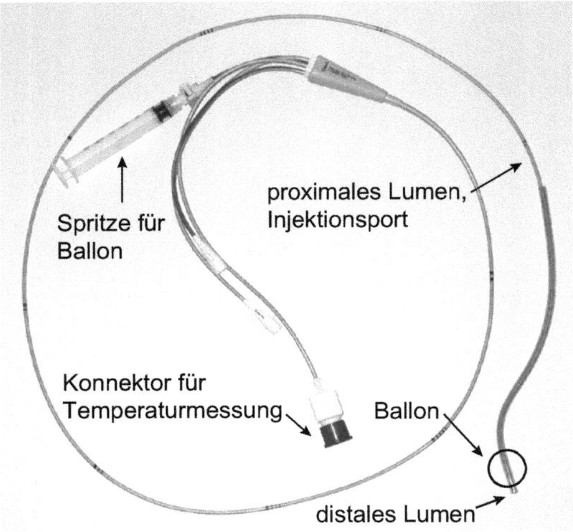

Abb. 8.1 Pulmonalarterienkatheter [U344]

Standard-Pulmonalarterienkatheter (Kaliber 7–7,5 F [4-lumig], Länge 110 cm, schwarze Ringe in 10-cm-Abständen als Markierung; ➤ Abb. 8.1):

- Lumina:
  - 2 Lumina für die Druckübertragung: an der distalen Öffnung erfolgt die Messung des pulmonalarteriellen Drucks (PAP), an der proximalen Öffnung (30 cm proximal der Katheterspitze) die Messung des zentralvenösen Drucks (ZVD),
  - 1 Lumen zur Füllung des Ballons an der Katheterspitze mit Luft (1,5 cm^3 Fassungsvermögen),
  - 1 Lumen für die Thermistorsonde (der Thermistor befindet sich 4 cm proximal der Katheterspitze).
- Messwerte:
  - Messung des Herzzeitvolumens (Determinante des globalen Sauerstoffangebots),
  - Erfassung des ZVD als rechtskardiale Vorlastvariable (➤ Kap. 7),
  - Erfassung des pulmonalarteriellen Verschlussdrucks (PAOP) als linkskardiale Vorlastvariable
  - Messung der gemischtvenösen Sauerstoffsättigung als globale Sauerstofftransportvariable.

8.2 Indikationen

Es existieren **keine** eindeutigen Indikationen für den PAK [2] [3] [4] [5] [9] [10] ➤ Tabelle 8.1 zeigt den aktuellen Stand der Wissenschaft zur Verbesserung der Prognose durch den Einsatz des PAK.

Tab. 8.1 Indikationen für den Pulmonalarterienkatheter

Krankheit/Fragestellung	Antwort	Grad der Evidenz (A = hoch bis E = gering)
Myokardinfarkt mit: Hypotonie oder kardiogenem Schock mechanischer Komplikation rechtsventrikulärem Infarkt	 Ja[1] Ja Ja	 E E E
Kongestive Herzinsuffizienz	Unsicher	D
Pulmonale Hypertonie	Unsicher[2]	E
Schock oder hämodynamische Instabilität	Unsicher	E
Herzchirurgie: niedriges Risiko hohes Risiko	 Nein Unsicher	 C C
Periphere Gefäßchirurgie: niedrigere Komplikationsrate niedrigere Mortalitätsrate	 Ja Unsicher	 D D
Aortenchirurgie: niedriges Risiko hohes Risiko	 Unsicher Ja	 B E
Operationen bei geriatrischen Patienten	Nein	E
Neurochirurgie	Unsicher	E
Präeklampsie	Nicht routinemäßig	E
Trauma	Ja	E
Sepsis/septischer Schock	Nein	B
Supranormales Sauerstoffangebot: SIRS Hochrisikochirurgie	 Unsicher Unsicher	 B C
Lungenversagen	Nein	B
Pädiatrische Patienten	Ja[1]	E

[1]selektierte Patienten, [2]prolongierte Katheterisierung nicht unbedingt erforderlich, SIRS = Systemic inflammatory response syndrome.

8.3 Anlage des Katheters

- Zentraler Venenzugang (➤ Kap. 7).
- Platzierung einer großlumigen 8,5-F-Schleuse (der Dilatator ist in der Schleuse integriert und wird zusammen mit der Schleuse vorgeschoben; **cave:** Diskonnektion und Blutung, Perforation besonders bei linker V. jugularis interna möglich).
- Verwendung einer Manschette, durch die der PAK durchgezogen wird (die Manschette ermöglicht eine spätere Korrektur der Katheterposition, z. B. infolge wechselnden Füllungszustands des Patienten, unter Bewahrung steriler Bedingungen).
- Vorschieben des Katheters durch die Schleuse.
- Aufblasen des Ballons in der V. cava und Vorschieben des PAK unter kontinuierlichem Druckmonitoring zur Lokalisation der Katheterspitze (➤ Abb. 8.2). Bei Patienten mit in-

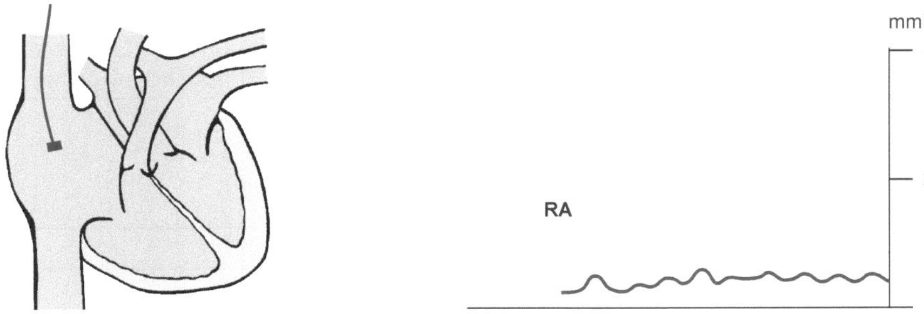

Abb. 8.2a Druckkurvenverlauf bei Vorschieben des PAK [R204]

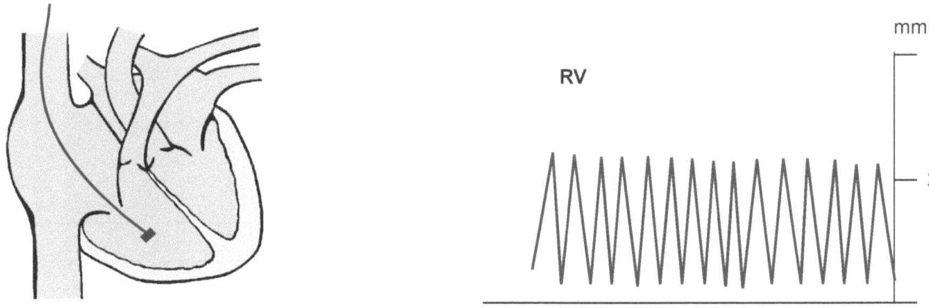

Abb. 8.2b Druckkurvenverlauf bei Vorschieben des PAK [R204]

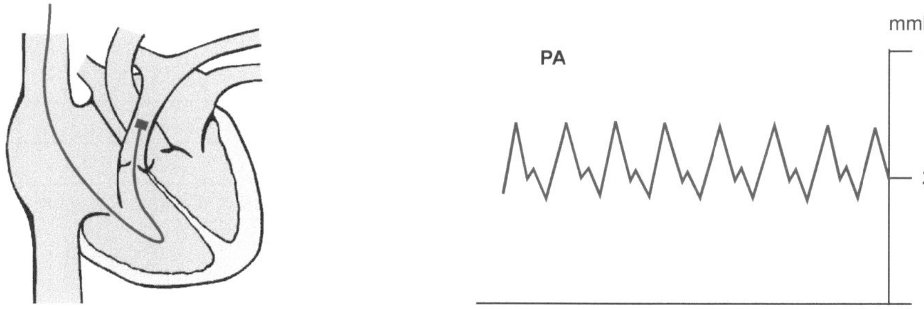

Abb. 8.2c Druckkurvenverlauf bei Vorschieben des PAK [R204]

ternen Schrittmacher- bzw. Defibrillatorsystemen ggf. Vorschieben unter Bildwandlerkontrolle.

- Nach Erreichen der „Wedge“-Position Entleeren des Ballons.
- Aufgrund der Gefahr von Lungeninfarkten und Schleifenbildungen geringes Zurückziehen des PAK (Einführtiefe, ➤ Tab. 8.2).
- Lagekontrolle durch Druckmonitoring oder Thorax-Röntgenbild.
- Fixierung des Katheters an der Schleuse.

Tab. 8.2 Distanzen verschiedener Punktionsorte bis V. cava superior, rechten Vorhof, Pulmonalarterie und „Wedge"-Position (Richtwerte)

Zugang	**V. cava superior (cm)**	**Rechter Vorhof (cm)**	**Rechter Ventrikel (cm)**	**Pulmonalarterie (cm)**
V. jugularis rechts links	 16–18 21–23	20 25	30 35	45 50
V. femoralis	35	40	50	65
V. subclavia rechts links	 15–17 17–19	18 21	28 31	43 46
V. cubitalis rechts links	 50 55	50 55	65 70	80 85

8.4 Durchführung der Messung

- Kontinuierliche Aufzeichnung von systolischem, diastolischem und mittlerem Pulmonalarteriendruck (PAP).
- Intermittierende Erfassung des pulmonalarteriellen Verschlussdrucks (pulmonary artery occlusion pressure = PAOP) als Surrogat für den linksventrikulären enddiastolischen Druck (LVEDP, ➤ Abb. 8.3). Der PAOP wird oft auch nicht ganz exakt als pulmonalkapillärer Verschluss („Wedge")-Druck [engl. wedge = verkeilen] mit der Abkürzung PCWP (pulmonary capillary wedge pressure) bezeichnet.

Vorgehen

- Füllen des Ballons an der Spitze des PAK (wegen der Gefahr der Ballonruptur nur zum Set gehörige Spritze benutzen!) und Vorschieben bis zur „Wedge"- Position.
- Bei Erreichen einer „Wedge"-Druckkurve Ballon für max. 30 Sekunden gefüllt halten, Kurve auf dem Monitor aufzeichnen und dann den Ballon wieder entleeren.
- Zur Reduktion der Gefahr einer anhaltenden „Wedge"-Position (Lungeninfarkt!): Zurückziehen des PAK um wenige Zentimeter und „Verriegelung" der Ballonspritze zur Vermeidung einer unbeabsichtigten Füllung des Ballons.
- Messung des Herzzeitvolumens (Thermodilutionsprinzip):
  - Injektion eines definierten Volumens eines Indikators (meist 10 ml einer 0,9-prozentigen NaCl-Lösung, deren Temperatur unterhalb der Körpertemperatur liegt → Raumtemperatur ausreichend) über das proximale Lumen in die V. cava superior.
  - Es kommt zu einer vorübergehenden Abnahme der Bluttemperatur, die durch den an der PAK-Spitze befindlichen Thermistor erfasst wird.
  - Der Temperaturverlauf in der Pulmonalarterie über die Zeit zeigt eine typische Charakteristik: die Fläche unter der Kurve ist dem HZV indirekt proportional (geringe und zeitlich kurze Temperaturänderung → hohes HZV, größere Temperaturänderung → geringeres HZV, ➤ Kap. 7).

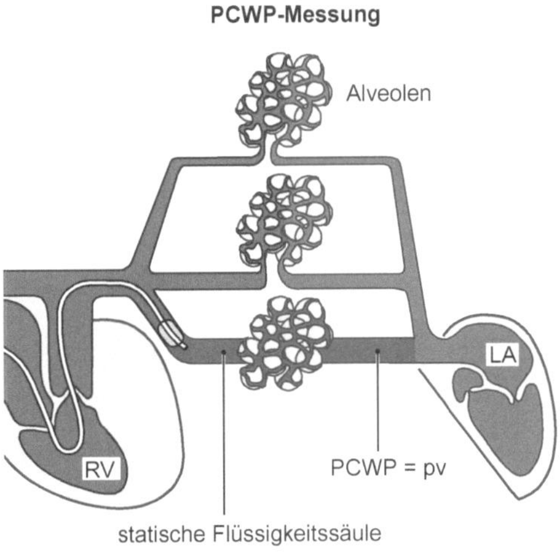

Abb. 8.3 Bestimmung des pulmonalarteriellen Verschlussdrucks [12] [L126]

- Die Bestimmung der Fläche unter der Kurve erfolgt mit Hilfe eines „HZV-Computers", sodass der Wert bettseitig ermittelt werden kann (➤ Kap. 7).
- Aufgrund der respiratorisch bedingten Schwankungen sollten das HZV-Ergebnis immer aus dem Mittelwert von drei aufeinander folgenden Messungen berechnet werden.

8.5 Interpretation der Messwerte

8.5.1 Pulmonalarterieller Verschlussdruck (PAOP)

- PAOP > 18 mmHg: Volumenüberladung, Linksherzversagen.
- Erhöhte a-Welle: z. B. Mitralklappenstenose, LV-Relaxationsstörung.
- Erhöhte v-Welle: z. B. Mitralklappeninsuffizienz, Papillarmuskeldysfunktion.
- **Cave:** Abhängigkeit des PAOP von der Lage der Spitze des PAK!

Aufgrund schwerkraftabhängiger Unterschiede von Ventilation und Perfusion kann nach West die Lunge in drei Zonen unterteilt werden (➤ Abb. 8.4), wobei sich jede Zone durch das relative Verhältnis von alveolärem, (mittlerem) pulmonalarteriellem und pulmonalvenösem Druck definiert. Die Zone 3 ist dadurch charakterisiert, dass sowohl der pulmonalarterielle als auch der pulmonalvenöse Mitteldruck zu jedem Zeitpunkt größer sind als der alveoläre Druck. Funktionell bedeutet dies, dass hier ein kontinuierlicher Blutfluss herrscht. Die Ausdehnung dieser Zone korreliert eng mit dem jeweiligen Volumenstatus des Patienten und ist bei Hypovolämie geringer. Die West-Zonen sind unterschiedlich in Abhängigkeit von der Körperposition (aufrecht bzw. liegend). Im Stehen ist die Zone 1 apikal und die Zone 3 diaphragmal gelegen. Bei Flachlagerung hingegen ist die Zone 1 anterior und die Zone 3 dorsal gelegen ist (➤ Abb. 8.4).

Zone 3-Bedingungen sind unerlässlich für eine korrekte Messung des PAOP [7]. Der PAK okkludiert mit aufgeblasenem Ballon einen mittelgroßen Ast der Pulmonalarterie, was durch eine typische „Wedge-Druckkurve" erkennbar wird. Das Prinzip der Messung des pulmonalarteriellen Verschlussdrucks beruht darauf, dass mit Aufblasen des Ballons an der Katheterspitze der Blutfluss im okkludierten Gefäß sistiert und damit eine kontinuierliche statische Flüssigkeitssäule

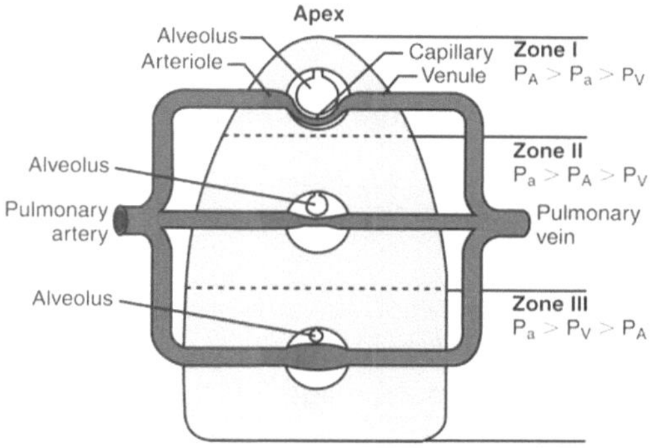

Abb. 8.4 West-Zonenmodell [G026]

zwischen der Katheterspitze und dem linken Vorhof (entsprechend einem System der kommunizierenden Röhren) entsteht (➤ Abb. 8.4). Enddiastolisch gilt jetzt bei geöffneter Mitralklappe, dass sich der PAOP, der pulmonalvenöse, der linksatriale sowie der linksventrikuläre Druck angleichen. In dieser Situation entspricht der linksventrikuläre enddiastolische Druck (LVEDP) folglich dem PAOP. Diese Annahmen gelten jedoch nur, wenn sich die Katheterspitze in einem Lungenabschnitt mit Zone 3-Bedingungen befindet. Denn nur in dieser Zone übersteigt der pulmonalvenöse Druck (und somit auch der pulmonalkapilläre Verschlussdruck) den alveolären Druck und garantiert eine ununterbrochene Flüssigkeitssäule zwischen der Katheterspitze und dem linken Vorhof. Der Wedge-Druck gibt also nur dann den linksatrialen Druck wieder, wenn sich die Spitze des PAK in Lungenabschnitten mit Zone 3-Bedingungen befindet. Es bleibt zu berücksichtigen, dass eine positive Druckbeatmung Zone 1 in Zone 2 usw. verändern kann. Kommt die Katheterspitze dagegen in Lungenabschnitten mit Zone 1- oder Zone 2-Bedingungen zu liegen, wird eher der alveoläre Druck als der Gefäßdruck erfasst. In der Regel finden sich in Lungenregionen unterhalb des Niveaus des linken Vorhofs Zone 3-Bedingungen. Daher sollte die Spitze des PAK unterhalb des Niveaus des linken Vorhofes zu liegen kommen. Aufgrund des höheren Blutflusses in den abhängigen Lungenpartien werden die meisten PAK in die Lungenabschnitte mit den o. g. Voraussetzungen platziert. Bei allerdings bis zu 30 % der Pulmonalarterienkatheter-Platzierungen positioniert sich die Spitze oberhalb des Niveaus des linken Vorhofes. Bestehen Zweifel bezüglich der korrekten Position der Katheterspitze (unklare Druckkurve, extrem hohe Sauerstoffsättigung als mögliches Zeichen einer „Wedge-Position"), ist ggf. eine Röntgenaufnahme (ggf. seitlich angestellte Röntgenplatte) vorzunehmen. Die übliche Röntgenübersichtsaufnahme erlaubt keine Rückschlüsse über die Position der Katheterspitze relativ zum Niveau des linken Vorhofes.
Leider haben diese Überlegungen hauptsächlich theoretischen Charakter und spiegeln – unter pathologischen Bedingungen – aufgrund einer Reihe von Störfaktoren die klinische Situation nur unzureichend wider (➤ Tab. 8.3). Der enddiastolische Druck wird vom Prinzip her über eine statische, nicht komprimierbare Blutsäule „durch die Lunge hindurch" gemessen. Folglich können pathologische Veränderungen im pulmonalen Stromgebiet und im Lungenparenchym selbst, etwa bei chronischer pulmonaler Hypertonie oder beim ARDS, diese Messung verfälschen. Auch Druckschwankungen innerhalb der Lunge, wie sie bei sehr invasiven Beatmungsregimes in ausgeprägter Form auftreten, übertragen sich auf die intrathorakalen Gefäße.
Bei Anwendung eines positiven endexspiratorischen Drucks (PEEP) nimmt die Ausdehnung von Lungenabschnitten mit Zone 3-Bedingungen ab. Gerade unter den Bedingungen einer Hypovolämie, d.h. bei einem niedrigen „Wedge-Druck", kann eine PEEP-Anwendung dazu führen, dass auch in abhängigen Lungenpartien nahezu keine Zone 3-Bedingungen mehr gegeben sind. Auch

Tab. 8.3 Relation von PAOP und LVEDP bei verschiedenen Krankheitsbildern

PAOP > LVEDP	PAOP < LVEDP
Chronisch-obstruktive Lungenerkrankungen (COPD)	Aorteninsuffizienz (vorzeitiger Klappenschluss)
Mitralklappenstenose	Complianceänderungen
Schwere Mitralklappeninsuffizienz	Lungenarterienembolie
Tachykardie	Pneumonektomie
Katheterspitze außerhalb von Lungenabschnitten mit Zone 3-Bedingungen	
Intrathorakale Drucksteigerungen (COPD, PEEP)	

bei ansonsten korrekter Katheterspitzenposition, d. h. unterhalb des Niveaus des linken Vorhofes, gibt der gemessene Wedge-Druck nicht mehr den linksatrialen Druck korrekt wieder. Eine Option, dies zu überprüfen, ist die Diskonnektion des Patienten vom Beatmungsgerät, was jedoch im Einzelfall zu einer deutlichen Verschlechterung der Oxigenation führen kann. Außerdem können dabei Werte resultieren, die für die Beatmungsmodalität nicht repräsentativ sind. Bei Patienten mit obstruktiven Lungenerkrankungen ergibt sich durch den sog. intrinsischen oder auto-PEEP sowohl bei einer Tachypnoe in Spontanatmung als auch bei zu hohen Tidalvolumina respektive zu kurzen Exspirationszeiten unter kontrollierter Beatmung eine ähnliche Problematik. Im Einzelfall kann die Differenzierung zwischen einem gedämpften pulmonalarteriellen Druck und dem pulmonalarteriellen Verschlussdruck bei aufgeblasenem Ballon schwierig sein. In diesem Fall kann die Aspiration von Blut über die Katheterspitze während der Ballonokklusion eine Entscheidungshilfe sein.
Infolge von Klappenvitien oder Rhythmusstörungen (ausgeprägten Tachykardien, absolute Arrhythmie bei Vorhofflimmern etc.) kann der enddiastolische Druckausgleich zwischen Katheterspitze und linkem Ventrikel beeinträchtigt sein und ebenfalls zu fehlerhaften PAOP-Werten führen. Ein weiteres Problem bei der Interpretation des PAOP stellt die linksventrikuläre Compliance dar. Diese ist von einer Vielzahl kardialer und extrakardialer Faktoren abhängig und z. B. bei Patienten mit myokardialen Vorschädigungen oder unter Katecholamintherapie erheblich verändert. Unter diesen Bedingungen verändert sich die Beziehung zwischen enddiastolischem Druck und Volumen und ein bestimmter PAOP entspricht bei veränderter Compliance plötzlich einem anderen linksventrikulären Volumen. In aller Regel lassen sich die Auswirkungen der vaskulären, pulmonalen und kardialen Störfaktoren auf den PAOP klinisch nicht erfassen, weshalb diese Größe gerade unter intensivmedizinischen Bedingungen nur mit Vorbehalt als Indikator der linksventrikulären Vorlast verwendet werden kann. Trotzdem können der PAOP und insbesondere dessen zeitlicher Verlauf (Trend) klinisch hilfreich sein. Zudem lässt sich der Anstieg des PAOP unter Volumengabe mit gleichzeitigen Veränderungen des Herzzeitvolumens in Beziehung setzen. Auf diese Weise lässt sich individuell derjenige PAOP bestimmen, bei dem ein maximales Herzzeitvolumen erreicht wird.
Der pulmonalarterielle Verschlussdruck wird oft mit dem hydrostatischen Druck in den Lungenkapillaren, also dem effektiven pulmonalen Kapillardruck als einer Determinante des transmembranösen Flüssigkeitsfluxes, gleichgesetzt. Dabei wird jedoch nicht berücksichtigt, dass der pulmonalarterielle Verschlussdruck bei einem Perfusionsstillstand gemessen wird. Der unter diesen Bedingungen gemessene PAOP entspricht aber nur dann dem linksatrialen Druck, wenn der Widerstand in den Lungenvenen vernachlässigbar ist. Im Unterschied zum systemischen Stromgebiet tragen die Lungenvenen einen erheblichen Anteil, nämlich etwa 40 %, zu dem totalen pulmonalvaskulären Widerstand bei. Während dies unter Normalbedin-

gungen zu einem klinisch akzeptablen Unterschied zwischen PAOP und hydrostatischem kapillären Druck führt, kann dies unter den Bedingungen einer pulmonalen Venokonstriktion und pulmonalen Hypertonie, z. B. bei ARDS, aber auch Hypoxämie und Sepsis, zu einer beträchtlichen Differenz zwischen pulmonalarteriellem Verschlussdruck und kapillärem hydrostatischen Druck kommen. Zur Schätzung des kapillären hydrostatischen Drucks (P_{Kap}) dient die Gaar-Formel:

$$P_{Kap} = 0,4 \times MPAP + 0,6 \times PAOP$$

Beispiel: mittlerer pulmonalarterieller Druck = 40 mmHg und pulmonalkapillärer Verschlussdruck = 10 mmHg → Differenz von 12 mmHg zwischen pulmonalkapillärem Verschlussdruck und hydrostatischem Kapillardruck (16 + 16 = 22 mmHg). Bei einem venösen Widerstandsanteil von 60 % am gesamten pulmonalvaskulären Widerstand errechnet sich sogar eine Differenz von 18 mmHg.

Leider lässt sich bei kritisch Kranken unter klinischen Bedingungen der pulmonalvenöse Widerstand nicht messen, sodass bei diesen Patienten der pulmonalkapilläre Verschlussdruck nur sehr beschränkt als Maß des pulmonalkapillären hydrostatischen Drucks verwertet werden kann. Im Einzelfall lässt sich aus der Druckaufzeichnung während der Ballonokklusion eine Phase des raschen Druckabfalls von der einer langsameren unterscheiden (biexponentieller Abfall). In diesem Falle entspricht der Knick dem pulmonalkapillären hydrostatischen Druck.

8.5.2 Herzzeitvolumen (HZV)

Das HZV beschreibt das pro Zeiteinheit gepumpte Blutvolumen und wird durch die Herzfrequenz, die Vorlast, die kardiale Kontraktilität und die Nachlast bestimmt. Das HZV hat keinen Bezug zu individuellen Körpermaßen des Patienten. Daher wird in der klinischen Praxis aus dem HZV der Herzindex berechnet. Der Herzindex entspricht dem HZV pro Körperoberfläche.

- Herzindex < 2,1 l/min/m^2: z. B. Hypovolämie, kardiogener Schock, Lungenembolie.
- Herzindex > 4,2 l/min/m^2: z. B. hyperdynamer septischer Schock, Hyperthermie, Hyperthyreose.

8.5.3 Schlagvolumen (SV)

Das SV beschreibt das pro Herzschlag ausgeworfene Blutvolumen und berechnet sich aus dem Quotienten zwischen HZV und Herzfrequenz. Als Schlagvolumenindex (SVI) bezeichnet man das SV bezogen auf die Körperoberfläche.

8.5.4 Gefäßwiderstände

Wenn Blut durch das Gefäßsystem fließt, besteht ein Widerstand gegen diesen Fluss. In Analogie zum Ohm-Gesetz der Elektrizitätslehre wird der Widerstand gegen den Fluss berechnet durch den Quotienten aus Druck und Fluss.

Systemischer oder totaler peripherer Widerstand

Der systemische Widerstand (engl. „systemic vascular resistance“, SVR) wird mit folgender Formel berechnet:

$$SVR = \frac{(MAP - ZVD)}{HZV} \times 80$$

Zur Korrektur der verschiedenen Einheiten wird ein Faktor von 80 notwendig.

Pulmonaler Gefäßwiderstand (PVR)

Entsprechend kann der pulmonale Gefäßwiderstand (engl. „pulmonary vascular resistance“, PVR) anhand des Druckgefälles ermittelt werden.

$$SVR = \frac{(MPAP - PAOP)}{HZV} \times 80$$

8.5.5 Kardialer Schlagarbeitsindex

Rechtsventrikulärer Schlagarbeitsindex (engl. „right ventricular stroke work index“, RVSWI)

Der RVSWI beschreibt die äußere Arbeit des rechten Ventrikels bei jeder Kontraktion. Er errechnet sich aus dem Schlagvolumenindex und der Differenz zwischen pulmonalarteriellem Mitteldruck (MPAP) und ZVD. Aufgrund der unterschiedlichen Einheiten ist ein Korrekturfaktor von 0,0136 notwendig.

$$RVSWI = SVI \times (MPAP - ZVD) \times 0{,}0136$$

Linksventrikulärer Schlagarbeitsindex (engl. „left ventricular stroke work index“, LVSWI)

Der LVSWI beschreibt die äußere Arbeit des linken Ventrikels bei jeder Kontraktion. Er errechnet sich aus dem Schlagvolumenindex und der Differenz zwischen arteriellem Mitteldruck und pulmonalarteriellem Verschlussdruck (PAOP).

$$LVSWI = SVI \times (MAP - PAOP) \times 0{,}0136$$

8.5.6 Sauerstoffgehalt

Der Sauerstoffgehalt ergibt sich aus dem Produkt von Hämoglobinkonzentration, Prozent der Sättigung des Hämoglobins mit Sauerstoff und dem Faktor 1,36 (transportierte Menge Sauerstoff pro Gramm gesättigtem Hämoglobin, Hüfner Zahl) addiert mit dem Produkt aus der Sauerstofflöslichkeit im Blut ($\alpha = 0{,}003$) und dem Sauerstoffpartialdruck im Blut (arterielle bzw. gemischtvenöse Blutproben oder alveolärer Sauerstoffpartialdruck für den kapillären Sauerstoffgehalt). Im Vergleich zu dem an Hämoglobin gebundenen Sauerstoff macht der physika-

lisch im Plasma gelöste Sauerstoff unter physiologischen Bedingungen einen nur geringen Anteil aus.
Arterielle O_2-Konzentration:

$$CaO_2 = Hb \times O_2\text{-Sättigung} \times 1{,}36 + (PO_2 \times 0{,}003)$$

Gemischtvenöse O_2-Konzentration:

$$CvO_2 = Hb \times O_2\text{-Sättigung} \times 1{,}36 + (PO_2 \times 0{,}003)$$

8.5.7 Arterio-venöse Sauerstoffgehaltsdifferenz

Die arterio-venöse Sauerstoffgehaltsdifferenz ($avDO_2$) ist die Differenz zwischen dem arteriellen (CaO_2) und dem gemischtvenösen Sauerstoffgehalt (CvO_2).

$$avDO_2 = CaO_2 - CvO_2 = Hb \times 1,\ 36 \times (SaO_2 - SvO_2)$$

8.5.8 Systemisches Sauerstoffangebot (DO_2)

Das Sauerstoffangebot (DO_2) ist ein Maß für die zu den peripheren Geweben transportierte Sauerstoffmenge. Das Sauerstoffangebot hängt von einer adäquaten Oxigenation, von der Hämoglobinkonzentration und vom Herzzeitvolumen ab. Das Sauerstoffangebot wird durch Multiplikation des Herzzeitvolumens mit dem arteriellen Sauerstoffgehalt errechnet. Aufgrund unterschiedlicher Einheiten bedarf es der Multiplikation mit dem Umrechnungsfaktor 10.

$$DO_2 = HZV \times CaO_2 \times 10$$

8.5.9 Gemischtvenöse Sauerstoffsättigung (SvO_2)

Die SvO_2 ist das flussgewichtete Mittel der O_2-Sättigungen der venösen Abströme aller Organe. Determinanten der gemischtvenösen Sauerstoffsättigung sind in Tabelle 8.4 aufgeführt.

- SvO_2 70–75 %: normale Extraktion (Angebot > Verbrauch).
- SvO_2 50–70 %: Missverhältnis zwischen globalem Sauerstoffangebot und -verbrauch, kompensatorische Ausschöpfung (Anstieg im O_2-Bedarf oder Abnahme im O_2-Angebot).
- SvO_2 30–50 %: Erschöpfung der Extraktion (beginnende Laktazidose, Verbrauch > Angebot).
- SvO_2 25–30 %: schwere Laktazidose.
- SvO_2 < 25 %: Zelltod.

Im Gegensatz zur zentralvenösen O_2-Sättigung ($ScvO_2$) wird auch das koronarvenöse Blut des Koronarsinus erfasst. Bei Patienten mit z. B. Myokardischämie können die beiden Variablen deutlich voneinander abweichen.
Cave: SvO_2 > 77 %: „Wedge"-Position des PAK (!), ausgeprägter Shunt (z. B. Sepsis).

Tab. 8.4 Determinanten der gemischtvenösen Sauerstoffsättigung

SvO_2-Anstieg		**SvO_2-Abfall**	
DO_2 ↑	VO_2 ↓	DO_2 ↓	VO_2 ↑
Herzzeitvolumen ↑	Sedation, Narkose	Herzzeitvolumen ↓	Physische, psychische Belastung
Hämoglobinkonzentration ↑	Linksverschiebung der O_2-Bindungskurve	Hämoglobinkonzentration ↓	Rechtsverschiebung der O_2-Bindungskurve
arterio-venöser Shunt	Arterienverschluss	arterielle O_2-Konzentration ↓	Reperfusion ischämischen Gewebes
Intrakardialer Links-Rechts-Shunt	Mikrozirkulationsstörung (z. B. Sepsis)	Hypoventilation	
	O_2-Verwertungsstörung der Zellen	intrapulmonaler Rechts-Links-Shunt	
		intrakardialer Rechts-Links-Shunt	

Änderungen der SvO_2 sind durch Änderungen des O_2-Angebots-Verbrauchs-Quotienten (DO_2/VO_2) bedingt; ↑ = Zunahme, ↓ = Abnahme.

8.5.10 Systemischer Sauerstoffverbrauch (VO_2)

Der Sauerstoffverbrauch oder die Sauerstoffaufnahme (VO_2) stellt die von den peripheren Geweben extrahierte Sauerstoffmenge dar. Der Sauerstoffverbrauch wird als Produkt aus Herzzeitvolumen und arterio-venöser Sauerstoffgehaltsdifferenz berechnet.

$$VO_2 = HZV \times (CaO_2 - CvO_2) \times 10$$

8.5.11 Sauerstoffextraktionsrate (O_2-ER)

Die Sauerstoffextraktionsrate ist der Anteil des abgegebenen Sauerstoffs, der verbraucht wird. Die Sauerstoffextraktionsrate wird als arterio-venöse Sauerstoffgehaltsdifferenz geteilt durch den arteriellen Sauerstoffgehalt berechnet. Bei einem hohen Quotienten ist das Sauerstoffangebot inadäquat und der Bedarf überschreitet das Angebot. Ein niedriger Quotient beruht auf einem gesteigerten Herzzeitvolumen oder anatomischen bzw. physiologischen Shunts.

$$O_2 - ER = \frac{CaO_2 - CvO_2}{CaO_2}$$

8.5.12 Veno-arterielle Beimischung

Die veno-arterielle Beimischung, auch pulmonaler Shuntanteil (Q_s/Q_t) genannt, beschreibt den Anteil des Gesamtblutflusses, der während der Lungenpassage nicht oxygeniert wird. Die Gleichung zur Berechnung des Shunts lautet:

$$\frac{Q_s}{Q_t} = \frac{CcO_2 - CaO_2}{CcO_2 - CvO_2}$$

Q_s/Q_t stellt den prozentualen Anteil des gesamten Herzzeitvolumens (Q_t) dar, CcO_2, CaO_2 bzw. CvO_2 jeweils die pulmonalkapillären, arteriellen und gemischtvenösen Sauerstoffgehalte. Bei der Berechnung der CcO_2 wird angenommen, dass der alveoläre pO_2 und der pulmonalkapilläre pO_2 identisch sind.

8.6 Komplikationen

Komplikationen beim Einsatz des Pulmonalarterienkatheters sind in Tabelle 8.5 zusammengefasst.

Prävention von Komplikationen

- Komplikationen durch Platzierung der Schleuse (➤ Kap. 7).
- Möglichst kurze Katheterliegedauer (Wechsel bzw. Entfernung nach 3–5 Tagen).
- PAK möglichst in zentralen Pulmonalarterienästen platzieren.
- Vorsichtiges Füllen des Ballons bis PAOP-Kurve erscheint.
- Nur vorgesehene Spritze benutzen (max. 1,5 cm^3 Insufflationsvolumen).

Tab. 8.5 Komplikationen des Pulmonalarterienkatheters

Komplikationen	**Inzidenz (in %)**
Gefäßzugang:	
Arterielle Punktion	1,1–1,3
Blutungen aus der Einstichstelle (Kinder)	5,3
Postoperative Neuropathie	0,3–1,3
Pneumothorax	0,3–4,5
Luftembolie	0,5
Platzierung:	
Platzierung gelingt nicht	2,6
Arrhythmien	13–78
Therapiepflichtige Arrhythmien	< 3
Rechtsschenkelblock	0,1–4,3
Totaler AV-Block	0–8,5
Liegender Katheter:	
Pulmonalarterienruptur	0,1–1,5
Positive Kultur der Katheterspitze	1,4–34,8
Katheterassoziierte Sepsis	0,7–11,4
Thrombophlebitis	6,5
Venöse Thrombose	0,5–66,7
Lungeninfarkt	0,1–5,6
Wandständiger Thrombus	28–61
Nichtinfektiöse endokardiale Läsionen	90
Dokumentierte Endokarditis	2,2
Tod	0,02–1,25

8.7 Bewertung der Methode

- Der PAK ermöglicht die bettseitige Erfassung des HZV in Verbindung mit den rechts- und linkskardialen Füllungsdrücken [6].
- Der PAK ermöglicht die Berechnung verschiedener Kreislauf- und Sauerstoff-Transportvariablen (➤ Kap. 8.5).
- Eine eindeutige Indikation für den Einsatz des PAK besteht nicht! Aufgrund der aktuellen Datenlage und alternativer Herz-Kreislaufüberwachungsverfahren wird der Einsatz des PAK zunehmend zurückhaltender erwogen.

8.8 Spezialformen

Die kontinuierliche Erfassung hämodynamischer Parameter wird insofern als vorteilhaft eingeschätzt, da sie ein frühzeitiges Intervenieren ermöglicht. Allerdings konnte bislang durch die kontinuierliche Erfassung von HZV und SvO_2 keine Verbesserung in Bezug auf die Patientenprognose aufgezeigt werden.

8.8.1 Kontinuierliche gemischtvenöse Oximetrie

- Seit 1980 kommerziell erhältliche Systeme zur kontinuierlichen Messung der SvO_2 (➤ Abb. 8.5).
- Technologie: integrierte Fiberoptik zur Reflexionsspektrophotometrie (➤ Abb. 8.5). Hierbei macht man sich die unterschiedlichen optischen Signale, die auf den unterschiedlichen Eigenschaften von oxygeniertem und des oxygeniertem Hämoglobin beruhen, zu Nutze [7].
- Kalibration der Fiberoptik nach Platzieren des Katheters mit Hilfe der gemischtvenösen Blutgasanalyse (in vivo) bzw. zuvor extrakorporal (in vitro).
- Abnahme der SvO_2 (< 70 %) zeigt ein unzureichendes O_2-Angebot an.

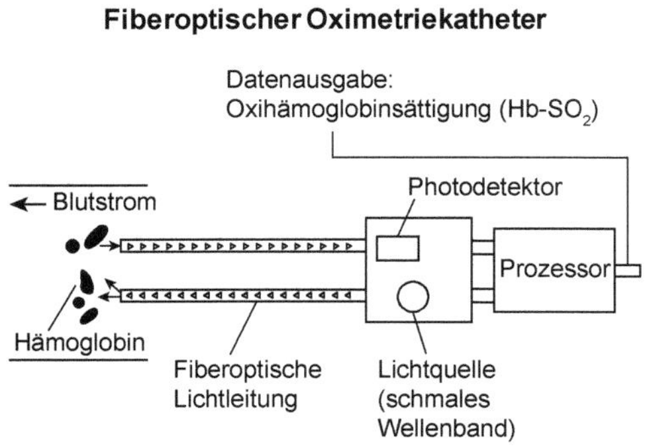

Abb. 8.5 Reflektionsspektrophotometrie [L231]

8.8.2 „Kontinuierliches" Herzzeitvolumen

- Seit 1990 kommerziell erhältliches System zur kontinuierlichen Messung des Herzzeitvolumens (HZV, ➤ Abb. 8.6) [11].
- Technologie: integriertes ca. 10 cm langes Heizfilament, das im Bereich des rechten Ventrikels zu liegen kommt.
- Messprinzip: Thermodilutionsverfahren (Abgabe von Wärmeboli):
  - distaler Thermistor zur Messung der Temperaturänderungen.
  - Einsatz bis zu einer Körpertemperatur von 41 °C möglich.
  - Aktualisierung der Messergebnisse ca. alle 30 Sekunden.
  - Messwerte repräsentieren das mittlere HZV der letzten 4–6 Minuten: Keine sofortige Erkennung akuter HZV-Änderungen [1].
- 1,5–2 fach höhere Kosten als Standardkatheter (Verbesserung des Kosten-Nutzen-Verhältnisses durch Reduktion der Personalkosten).

8.8.3 Rechtsventrikuläre Ejektionsfraktion (RV-EF)

- Technologie: sehr schnell ansprechender („fast response") Thermistor [13].
- Bestimmung der rechtsventrikulären Ejektionsfraktion (RV-EF) anhand der verschiedenen Temperaturplateaus (➤ Abb. 8.7).
- Einsatz problematisch bei Arrhythmien und Tachykardien (Vorhofflimmern oder gehäufte ektopische Schläge).

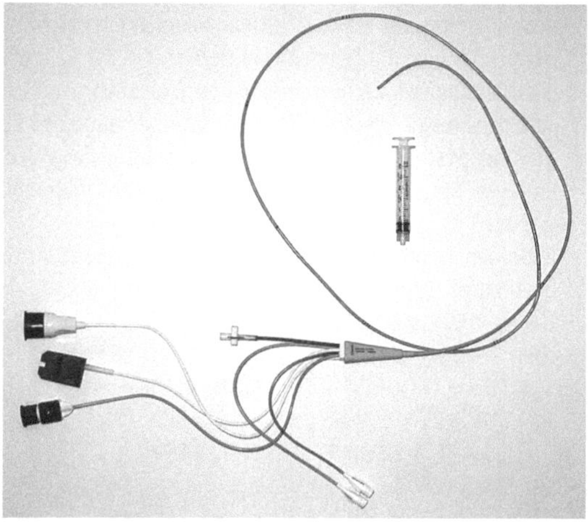

Abb. 8.6 PAK zur kontinuierlichen Messung des Herzzeitvolumens [U344]

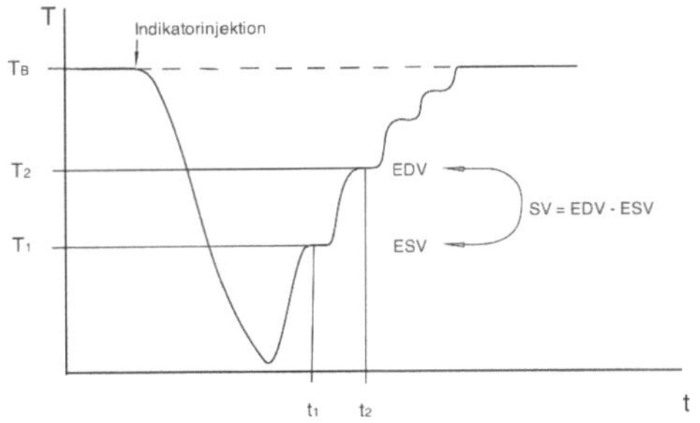

Abb. 8.7 Prinzip der Thermodilutionstechnik zur Messung der rechtsventrikulären Ejektionsfraktion (T = Temperatur, V = Volumen, T_B = Ausgangskörpertemperatur des Blutes, T_1 = Temperatur zum Zeitpunkt 1, T_2 = Temperatur zum Zeitpunkt 2, T_3 = Temperatur zum Zeitpunkt 3, EDV = Enddiastolisches Volumen, ESV = Endsystolisches Volumen, SV = Schlagvolumen, C = Konstante für die spezifische Dichte und die Wärmekapazität des Blutes; Anmerkung: T_1 und T_2 repräsentieren die Temperaturen im rechten Ventrikel während 2 aufeinander folgender Systolen) [U344]

Messung der rechtsventrikulären Ejektionsfraktion mittels Thermodilution (➤ Abb. 8.7)

Der Thermistor des Pulmonalarterienkatheters misst die Temperaturänderungen während jeder einzelnen Herzaktion. Nach der Injektion eines Kältebolus in den rechten Vorhof fällt die Bluttemperatur im rechten Ventrikel unter das Ausgangsniveau T_B. Während jeder folgenden Diastole strömt venöses Blut mit der Temperatur T_B in den rechten Ventrikel und führt zu einer Wiedererwärmung, bis wieder die Ausgangstemperatur T_B erreicht ist. Grafisch stellt sich der Vorgang als rampenförmige Kurve dar, d. h. die Temperaturänderung zwischen den Kurvenplateaus (z. B. T_1 u. T_2) resultiert aus dem Einstrom des Blutvolumens, das dem Schlagvolumen entspricht: ESV + SV = EDV → SV = EDV - ESV. Daher bezeichnet man die Temperaturdifferenz (T_1 - T_2) auch als Thermoäquivalent des Schlagvolumens.

Die Messung der rechtsventrikulären Ejektionsfraktion mittels Thermodilution beruht auf dem Gesetz der Energieerhaltung, d. h. die Wärmemenge des EDV im rechten Ventrikel direkt vor dem Beginn der Systole S_2 entspricht der Summe aus der Wärmemenge des ESV im rechten Ventrikel am Ende der Systole S_1 und der Wärmemenge des während der Diastole einströmenden Blutvolumens (SV mit T_B).

Für jeden Zeitpunkt lässt sich die Wärmemenge Q im rechten Ventrikel als Produkt Q = C x T x V bestimmen. Somit gilt:

$C \times T_2 \times EDV = (C \times T_1 \times ESV) + (C \times T_B \times (EDV - ESV))$. Diese Gleichung lässt sich weiter vereinfachen:

$T_2 \times EDV = (T_1 \times ESV) + (T_B \times (EDV - ESV))$

$T_2 \times EDV = T_1 \times ESV + T_B \times EDV - T_B \times ESV$

$T_2 \times EDV - T_B \times EDV = T_1 \times ESV - T_B \times ESV$

$(T_2 - TB) \times EDV = (T_1 - T_B) \times ESV$

$ESV/EDV = (T_2 - T_B)/(T_1 - T_B)$.

Die rechtsventrikulären Ejektionsfraktion ist definiert aus dem Quotienten RV-EF = SV/EDV. Somit gilt: RV-EF = (EDV - ESV)/EDV = EDV/EDV - ESV/EDV = $1 - [(T_2 - T_B)/(T_1 - T_B)]$.

Abk.: T = Temperatur, T_B = Bluttemperatur vor der Indikatorinjektion, T_1 = Bluttemperatur im rechten Ventrikel während der Systole S_1 zum Zeitpunkt t_1, T_2 = Bluttemperatur im rechten Ventrikel zum Zeitpunkt t_2 während der auf die Systole S_1 folgende Systole S_2, t = Zeit, EDV = Enddiastolisches Volumen, ESV = Endsystolisches Volumen, SV = Schlagvolumen, RV-EF = Rechtsventrikuläre Ejektionsfraktion, C = Konstante für die spezifische Dichte u. Wärmekapazität des Blutes, V = Volumen.

8.8.4 Schrittmacher-PAK

- Separate Lumina mit entsprechenden Schrittmachersonden.
- Indikationen: intermittierender AV-Block Grad III, AV-Block Grad II (Typ Mobitz), Linksschenkelblock, Digitalisintoxikation, therapiepflichtige Bradykardien, Ableitung eines intrakardialen EKG, Diagnose komplexer Arrhythmieformen, „Overdrive"-Suppression atrialer und ventrikulärer Arrhythmien.

Zwei Optionen:

- 5 integrierte Schrittmacherelektroden zur atrialen, ventrikulären und sequentiellen Stimulation („Swan-Ganz-flow-directing-pacing-Katheter", Fa. Edwards Lifescience): Möglichkeit der Ableitung eines intrakardialen EKG (z. B. Überprüfung der elektrischen Aktivität während Kardioplegie).
- Im Bedarfsfall Platzierung von atrialen und ventrikulären Schrittmacherdrähten („AV-Paceport-Katheter", Fa. Edwards Lifescience): Vorteil: Flexibilität, im Bedarfsfall rasch und zuverlässig eine Stimulation vornehmen zu können.

Referenzen

[1] Aranda M, Mihm FG, Garrett S, Mihm MN, Pearl RG (1998) Continuous cardiac output catheters: delay in in vitro response time after controlled flow changes. Anesthesiology 89: 1,592–1,595

[2] Carl M, Alms A, Braun J, Dongas A, Erb J, Goetz A, Goepfert M, Gogarten W, Große J, Heller AR, Heringlake M, Kastrup M, Kroener A, Loer SA, Marggraf G, Markewitz A, Reuter D, Schmitt DV, Schirmer U, Wiesenack C, Zwissler B, Spies C (2010) S3 guidelines for intensive care in cardiac surgery patients: hemodynamic monitoring and cardiocirculatory system. Ger Med Sci; doi 10.3205/000101

[3] Cowie BS (2011) Does the pulmonary artery catheter still have a role in the perioperative period? Anaesth Intensive Care 39: 345–355

[4] Dellinger RP, Levy MM, Carlet JM, Bion J, Parker MM, Jaeschke R, Reinhart K, Angus DC, Brun-Buisson C, Beale R, Calandra T, Dhainaut JF, Gerlach H, Harvey M, Marini JJ, Marshall J, Ranieri M, Ramsay G, Sevransky J, Thompson BT, Townsend S, Vender JS, Zimmerman JL, Vincent JL; International Surviving Sepsis Campaign Guidelines Committee; American Association of Critical-Care Nurses; American College of Chest Physicians; American College of Emergency Physicians; Canadian Critical Care Society; European Society of Clinical Microbiology and Infectious Diseases; European Society of Intensive Care Medicine; European Respiratory Society; International Sepsis Forum; Japanese Association for Acute Medicine; Japanese Society of Intensive Care Medicine; Society of Critical Care Medicine; Society of Hospital Medicine; Surgical Infection Society; World Federation of Societies of Intensive and Critical Care Medicine (2008) Surviving Sepsis Campaign: international guidelines for management of severe sepsis and septic shock: 2008. Crit Care Med 36: 296–327

[5] Richard C, Monnet X, Teboul JL (2011) Pulmonary artery catheter monitoring in 2011. Curr Opin Crit Care 17: 296–302

[6] Osman D, Ridel C, Ray P, Monnet X, Anguel N, Richard C, Teboul JL (2007) Cardiac filling pressures are not appropriate to predict hemodynamic response to volume challenge. Crit Care Med 35: 64–68

[7] Sprung C. Pulmonalarterienkatheter. Übersetzung aus dem Amerikanischen von E. Hüttemann, S. Sakka und F. Bloos. Springer-Verlag, Berlin-Heidelberg-New York, 1998

[8] Swan HJ, Ganz W, Forrester J, Marcus H, Diamond G, Chonette D (1970) Catheterization of the heart in man with use of a flow-directed balloon-tipped catheter. N Engl J Med 283: 447–451

[9] Schwann NM, Hillel Z, Hoeft A, Barash P, Möhnle P, Miao Y, Mangano DT (2011) Lack of effectiveness of the pulmonary artery catheter in cardiac surgery. Anesth Analg 113: 994–1,002

[10] Vincent JL (2012) The pulmonary artery catheter. J Clin Monit Comput 26: 341–345

[11] Yelderman ML, Ramsey MA, Quinn MD, Paulsen AW, McKown RC, Gillman PH (1992) Continuous thermodilution cardiac output measurements in intensive care unit patients. J Cardiothorac Vasc Anesth 6: 270–274

[12] Zink W, Graf B (2001) Der Pulmonalarterienkatheter. Der Anästhesist 50: 623–642

[13] Zink W, Nöll J, Rauch H, Brauer H, Desimone R, Martin E, Böttiger BW (2004) Continuous assessment of right ventricular ejection fraction: new pulmonary artery catheter versus transoesophageal echocardiography. Anaesthesia 59: 1,126–1,132

[G026] Moser, D. K./Riegel, B.: Cardiac Nursing. A Companion to Braunwald's Heart Disease. Elsevier/Saunders, 1. Aufl. 2007

[L126] Katja Dalkowski, Buckenhof

[L231] Stefan Dangl, München

[R204] Abdulla, W.: Interdisziplinäre Intensivmedizin. Elsevier/Urban & Fischer, 3. Aufl. 2007

[U344] Edwards Lifescience Services GmbH, Unterschleißheim

9 Transpulmonale Thermodilution und Pulskonturanalyse (PiCCO®- und VolumeView®-System)

U. v. Hintzenstern

9.1 Methodik

- Invasive Messung des arteriellen Blutdrucks und kontinuierliche Bestimmung des Herzzeitvolumens (HZV) mittels Pulskonturanalyse.
- Kalibration der HZV-Messung anhand transpulmonaler Thermodilutionsmessung.
- Zusätzliche Bestimmung des globalen enddiastolischen Volumens (GEDV) und Abschätzung des intrathorakalen Blutvolumens (ITBV) sowie Bestimmung des extravaskulären Lungenwassers (EVLW) [12].

Die **PiCCO®-Technologie** (Fa. PULSION Medical Systems) (➤ Abb. 9.1 u. ➤ Abb. 9.2) [9] [11] sowie **das VolumeView®-System** (Fa. Edwards Lifesciences) (➤ Abb. 9.3) sind jeweils eine Kombination aus:

- Pulskonturanalyse (PCCO = Pulse Contour Cardiac Output) und
- transpulmonaler Thermodilution als Kalibriermethode.

Hämodynamisches Monitoring. http://dx.doi.org/10.1016/B978-3-437-31604-3.00009-9

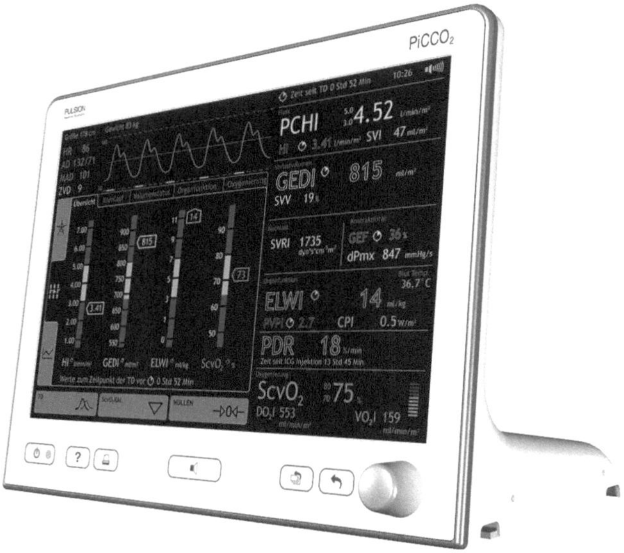

Abb. 9.1 PiCCO$_2$®-Monitor [V213]

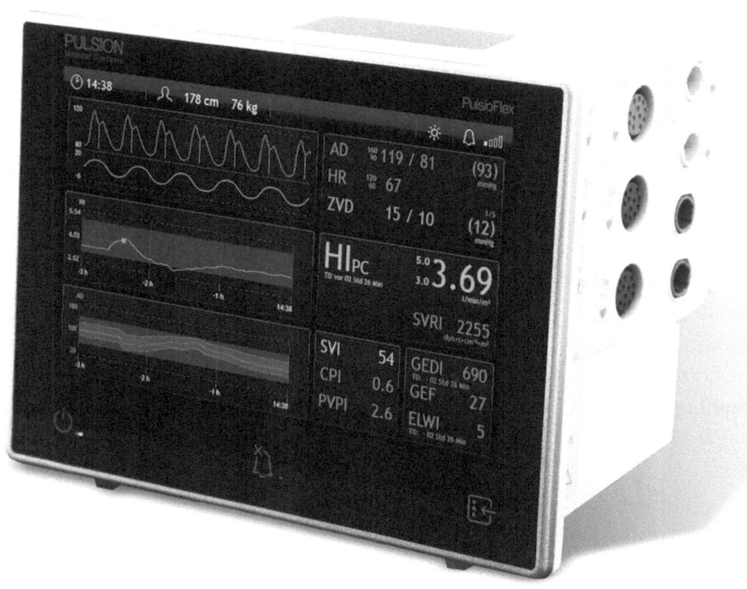

Abb. 9.2 PulsioFlex mit PiCCO-Modul [V213]

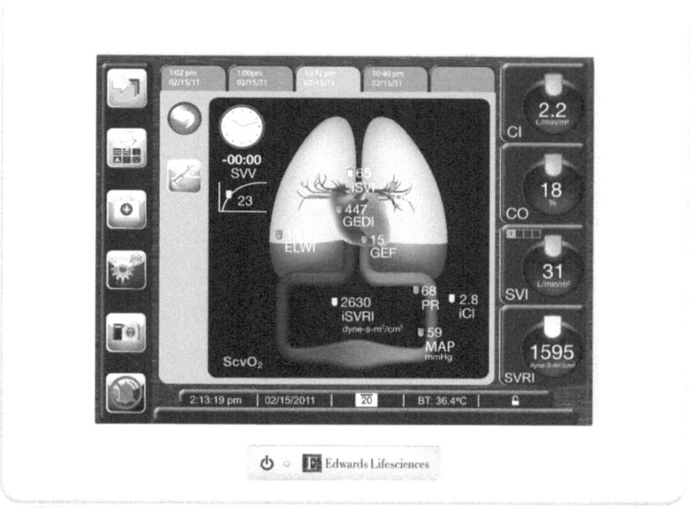

Abb. 9.3 Klinische Plattform EV1000 des VolumeView®-Systems [U344]

9.1.1 Transpulmonale Thermodilution

Berechnung des Herzzeitvolumens (HZV)

- Diskontinuierliche Bestimmung des HZV mittels transpulmonaler Thermodilution → Kalibration der kontinuierlichen HZV-Messung.
- Auf Grundlage der Stewart-Hamilton-Methode (➤ Kap. 3) wird das Verhältnis der applizierten Indikatormenge zur Fläche unter der Indikatorverdünnungskurve gebildet.
- Bei der transpulmonalen Thermodilution wird die Thermodilutionskurve arteriell registriert, nicht pulmonalarteriell wie bei der HZV-Bestimmung mittels PAK.
- Der Indikator Kälte wird als definierter Bolus (Menge und Temperatur) per ZVK vor dem rechten Vorhof appliziert. Er passiert das rechte Herz, die Pulmonalarterie, die Lungenstrombahn, das linke Herz und wird dann in einer zentralen Arterie, meist in der A. femoralis bzw. der Aorta descendens registriert.

Unterschiede zwischen den beiden Messverfahren ergeben sich durch die verlängerte Passage des Indikators über die Lunge bei der arteriellen Thermodilution. Die Indikatorkurve erscheint deshalb im Vergleich zur pulmonalarteriellen verspätet, verläuft flacher und protrahierter. Die innerhalb des Atemzyklus physiologischerweise entstehenden Schwankungen des HZV werden bei der transpulmonalen Messung durch die längere zeitliche und örtliche Passage besser gemittelt.

Berechnung spezifischer Volumina

Nach Einbringen eines Indikatorbolus in ein fließendes System lassen sich an einer Dilutionskurve zwei charakteristische Zeiten bestimmen (➤ Kap. 3):

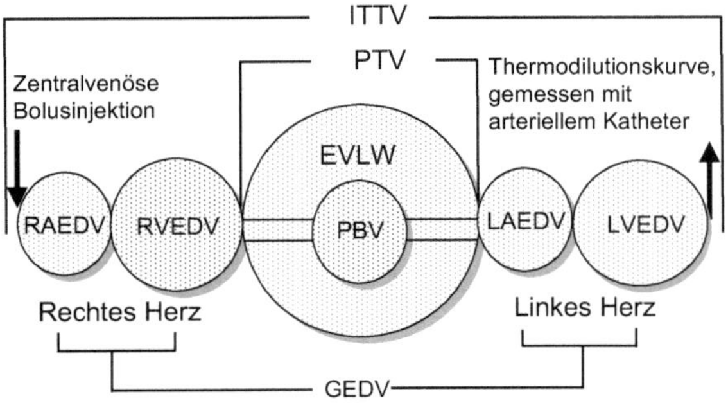

RAEDV = rechtsatriales enddiastolisches Volumen, RVEDV = rechtsventrikuläres enddiastolisches Volumen, LAEDV =linksatriales enddiastolisches Volumen, LVEDV = linksventrikuläres enddiastolisches Volumen, GEDV = globales enddiastolisches Volumen, PBV = pulmonales Blutvolumen, EVLW = extravaskuläres Lungenwassser, PTV = pulmonales Thermovolumen, ITTV = intrathorakales Thermovolumen

Abb. 9.4 Schematische Darstellung der Mischkammern im kardiopulmonalen System [R295]

- Mittlere Durchgangszeit („mean transit time" → MTt): mittlere Zeit, die sich aus der Summe aller Transitzeiten der im Bolus enthaltenen einzelnen Indikatorteilchen vom Ort der Injektion (zentralvenöser Katheter) bis zum Ort der Detektion (arterieller Thermodilutionskatheter) ergibt.
- Downslope-Zeit („exponential downslope time" → DSt): Abfall- oder Auswaschzeit, die für den monoexponentiellen Abfall der Dilutionskurve als charakteristische Zeitkonstante ermittelt wird (Zeitintervall zwischen 75 und 45 % des Kurvenmaximums). Anmerkung: Das genaue Zeitintervall ist theoretisch unerheblich, in der Praxis jedoch u. a. aufgrund der Rezirkulation erforderlich.

Hinweis: Bei Verwendung eines Kältebolus als Indikator tritt die Kälte nach zentralvenösem Einbringen nicht nur mit dem intravasalen Blutvolumen, sondern durch Diffusion über Gefäßwände hinweg auch mit dem extravaskulären Volumen in Wechselwirkung.

Aus den beiden ermittelten Zeiten (MTt und DSt) können zusammen mit dem Herzzeitvolumen (HZV) verschiedene charakteristische Volumina berechnet werden:

„MTt-Volumen"

- Multipliziert man die beiden Faktoren HZV und die mittlere Transitzeit MTt, so erhält man als Produkt das gesamte vom Indikator Kälte durchströmte Volumen, d. h. das Volumen zwischen dem Ort der Injektion (V. cava) und dem Ort der Detektion (z. B. Aorta descendens oder A. femoralis).
- Dieses sogenannte „needle-to-needle-volume" bzw. intrathorakale Kälteverteilungs- oder Thermovolumen (ITTV) setzt sich aus dem Volumen, das das gesamte Herz (globales enddiastolisches Volumen → GEDV) und den kleinen Kreislauf (pulmonales Blutvolumen → PBV) umfasst, sowie dem extravaskulären Lungenwasser (EVLW) zusammen (➤ Abb. 9.4).
- Der Kältebolus durchströmt nach dem linken Herzen noch weitere Gefäßvolumina (z. B. die Aorta), bis der Thermistor des Thermodilutionskatheters die durch den Kältebolus induzierte Temperaturveränderung detektiert. Das zusätzliche Volumen der Aorta spielt jedoch nur als kleine, zusätzliche Volumenkonstante eine Rolle, d. h. das berechnete ITTV ist um diesen Volumenanteil größer als das physiologisch definierte ITTV.

$$\text{HZV} \times \text{MTt} = \text{ITTV} = \text{GEDV} + \text{PBV} + \text{EVLW}$$

„DSt-Volumen"

Der exponentielle Abfall der Thermodilutionskurve wird durch eine Funktion der Form $e^{-(HZV/Volumen) \times Zeit}$ beschrieben, wobei das Volumen in diesem Fall dem Volumen der größten Mischkammer zwischen dem Ort der Injektion und Detektion entspricht.
Multipliziert man also die beiden Faktoren HZV und die exponentielle Abfall- oder Auswaschzeit DSt, so erhält man als Produkt das pulmonale Thermovolumen (PTV), also das der gesamten Lunge und dem darin enthaltenen Blut. Das PTV setzt sich somit aus dem pulmonalen Blutvolumen (PBV) und dem extravaskulären Lungenwasser (EVLW) zusammen:

$$HZV \times DSt = PTV = PBV + EVLW$$

Globales enddiastolisches Volumen (GEDV)

Das globale enddistastolische Volumen umfasst das Blutvolumen, das das gesamte Herz, d. h. beide Vorhöfe und Ventrikel, am Ende der Diastole beinhaltet, also das Vorlastvolumen des gesamten Herzens.
Aus der Differenz des MTt-Volumens und des DSt-Volumens wird beim PiCCO ®-System das globale enddiastolische Volumen GEDV berechnet [8]:

$$HZV \times (MTt - DSt) = ITTV - PTV = GEDV + PBV + EVLW - (PBV + EVLW) = GEDV + PBV + EVLW - PBV - EVLW = GEDV$$

Beim VolumeView®-System dagegen wird das GEDV mittels einer Formel berechnet, die den maximalen Anstieg beim aufsteigenden Ast (S_1) sowie das maximale Gefälle (minimale Steigung) beim absteigenden Ast (S_2) der Thermodilutionskurve beinhaltet:

$$GEDV = HZV \times MTt \times f(S_2/S_1).$$

Abschätzung des intrathorakalen Blutvolumens (ITBV)

Zur Messung des intrathorakalen Blutvolumens (ITBV) wird eine Farbstoffdilution benötigt. Steht diese nicht zur Verfügung, so kann mit Hilfe einer Thermodilutionsmessung eine relativ genaue Abschätzung des ITBV vorgenommen werden, da zwischen dem GEDV und dem ITBV ein linearer Zusammenhang besteht, wie in bisherigen experimentellen und klinischen Studien gezeigt wurde:

$$ITBV \approx 1{,}25 \times GEDV.$$

Bestimmung des extravaskulären Lungenwassers (EVLW)

Im Gegensatz zum Indikator Farbstoff verbleibt der Indikator Kälte nicht ausschließlich intravasal. Bei der Thermodilution erreicht der Indikator Kälte infolge Konvektion und Diffusion in Zusammenhang mit der großen Austauschfläche im Lungengefäßsystem auch extravasale Räume.
Die Wärmekapazität von Wasser ist verglichen mit der von trockenem Gewebe sehr hoch → das extravasale thermoakzeptible Volumen entspricht weitgehend dem extravaskulären Lungenwasser (EVLW):

$$ITTV = ITBV + EVLW \rightarrow EVLW = ITTV - ITBV$$

Aufgrund dieser Gleichung sowie der Abschätzung für das intrathorakale Blutvolumen (ITBV ≈ 1,25 × GEDV) nimmt PiCCO® für das extravaskuläre Lungenwasser folgende Bestimmung vor:

$$EVLW = ITTV - ITBV = ITTV - 1{,}25 \times GEDV$$

Pulmonalvaskulärer Permeabilitätsindex (PVPI)

$$PVPI = EVLW/PBV$$

Der PVPI zeigt das Verhältnis zwischen EVLW und PBV und kann zur Differenzierung zwischen einem hydrostatischen (PVIP < 3) und einem durch erhöhte Permeabilität (PVIP > 3) verursachten Lungenödem beitragen:

PVIP < 3 ≙ kardiales Lungenödem
PVIP > 3 ≙ ALI(Acute Lung Injury)/ARDS(Acute Respiratory Distress Syndrome).

Kardialer Funktionsindex (CFI)

Der kardiale Funktionsindex („cardiac function index“ = CFI) wird definiert als Verhältnis von Herzzeitvolumen zum globalen enddiastolischen Volumen:

$$CFI=HZV/GEDV.$$

Globale Auswurffraktion (GEF)

Definition der globalen Auswurffraktion als Quotient von vier Schlagvolumina zum globalen enddiastolischen Volumen:

$$GEF = 4 \times SV/GEDV.$$

9.1.2 Pulskonturanalyse

Arterieller Blutdruck

Der Thermodilutionskatheter erhält über sein distales Lumen kontinuierlich ein arterielles Blutdrucksignal.

Kontinuierliches Pulskontur-Herzzeitvolumen

Das kontinuierliche Pulskontur-Herzzeitvolumen wird indirekt über die Pulskonturanalyse der invasiv gemessenen Blutdruckkurve bestimmt, da das HZV anhand eines Modells aus der Druckpulsation errechnet wird. Für den Berechnungsalgorithmus sind ein spezieller Kalibrationsfaktor sowie die patientenindividuelle Compliancefunktion erforderlich (➤ Abb. 9.5). Als Referenzmethode dient die transpulmonale Thermodilution.

Grundlagen

Nach der „Windkessel-Theorie“ werden die zentrale Aorta und die proximalen großen Arterien als eine „Kammer“ betrachtet, die nach folgendem Schema funktioniert:
In der Systole dehnt das plötzlich durch die Aortenklappe einströmende Blut die elastische Aortenwand. In der Diastole treibt die Kraft der gedehnten Wand nach dem Schluss der Aortenklappe das gespeicherte Blutvolumen in die Peripherie, dadurch werden die von der Herzpumpe erzeugten Druckschwankungen gedämpft bzw. ausgeglichen. Durch die Dehnung des Windkessels in der Systole wird also Energie in Form der elastischen Spannung der Wand gespeichert und während der Diastole allmählich wieder abgegeben.

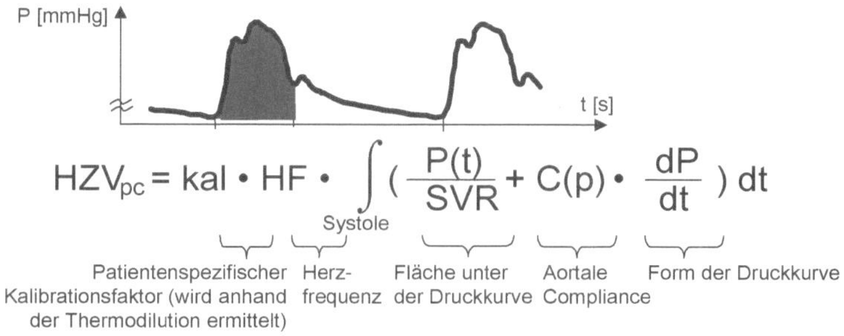

Abb. 9.5 Berechnung des Pulskontur-Herzzeitvolumens (HZV_{pc}) [R295]

Die **elastischen Eigenschaften** lassen sich mit Hilfe des Volumenelastizitätskoeffizienten E quantitativ erfassen, der durch das Verhältnis einer Druckänderung zu einer entsprechenden Volumenänderung definiert ist:

$$E = \Delta P / \Delta V$$

Der Kehrwert von E wird als Compliance (C) bezeichnet und gibt die elastische Weitbarkeit des Gefäßes wieder.

Auch das PiCCO®- sowie das VolumeView®-Verfahren zur Pulskonturanalyse basieren auf dem Windkesselmodell:

In Analogie zum **Ohm-Gesetz** aus der Elektrizitätslehre (I = U/R; I = Stromstärke, U = Spannung, R = Widerstand) beschreibt es einen Zusammenhang zwischen dem arteriellen Druck oder einer Druckdifferenz und einem Fluss, der von der nachfolgenden Impedanz (Gesamtwiderstand) bestimmt wird. Das Schlagvolumen (SV) kann demnach aus dem Druck als treibende Kraft für den Fluss während der Ejektionszeit (A_{sys} = Fläche unter dem systolischen Teil der Druckkurve) und der charakteristischen Impedanz der Aorta (Z_{Ao}) bestimmt werden.

Das grundsätzliche Prinzip der **kontinuierlichen Berechnung des HZV** aus der arteriellen Druckkurve beinhaltet also die Bestimmung der Fläche unter dem systolischen Teil der Aortendruckkurve vom Ende der Diastole bis zum Ende der Austreibungsphase.

Vereinfacht ausgedrückt, erhält man das Schlagvolumen mittels Division dieser Fläche durch die Impedanz der Aorta und des arteriellen Gefäßsystems:

$$SV = A_{sys} / Z_{Ao}$$

Multipliziert man das Schlagvolumen mit der Herzfrequenz (HF), so erhält man das HZV aus der Pulskonturanalyse (HZV_{pc}):

$$HZV_{pc} = HF \times A_{sys} / Z_{Ao}$$

Dieses Modell erwies sich jedoch für den menschlichen Kreislauf als zu einfach. Es existieren viele Versuche, das Verfahren durch die Erweiterung der mathematischen Formeln zu verbessern. Die Methode nach Wesseling benutzt den mittleren arteriellen Druck (MAP) zur Berücksichtigung von druckabhängigen Änderungen im Aortenquerschnitt und die Herzfrequenz, um Reflexionen aus der Peripherie auszugleichen. Beide Parameter werden darüber hinaus alterskorrigiert (a, b, c, d = altersabhängige Faktoren):

$$Z_{Ao} = a / [b + (c \times MAP) + (d \times HF)]$$

Aufgrund der jeweiligen Korrekturfaktoren erlaubt diese Gleichung die **Verwendung eines peripher-arteriellen Drucks** anstatt des zentralen Aortendrucks. Die tatsächliche Impedanz als Maß für die individuellen Unterschiede von Größe und Elastizität von Aorta (Z_{Ao}) und großen Arterien ist nicht bekannt, da die individuelle Impedanz der Aorta nach Alter oder Schweregrad der Atherosklerose von Patient zu Patient verschieden ist. Sie muss zumindest einmal für jeden Patienten mit einer absoluten Bestimmung des Herzzeitvolumens durch eine zeitgleich durchgeführte Referenzmethode ermittelt werden. Hierfür kann die transpulmonale Thermodilution verwendet werden, die die Bestimmung des Schlagvolumens ermöglicht, indem das gemessene HZV durch die Herzfrequenz dividiert wird.

Setzt man das Schlagvolumen der Referenzmethode ins Verhältnis zum Schlagvolumen aus der Pulskonturanalyse, so erhält man den individuellen Faktor der aortalen Impedanz (Z_{Aoi}):

$$Z_{Aoi} = SV_{pc}/SV_{td}$$

SV_{pc} = nicht kalibriertes Schlagvolumen der Pulskonturanalyse, SV_{td} = Schlagvolumen der arteriellen Thermodilution.

Da die Pulskonturanalyse trotz dieser Anpassung an die individuelle Aortenimpedanz bei ausgeprägten Änderungen der Hämodynamik Abweichungen von den mit Thermodilution erhobenen Werten zeigte, wurde der Wesseling-Algorithmus weiter modifiziert. Dieser Algorithmus beinhaltet nicht nur die Fläche unter der systolischen Druckkurve, sondern auch die Form dieser Fläche und den Abfall des Blutdrucks während der Diastole. Somit werden auch kontinuierlich die Änderungen der Gefäßwiderstände und die aortale Compliance berücksichtigt.

Schlagvolumenvariation (SVV)

Die Schlagvolumenvariation (engl. stroke volume variation) beschreibt Schwankungen der einzelnen Schlagvolumina durch den beatmungsbedingt wechselnden intrathorakalen Druck. Da mit der Pulskonturanalyse prinzipiell jedes dieser Schlagvolumina getrennt berechnet wird, lassen sich auch die gegenseitigen Abweichungen von Schlag zu Schlag ermitteln.

In einem festgelegten Zeitfenster (20 Sekunden bei VolumeView®, 30 Sekunden bei PiCCO®) wird jeweils der Mittelwert aus den vier größten (SV_{max}) und vier kleinsten Schlagvolumina (SV_{min}) ermittelt. Die Differenz dieser beiden Werte wird wiederum in Beziehung zum Mittelwert aller Schlagvolumina (SV_m) des Zeitfensters gesetzt:

$$SVV = (SV_{max} - SV_{min})/SV_m \times 100\,\%$$

Um zu verhindern, dass Artefakte in diese Berechnung mit einbezogen werden, wird jedes Schlagvolumen und jede Abweichung gegenüber dem vorherigen oder folgenden Schlagvolumen zusätzlich auf Plausibilität überprüft.

Die SVV hat nur eine Aussagekraft bei Patienten, die einen Sinusrhythmus aufweisen und mit einem Tidalvolumen von > 8 ml/kg kontrolliert beatmet werden.

Pulsdruckvariation (PPV)

Die Pulsdruckvariation („pulse pressure variation") beschreibt, um wie viel Prozent der Pulsdruck um den über 30 Sekunden bestimmten Mittelwert variiert.

In einem festgelegten Zeitfenster (30 Sekunden) wird jeweils der Mittelwert aus den vier maximalen (PP_{max}) und vier minimalen Pulsdrücken (PP_{min}) ermittelt. Die Differenz dieser beiden Werte wird wiederum in Beziehung zum Mittelwert aller Pulsdrücke (PP_m) des Zeitfensters gesetzt:

$$PPV = (PP_{max} - PP_{min})/PP_m \times 100\,\%$$

Die PPV hat nur eine Aussagekraft bei Patienten, die einen Sinusrhythmus aufweisen und mit einem Tidalvolumen von > 8 ml/kg kontrolliert beatmet werden.

Index der linksventrikulären Kontraktilität (dPmx)

Die **Anstiegsgeschwindigkeit** der linksventrikulären Druckkurve ist ein Maß für die Kontraktilität des linken Ventrikels. Streng genommen darf die linksventrikuläre Kontraktilität (dPmx) dabei nur in der isovolämen Phase der Ventrikelkontraktion gemessen und als Kontraktilitätsparameter quantitativ beurteilt werden.
Die Geschwindigkeit des maximalen Druckanstiegs der arteriellen Blutdruckkurve ist größtenteils abhängig vom Auswurf des linken Ventrikels → die maximale Anstiegsgeschwindigkeit der arteriellen Druckkurve erlaubt Rückschlüsse auf die Kontraktionsfähigkeit des linken Herzens.
Da ein direkter kontinuierlicher linksventrikulärer Zugang beim Patienten obsolet ist, kann ersatzweise die Messung der Druckanstiegsgeschwindigkeit der in einem möglichst großen Gefäß gemessenen Druckkurve zur Abschätzung der linksventrikulären Kontraktilität (dPmx) vorgenommen werden.

9.2 Indikationen

Kardiozirkulatorische Zustände, die sich nicht ausreichend durch eine fundierte klinische Untersuchung, nicht-invasive Methoden (z. B. EKG, Pulsoximetrie), invasive RR-Bestimmung sowie ZVD-Messung beurteilen lassen bzw. alle kritisch Kranken und Patienten mit größeren operativen Eingriffen, bei denen eine kontinuierliche Erfassung des Herzzeitvolumens bzw. der Determinanten des HZV (Vorlast, Nachlast, Inotropie, Chronotropie) sowie die Einschätzung des extravaskulären Lungenwassers von Interesse ist, um möglichst rasch und kausal therapeutisch intervenieren zu können [2] [3] [7] [10]. Beispiele:

- schwere Schockzustände mit hohem Katecholaminbedarf
- schwere kardiale Insuffizienz
- schwere respiratorische Insuffizienz (z. B. ARDS)
- schwere Polytraumata
- schwere Verbrennungen
- große operative Eingriffe bzw. Eingriffe bei kardialen Hochrisikopatienten
- Organtransplantationen (Herz, Lunge, Leber).

9.3 Anlage des Katheters

Zur Messung mittels der Methode aus Pulskonturanalyse und transpulmonaler Thermodilution werden ein ZVK sowie ein spezieller arterieller Thermodilutionskatheter in einer der beiden A. femorales benötigt. Falls der arterielle Katheter in keiner der beiden Femoralarterien platzierbar ist, kann auch eine Anlage in einer A. axillaris, A. brachialis oder ggf. mit einem extralangen Katheter in der A. radialis vorgenommen werden (Anlage ZVK ➤ Kap. 7.3, Anlage arterieller Katheter ➤ Kap. 5.3).

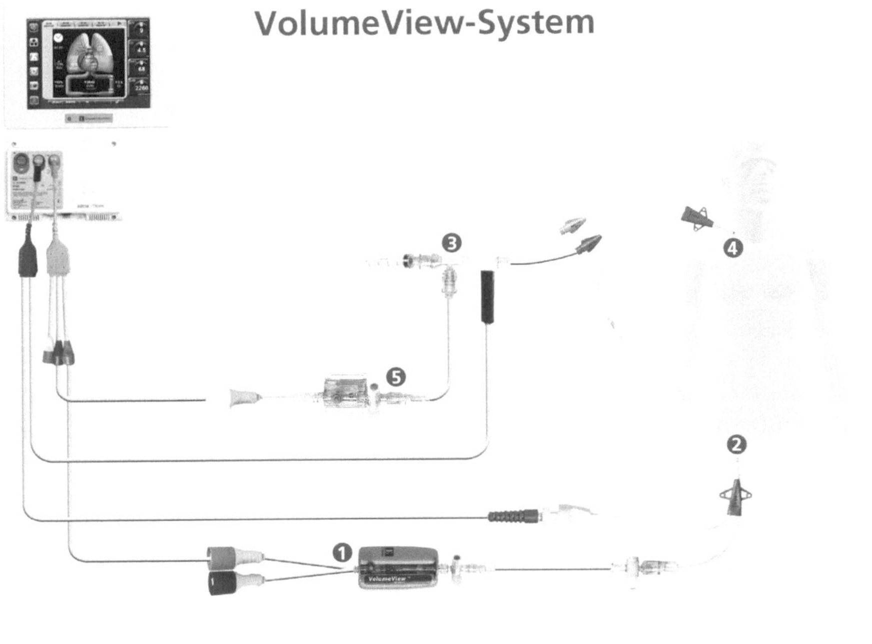

Abb. 9.6 Aufbau des VolumeView®-Systems: 1 = VolumeView-Sensor, 2 = VolumeView-Femoralarterienkatheter, 3 = VolumeView-ZVK-Thermistorverteiler, 4 = ZVK, 5 = TruWave-Druckwandler, 6 = EV1000 Klinische Plattform [U344]

9.4 Durchführung der Messung

Für die Messung ist die Anlage eines ZVK sowie eines arteriellen Thermodilutionskatheters Voraussetzung (➤ Kap. 9.3). Vor der Durchführung der ersten Messung müssen noch das Monitoring-Kit aufgebaut und der Monitor angeschlossen werden (➤ Abb. 9.6):

- Bestimmung der Werte des Patienten für Körpergröße, -gewicht und ZVD und Eingabe der Werte in das Gerät.
- Zusätzliche Eingaben:
- Injektatvolumen (abhängig von Körpergewicht, Injektattemperatur und EVLW)
- Injektattemperatur (gekühlt oder Raumtemperatur)
- Typen des arteriellen Thermodilutionskatheters sowie des Injektattemperatur-Sensors (jeweils automatische Erkennung durch die Systeme).
- Druck-Nullabgleich vornehmen, Wiederholung in regelmäßigen Abständen (z. B. alle 24 h).

Durchführung einer Thermodilutionsmessung:

- Injektion des Injektats (NaCl 0,9 % oder Glukose 5 %) über den zentralen Venenkatheter.

Hinweis: Um einen aussagekräftigen Mittelwert für die Kalibrierung zu erhalten, sollte eine Dreifachmessung vorgenommen werden. Grundsätzlich sollten die Thermodilutionsmessungen, insbesondere bei maschineller Beatmung, gleichmäßig über den Atemzyklus verteilt werden, d. h. keine Synchronisation mit In- oder Exspiration → Streuung der Einzelwerte um den Mittelwert deutlich reduziert.

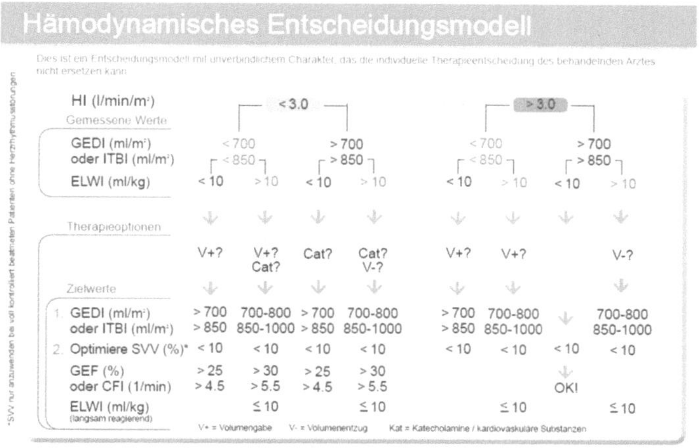

Abb. 9.7 Therapieschema (PiCCO®) [V213]

- Grafische Anzeige des Verlaufs der Temperaturdifferenz am Messpunkt des arteriellen Thermodilutionskatheters als Thermodilutionskurve am Bildschirm.
- Nach Auswertung der Messung numerische Anzeige der Ergebnisse.
- Mit dem Mittelwert aller gültigen Messungen, die nicht älter als 10 Minuten als die letzte gültige Messung sind, erfolgt automatisch die Kalibrierung der kontinuierlichen Pulskonturauswertung. Es empfiehlt sich eine Rekalibrierung alle 8 Stunden bzw. in Situationen, in denen schwerwiegende Veränderungen der Hämodynamik auftreten.

9.5 Interpretation der Messwerte

Aufgrund der kontinuierlichen Bestimmung kann jede Veränderung des Herzzeitvolumens sofort erfasst und ggf. mit entsprechenden therapeutischen Interventionen beantwortet werden [4]. Nach jeder Thermodilutionsmessung können zusätzliche Messwerte berücksichtigt werden, sodass eine kausale Therapie möglich wird (Determinanten des HZV werden gemessen).
Zur Entscheidungsfindung stellt der PiCCO®-Hersteller den Anwendern ein Therapieschema zum erweiterten hämodynamischen Monitoring (➤ Abb. 9.7) zur Verfügung, das Therapieoptionen für die verschiedenen Konstellationen der drei Indexparameter Herzzeitvolumen, globales enddiastolisches Volumen oder intrathorakales Blutvolumen und extravaskuläres Lungenwasser aufzeigt. Dieses Standard-Therapieschema deckt einen Großteil der hämodynamischen Konstellationen ab. Bei extremen pathophysiologischen Veränderungen insbesondere der Herz-Lungenstrombahn (Lungenarterienembolie, Cor pulmonale etc.) kann es zu Verschiebungen der Normbereiche kommen, sodass hier die angegebenen „Reaktionspunkte" nicht uneingeschränkt gültig sind.

9.6 Komplikationen

Bei bestimmungsgemäßer Anwendung der Systeme kommen als mögliche Komplikationen nur Probleme im Zusammenhang mit der Anlage des arteriellen Katheters in Betracht (➤ Kap. 6.6),

z. B. Punktionsverletzungen, Infektionen insbesondere bei Platzierung in der A. femoralis, Einengung des Gefäßlumens bei arteriosklerotischen Patienten bei längerer Katheterliegedauer mit entsprechender Minderversorgung des von der betroffenen Arterie versorgten Gebiets.

9.7 Bewertung der Methode

Die PiCCO®-Technologie, die inzwischen auch als modulare Integration für Patientenmonitore anderer Hersteller zur Verfügung steht, wurde 1996 am Markt eingeführt. Die meisten Untersuchungen zur Pulskonturanalyse in Kombination mit der Kalibration der HZV-Messung anhand transpulmonaler Thermodilutionsmessung wurden mit diesem System durchgeführt. Für das wesentlich jüngere VolumeView®-System liegen inzwischen erste vergleichende tierexperimentelle und klinische Studien vor, die auf eine Gleichwertigkeit der Systeme hinweisen [1] [5].
Die Kombination der zwei Methoden kontinuierliche Pulskonturanalyse mit transpulmonaler Thermodilution des PiCCO®- bzw. VolumeView®-Systems ist im Vergleich zum Pulmonalarterienkatheter das wesentlich jüngere Verfahren. Nachdem der Wert des Pulmonalarterienkatheters als ein relativ etabliertes Monitoringinstrument in Frage gestellt worden ist, wird natürlich auch jedes potenzielle Alternativverfahren kritisch bewertet. Im Zeitalter der „Evidence-based-Medicine“, in dem Zweifel am Nutzen unzureichend gesicherter Maßnahmen artikuliert werden, muss sich jede neue Methode auf ihren empirisch gesicherten Nutzen untersuchen lassen.
Dies ist trotz einer großen Anzahl vorliegender Studien mit z. T. umfangreichen Fallzahlen für den Pulmonalarterienkatheter bis heute nicht gelungen [6]. Da für einen eindeutigen statistischen Nachweis sehr hohe Patientenzahlen erforderlich sind, ist der Anspruch eines empirisch gesicherten Nutzens auch für ein potenzielles Konkurrenz- oder Nachfolgeverfahren wie das PiCCO®- bzw. VolumeView®-System schwierig zu erfüllen.
Einige interessante Ansätze für einen sinnvollen Einsatz dieser Systeme sind aufgrund entsprechender Studienergebnisse aber inzwischen erkennbar (➤ Kap. 13.1.1).

Referenzen

[1] Bendjelid K, Giraud R, Siegenthaler N, Michard F (2010) Validation of a new transpulmonary thermodilution system to assess global end-diastolic volume and extravascular lung water. Crit Care 14:R209
[2] Chung FT, Lin SM, Lin SY, Lin HC (2008) Impact of extravascular lung water index on outcomes of severe sepsis patients in a medical intensive care unit. Respir Med 102: 956–961
[3] Friesecke S, Heinrich A, Abel P, Felix SB (2009) Comparison of pulmonary artery and aortic transpulmonary thermodilution for monitoring of cardiac output in patients with severe heart failure: validation of a novel method. Crit Care Med 37: 119–123
[4] Goepfert MS, Reuter DA, Akyol D, Lamm P, Kilger E, Goetz AE (2007) Goal directed fluid management reduces vasopressor and catecholamine use in cardiac surgery patients. Intensive Care Med 33: 96–103
[5] Kiefer N et al (2012) Clinical validation of a new thermodilution system for the assessment of cardiac output and volumetric parameters Critical Care 16: R98
[6] Koo KKY, Sun JCJ, Zhou Q, Guyatt G, Cook DJ, Walter SD, Meade MO (2011) Pulmonary artery catheters: evolving rates and reasons for use. Crit Care Med 39: 1,613–1,618
[7] Kuzkov V, Kirov M, Sovershaev M, Kulkin V, Suberov E, Waerhaug K, Bjertnaes L (2006) Extravascular lung water determined with single transpulmonary thermodilution correlates with the severity of sepsis-induced acute lung injury. Crit Care Med 34: 1,647–1,653

[8] Newman EV, Merrel M, Genecin A, Milnor W, McKeever W (1951) The dye dilution method for describing the central circulation. An analysis of factors shaping the time-concentration curves. Circulation 4: 735–746

[9] Oren-Grinberg A (2010) The PiCCO Monitor. Int Anesth Clin 48: 57–85

[10]Oshima K, Kunimoto F, Hinohara H, Hayashi Y, Kanemaru Y, Takeyoshi I, Kuwano H (2008) Evaluation of respiratory status in patients after thoracic esophagectomy using PiCCO system. Ann Thorac Cardiovasc Surg 14: 283–288

[11] Sakka, SG, Reuter DA, Perel A (2012) The transpulmonary thermodilution technique. J Clin Monit Comput 26: 347–353

[12] Sakka SG, Ruhl CC, Pfeiffer UJ, Beale R, McLuckie A, Reinhart K, Meier-Hellmann A (2000) Assessment of cardiac preload and extravascular lung water by single transpulmonary thermodilution. Intensive Care Medicine 2000; 26 (2):180–187

[R295] Hintzenstern, U. v./Sakka, S. G.: Praxisbuch Invasives hämodynamisches Monitoring. Elsevier/Urban & Fischer, 1. Aufl. 2006

[U344] Edwards Lifescience Services GmbH, Unterschleißheim

[V213] PULSION Medical Systems AG, München

10 Unkalibrierte Pulskonturanalyseverfahren (FloTrac/Vigileo®-, Pulsioflex®- und LiDCOrapid®-System)

J. Grensemann, S. G. Sakka

10.1 Methodik

Bei den **unkalibrierten Pulskonturanalyseverfahren** wird das Herzzeitvolumen anhand der Form der arteriellen Pulskurve und anderen Messwerten, wie dem mittleren arteriellen Druck, unter Berücksichtigung von demographischen Daten des Patienten wie Alter, Geschlecht, Körpergröße und -gewicht bestimmt. Weiterhin werden durch diese Systeme Parameter wie die Schlagvolumenvariation (SVV) und Pulsdruckvariation (PPV) angezeigt, die geeignet sind, Aussagen über die Vorlast zu treffen.

10.1.1 FloTrac/Vigileo®-System

Bei diesem System wird das Herzzeitvolumen durch eine Multiplikation der Pulsfrequenz mit der Standardabweichung des arteriellen Drucks über einen bestimmten Zeitraum und einem sogenannten „Konversionsfaktor“ X ermittelt. Dieser Faktor ist ein Abbild des **Gefäßtonus** und wird

Hämodynamisches Monitoring. http://dx.doi.org/10.1016/B978-3-437-31604-3.00010-5

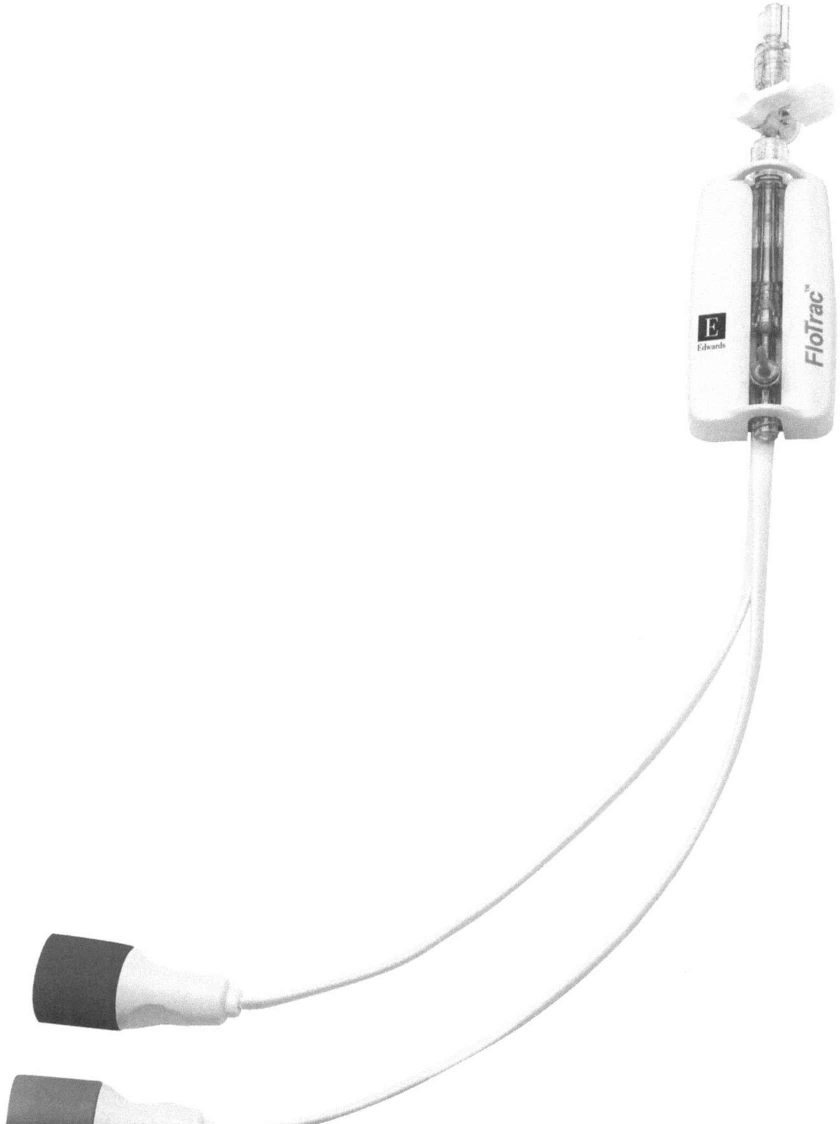

Abb. 10.1 FloTrac®-Sensor [U344]

über eine multivariate Polynominalfunktion errechnet. In diese Funktion gehen die Pulsfrequenz, die Körperoberfläche, die Aortencompliance, der mittlere arterielle Druck und die Standardabweichung des arteriellen Drucks über eine bestimmte Zeit sowie verschiedene Faktoren, die die Form der arteriellen Druckkurve beschreiben, ein. Die **Aortencompliance** wird dabei anhand von demographischen Daten (Alter, Geschlecht) und dem mittleren arteriellen Druck bestimmt.

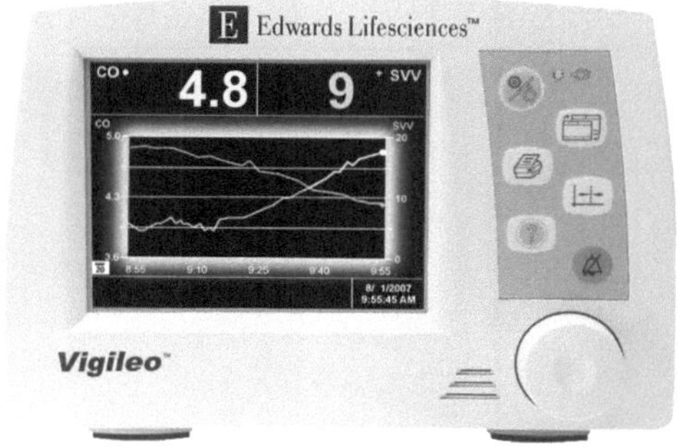

Abb. 10.2 Vigileo®-Monitor [U344]

Vorteile

Dieses System kann an einen beliebigen arteriellen Zugang angeschlossen werden, spezielle Katheter sind nicht erforderlich.

Nachteile

In dieses System ist keine Referenzmethode integriert und die Bestimmung des Herzzeitvolumens erfolgt ausschließlich aus der Form der Druckkurve. Im Zweifelsfall muss das bestimmte Herzzeitvolumen über eine zusätzliche, invasive Methode verifiziert werden (z. B. über transösophageale Echokardiographie oder über ein Thermodilutionsverfahren).

Geräte

Sensor

- FloTrac®-Sensor mit TruWave®-Druckaufnehmer und A/D-Wandler (➤ Abb. 10.1).
- System wird analog zu konventionellem arteriellen Drucksystem vorbereitet.
- Anschluss an Vigileo®-Monitor.

Monitor

- Vigileo®-Monitor, über den Patientendaten (Alter, Geschlecht, Größe, Gewicht) mit Hilfe eines Dreh-/Drückknopfes eingegeben werden (➤ Abb. 10.2).
- An den Monitor kann zusätzlich ein fiberoptischer Katheter zur kontinuierlichen Messung der zentralvenösen Sauerstoffsättigung angeschlossen werden.
- Erhält der Monitor über einen gesonderten Eingang eine zentralvenöse Druckkurve aus dem Vitaldatenmonitor, errechnet er kontinuierlich den systemvaskulären Widerstand.

10.1.2 PulsioFlex®-System

Dieses System basiert auf dem **Pulskonturalgorithmus** des PiCCO®-Systems (➤ Kap. 9.1). Im Unterschied hierzu wird jedoch die initiale Kalibrierung nicht über eine Thermodilution durchgeführt, sondern es wird ein Herzzeitvolumen anhand von demographischen Daten (Alter, Größe,

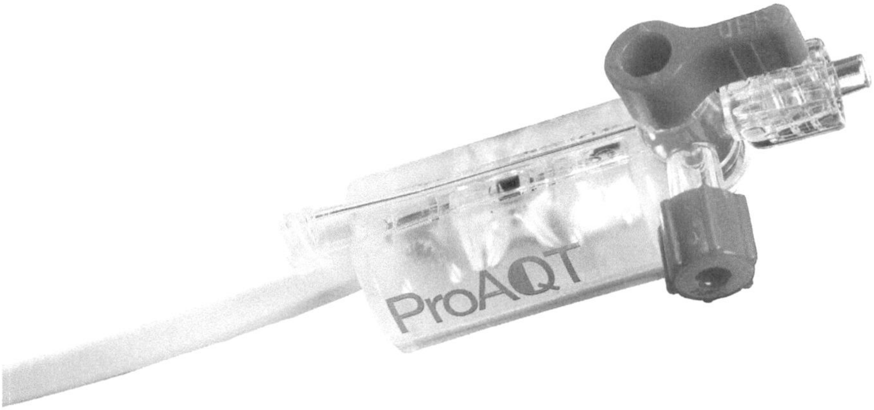

Abb. 10.3 ProAQT®-Sensor [V213]

Gewicht, Geschlecht) und der Pulskontur geschätzt. Von diesem Punkt aus werden mittels der Pulskonturanalyse Veränderungen zu dem Startwert ermittelt. Alternativ kann zur Erhöhung der Genauigkeit auch ein bekanntes Herzzeitvolumen als Startwert in den Monitor eingegeben werden, das mittels eines anderen Verfahrens bestimmt wurde (z. B. der Echokardiographie).

Vorteile

Dieses System kann an einen beliebigen arteriellen Zugang angeschlossen werden, spezielle Katheter sind nicht erforderlich. Es ist möglich, diesen Monitor durch manuelle Eingabe eines Herzzeitvolumens aus einem Referenzverfahren zu kalibrieren. Durch Anschluss von zusätzlichen Modulen kann dieses System bis zur transpulmonalen Thermodilutionsmessung den klinischen Bedürfnissen entsprechend modular aufgerüstet werden. Es stehen weiterhin Module zur fiberoptischen Messung der zentralvenösen Sauerstoffsättigung und zur Messung der Plasmaverschwinderate von Indozyaningrün zur Verfügung oder befinden sich in der Entwicklung.

Nachteile

In dem einfachsten Aufbau ohne Zusatzmodule enthält dieser Monitor keine integrierte Referenzmethode, sodass im Zweifelsfall das Herzzeitvolumen über ein Referenzverfahren verifiziert werden muss.

Geräte

Sensor

- ProAQT®-Sensor (➤ Abb. 10.3)
- System wird analog zu konventionellem arteriellen Drucksystem vorbereitet.
- Anschluss an Pulsioflex®-Monitor

Monitor

- Pulsioflex®-Monitor, über den demographische Daten mittels Touch-Screen eingegeben werden (➤ Abb. 10.4).

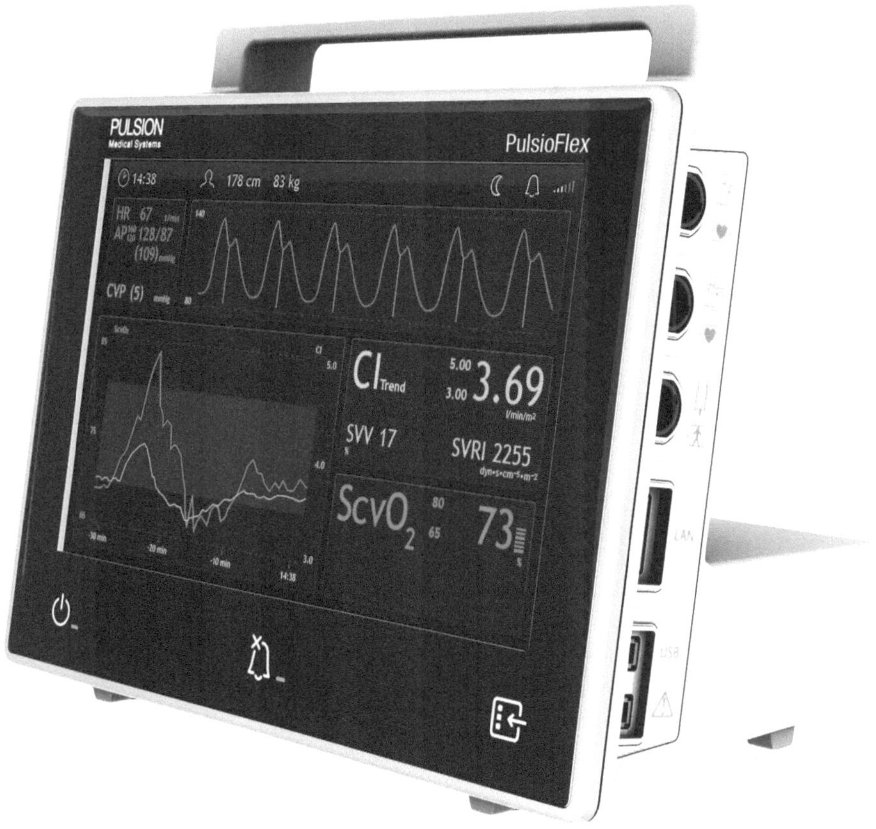

Abb. 10.4 Pulsioflex®-Monitor [V213]

- An den Monitor können weitere Module angeschlossen werden:
  - LiMON®-Modul zur Bestimmung der Leberfunktion mittels Indozyaningrün-Plasma-Disappearance-Rate (ICG-PDR)
  - CeVOX®-Modul zur Messung der zentralvenösen Sauerstoffsättigung über einen fiberoptischen Katheter
  - PiCCO®-Modul zur transpulmonalen Thermodilutionsmessung von Herzzeitvolumen und volumetrischen Parametern (➤ Kap. 9.1)

10.1.3 LiDCOrapid®-System

Der Algorithmus dieses Systems zur Bestimmung des Herzzeitvolumens ist aus dem LiDCOplus®-System abgeleitet, welches auch eine integrierte Dilutionsmethode mit Lithium als Indikator enthält. Zu diesem Zweck wird zunächst das Schlagvolumen bestimmt und anschließend mit der Herzfrequenz multipliziert. Die Berechnung des Schlagvolumens erfolgt durch eine sogenannte **„Pulse Power Analyse"**, die unabhängig von der Form der arteriellen Druckkurve ist. Über ein monitorinternes Nomogramm, in das u. a. Alter, Geschlecht und Körpergröße einbezogen werden, wird ein nominelles aortales Volumen bestimmt. Dieses wird mit einer Exponentialfunktion multipliziert, in die der arterielle Blutdruck und eine aus interner Referenz ermittelte Aortencompliance eingehen.

Vorteile

Das LiDCOrapid®-System wird ohne spezielle Katheter an einen beliebigen arteriellen Zugang angeschlossen. Als einziges derzeit verfügbares unkalibriertes System wird hier kein spezieller Druckaufnehmer benötigt, der Monitor kann das Drucksignal aus einem konventionellen Vitaldatenmonitor über einen analogen Ausgang erhalten. Weiterhin ist das LiDCOrapid®-System durch eine manuelle Eingabe eines Herzzeitvolumens aus einem Referenzverfahren kalibrierbar. In der neuesten Version des Monitors (LiDCOrapid® V2) kann das Drucksignal optional über ein Modul zur kontinuierlichen, nicht-invasiven Blutdruckmessung über eine Fingermanschette (CNAP®-System) bezogen werden. Ebenfalls können bei dieser Monitorversion auf dem Bildschirm zusätzlich Daten aus einem BIS®-Modul zur Überwachung der Sedierungs- bzw. Anästhesietiefe angezeigt werden.

Nachteile

In dieses System ist keine Referenzmethode integriert, sodass die Bestimmung des Herzzeitvolumens ausschließlich anhand der Druckkurve und hinterlegten Daten erfolgt. Im Zweifelsfall muss das bestimmte Herzzeitvolumen über eine zusätzliche, invasive Methode verifiziert werden. Bei Patienten mit Aortenklappeninsuffizienz, intraaortaler Ballonpumpe oder peripherer Vasokonstriktion ist der Einsatz des Systems kontraindiziert.

Geräte

Sensor

Es wird kein spezieller Sensor benötigt.
Das Blutdrucksignal erhält der Monitor entweder analog aus einem Vitaldatenmonitor oder über ein separates Blutdruckmodul, das direkt an den Monitor angeschlossen werden kann oder über ein separates Modul zu nicht-invasiven Blutdruckmessung über eine Fingermanschette (➤ Abb. 10.5).

Monitor

LiDCOrapid®-Monitor mit Touchscreen zur Eingabe demographischer Daten (Alter, Geschlecht, Größe, Gewicht) sowie des ZVD zur Errechnung des systemvaskulären Widerstandes (➤ Abb. 10.6).
LiDCO®-Smartkarte (ähnlich einer SIM-Karte) zur Begrenzung der Nutzung des Monitors. Für jeden Patienten wird eine neue Karte benötigt.

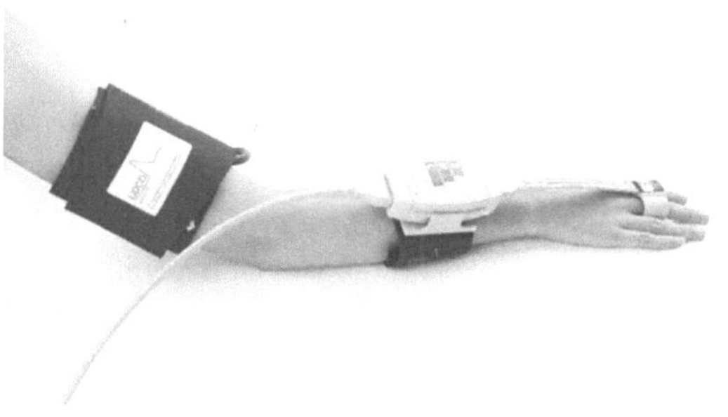

Abb. 10.5 Fingermanschette zur nichtinvasiven Blutdruckmessung [U346]

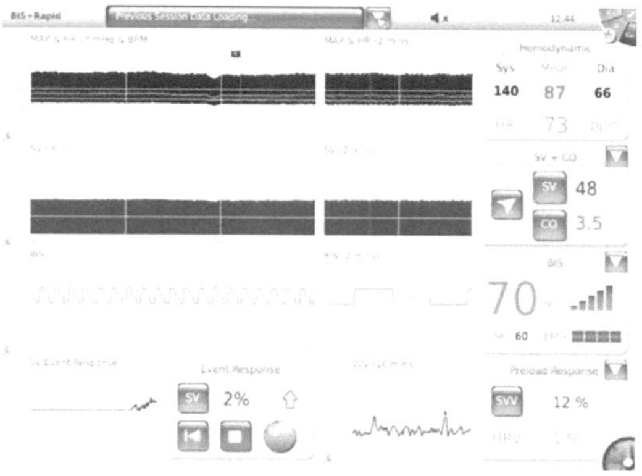

Abb. 10.6 LiDCOrapid®-Monitor [U346]

10.2 Indikationen

Bisher gibt es für kein hämodynamisches Monitoring eine harte, evidenzbasierte Indikation. Die **geringe Invasivität** der unkalibrierten Pulskonturverfahren legt jedoch einen Einsatz bei Patienten nahe, bei denen ein erweitertes hämodynamisches Monitoring erwünscht ist, aber deren Krankheitsschwere sie noch nicht für die Überwachung mittels eines invasiveren Verfahrens qualifiziert.

10.3 Messung

10.3.1 FloTrac/Vigileo®-System

Vor der Messung wird der FloTrac®-Sensor an den arteriellen Zugang angeschlossen und mit dem Vigileo®-Monitor verbunden.

- Nach Nullabgleich wird der Monitor nach 40 Sekunden ein Herzzeitvolumen angeben.
- Das Herzzeitvolumen wird alle 20 Sekunden neu bestimmt.
- Die arterielle Druckkurvenform muss visuell auf Dämpfungen und andere Artefakte beurteilt werden, da in diesem Fall falsche Messwerte angezeigt werden können.

10.3.2 PulsioFlex®-System

Der ProAQT®-Sensor wird an einen arteriellen Zugang angeschlossen und mit dem Monitor verbunden.

- Nach Eingabe der demographischen Daten erfolgt ein Nullabgleich des arteriellen Sensors.
- Es kann zwischen der automatischen Herzzeitvolumenkalibration und der Eingabe eines bekannten Herzzeitvolumens gewählt werden.
- Der Monitor gibt einen Herzzeitvolumentrend vom Startwert aus an.
- Je nach angeschlossenen Zusatzmodulen werden zusätzliche Werte auf dem Bildschirm angezeigt.

10.3.3 LiDCOrapid®-System

Der Monitor wird mit einem Vitaldatenmonitor verbunden, aus dem er das Analogsignal der arteriellen Blutdruckkurve erhält. Alternativ kann auch ein konventioneller arterieller Blutdrucksensor mit dem LiDCO® Blutdruckmodul verbunden werden.

- Zunächst muss eine neue LiDCO®-Smartkarte eingesetzt werden, um die Messung zu starten.
- Nach Eingabe der demographischen Daten zeigt der Monitor nach wenigen Sekunden ein Herzzeitvolumen an.
- Jetzt kann der Monitor optional mit einem Referenz-Herzzeitvolumen aus einer anderen Messmethode oder durch die direkte Eingabe eines Kalibrationsfaktors (CF) kalibriert werden.

10.4 Komplikationen

Alle unkalibrierten Pulskonturanalysemethoden verwenden einen **konventionellen arteriellen Zugang.** Daher entsprechen die möglichen Komplikationen denen der arteriellen Katheterisierung (➤ Kap. 6.3)

10.5 Bewertung der Methoden

Bei den unkalibrierten Pulskonturanalysesystemen handelt es sich um schnell und unkompliziert einsetzbare Systeme, die an einen beliebigen arteriellen Zugang angeschlossen werden können. Innerhalb weniger Minuten wird ein Herzzeitvolumen ohne aufwändige Kalibrationsverfahren bestimmt. Mit ihrer Hilfe ist es möglich, bei vielen Patienten einen Anstieg oder Abfall des Herzzeitvolumens erkennen zu können, ohne dass dabei der Absolutwert des Herzzeitvolumens zwingend mit dem aus invasiven Verfahren identisch ist. Zusätzlich wird die Schlagvolumenvariation angezeigt, aus der Rückschlüsse auf die Volumenreagibilität gezogen werden können.
Nachdem es für ältere Softwareversionen des **FloTrac/Vigileo®-System**s bei kritisch kranken Patienten zunächst uneinheitliche Ergebnisse in Bezug auf die Messgenauigkeit gab [1] [2] [5] [6] [8] [9] [13] [14], schien sich nach Implementierung der dritten und aktuellen Softwaregeneration eine Verbesserung der Messgenauigkeit abzuzeichnen [7]. Allerdings zeigen sich in aktuellen Studien auch in der neuesten Softwareversion für das Herzzeitvolumen und teilweise auch für den

Trend klinisch inakzeptable Werte im Vergleich zu Referenzmethoden. Zwar ist das System in der Lage, Veränderungen des Herzzeitvolumens durch Veränderungen der Vorlast zu erkennen [10], aber störanfällig ist weiterhin die Messung bei Veränderungen des systemvaskulären Widerstandes z. B. durch eine Katecholamingabe [11] [12] oder bei Patienten mit einem erniedrigten systemvaskulären Widerstand wie z. B. bei Leberzirrhose [3].

Da das **PulsioFlex®-System** erst kürzlich eingeführt wurde, steht hier eine abschließende Bewertung aus. Da jedoch der Algorithmus auf dem des PiCCO®-Systems beruht, ist wahrscheinlich, dass die Trendingfähigkeit ähnlich der des PiCCO®-Systems ist. Bei dem Anschluss des Sensors an periphere Arterien wie der A. radialis könnte es allerdings bei einer ausgeprägten Vasokonstriktion zu Fehlmessungen kommen.

Auch für das **LiDCOrapid®-System** liegen bisher keine größeren Studien vor, die eine abschließende Bewertung erlauben. Erste Daten aus einem kardiochirurgischen Patientengut zeigen, dass die Messgenauigkeit im Vergleich zu Thermodilutionsverfahren unzureichend ist [4].

Bis dato sind die unkalibrierten Pulskonturanalyseverfahren bei kritisch kranken Patienten nur bedingt geeignet. Im Zweifelsfall sollte ein erweitertes Monitoring mittels einer Indikatordilutionsmethode angewendet werden.

Referenzen

[1] Biais M, Nouette-Gaulain K, Cottenceau V et al. (2008) Cardiac output measurement in patients undergoing liver transplantation: pulmonary artery catheter versus uncalibrated arterial pressure waveform analysis. Anesth Analg 106: 1,480–1,486

[2] Biancofiore G, Critchley LA, Lee A et al. (2009) Evaluation of an uncalibrated arterial pulse contour cardiac output monitoring system in cirrhotic patients undergoing liver surgery. Br J Anaesth 102: 47–54

[3] Biancofiore G, Critchley LA, Lee A et al. (2011) Evaluation of a new software version of the FloTrac/Vigileo (version 3.02) and a comparison with previous data in cirrhotic patients undergoing liver transplant surgery. Anesth Analg 113: 515–522

[4] Broch O, Renner J, Hocker J et al. (2011) Uncalibrated pulse power analysis fails to reliably measure cardiac output in patients undergoing coronary artery bypass surgery. Crit Care 15:R76

[5] Compton FD, Zukunft B, Hoffmann C et al. (2008) Performance of a minimally invasive uncalibrated cardiac output monitoring system (Flotrac/Vigileo) in haemodynamically unstable patients. Br J Anaesth 100: 451–456

[6] Concha MR, Mertz VF, Cortinez LI et al. (2009) Pulse contour analysis and transesophageal echocardiography: a comparison of measurements of cardiac output during laparoscopic colon surgery. Anesth Analg 109: 114–118

[7] De Backer D, Marx G, Tan A et al. (2011) Arterial pressure-based cardiac output monitoring: a multicenter validation of the third-generation software in septic patients. Intensive Care Med 37: 233–240

[8] de Waal EE, Kalkman CJ, Rex S et al. (2007) Validation of a new arterial pulse contour-based cardiac output device. Crit Care Med 35: 1,904–1,909

[9] Kozieras J, Thuemer O, Sakka SG (2007) Influence of an acute increase in systemic vascular resistance on transpulmonary thermodilution-derived parameters in critically ill patients. Intensive Care Med 33: 1,619–1,623

[10] Meng L, Tran NP, Alexander BS et al. (2011) The impact of phenylephrine, ephedrine, and increased preload on third-generation Vigileo-FloTrac and esophageal doppler cardiac output measurements. Anesth Analg 113: 751–757

[11] Metzelder S, Coburn M, Fries M et al. (2011) Performance of cardiac output measurement derived from arterial pressure waveform analysis in patients requiring high-dose vasopressor therapy. Br J Anaesth 106: 776–784

[12] Monnet X, Anguel N, Jozwiak M et al. (2012) Third-generation FloTrac/Vigileo does not reliably track changes in cardiac output induced by norepinephrine in critically ill patients. Br J Anaesth 108: 615–622
[13] Mutoh T, Ishikawa T, Nishino K et al. (2009) Evaluation of the FloTrac uncalibrated continuous cardiac output system for perioperative hemodynamic monitoring after subarachnoid hemorrhage. J Neurosurg Anesthesiol 21: 218–225
[14] Sakka SG, Kozieras J, Thuemer O et al. (2007) Measurement of cardiac output: a comparison between transpulmonary thermodilution and uncalibrated pulse contour analysis. Br J Anaesth 99: 337–342

[U344] Edwards Lifescience Services GmbH, Unterschleißheim
[V213] PULSION Medical Systems AG, München
[U346] LiDCO Group plc, Sawston Cambridge, England

11 Besonderheiten bei Kindern

Ch. Breschan, R. Sümpelmann

Hämodynamisches Monitoring. http://dx.doi.org/10.1016/B978-3-437-31604-3.00011-7

11.1 Arterielle Katheterisierung

11.1.1 Indikationen

Über einen arteriellen Katheter kann bei Kindern jeder Altersklasse eine kontinuierliche arterielle Druckmessung durchgeführt werden. Außerdem können jederzeit ohne erneute Punktion arterielle Blutproben entnommen werden. Dies ist regelmäßig erforderlich bei:

- Großen Operationen (Korrekturoperationen bei neonatalen Fehlbildungen, z. B. Zwerchfellhernie oder Ösophagusatresie, Kardiochirurgie, Kraniotomien, großen orthopädischen Eingriffen, Lungen- und Leberoperationen)
- Intensivbehandlungen mit Beatmung, insbesondere, wenn vasoaktive Substanzen eingesetzt werden müssen, die Beatmung problematisch ist und häufigere Blutgasanalysen erforderlich sind.

Die Entscheidung für eine arterielle Katheterisierung fällt umso leichter, je höher das anästhesiologische und operative Risiko und je schlechter der Zustand des kleinen Patienten ist.

11.1.2 Punktionsort

Obere Extremität

Der primäre Punktionsort für arterielle Katheter ist auch bei Kindern fast immer die **A. radialis,** weil bei einem Verschluss ein Kollateralkreislauf über die A. ulnaris möglich ist. Die A. radialis ist unter dem distalen Radiusende leicht zu tasten und bei Kindern mit wenig Unterhautfettgewebe kann man ihre Pulsationen sogar sehen. In seltenen Fällen verläuft sie über dem distalen Radiusende durch die Tabatière. Die Punktion sollte zunächst möglichst weit distal erfolgen, damit proximal Platz für weitere Punktionsversuche bleibt. Bei Neugeborenen, Kindern mit einem offenen Ductus Botalli und Rechts-Links-Shunt, Aortenisthmusstenose oder unterbrochenem Aortenbogen wird die rechte A. radialis und bei größeren Kindern die A. radialis der nicht-dominanten Seite bevorzugt. Bei Anlage eines Blalock-Taussig-Shunts sollte der kontralaterale Arm gewählt werden. Alternativ kann auch die A. ulnaris punktiert werden. Im Falle des Misserfolgs ist eine Punktion der gleichseitigen A. radialis aber nicht empfehlenswert, außer man kann mit modifiziertem Allen-Test und Pulsoximeter oder Gefäß-Doppler einen Kollateralkreislauf nachweisen. In Zweifelsfällen wendet man sich besser einem anderen Punktionsort zu.

Die **A. axillaris** kann bei abduziertem und supiniertem Arm (Lagerung wie für Plexusanästhesie) in der Achselhöhle getastet werden. Die Punktion sollte möglichst weit proximal erfolgen. Im Falle eines Verschlusses ist ein Kollateralkreislauf über den Truncus thyreocervicalis und die A. suprascapularis möglich. Die A. axillaris geht in die A. brachialis über, die am Oberarm medial des M. biceps und in der Ellenbeuge medial der Sehne des M. biceps zu tasten ist. Ein suffizienter Kollateralkreislauf kann an dieser Stelle fehlen, weshalb ein Verschluss der A. brachialis zu Unterarmischämien führen kann. Deshalb sollten bei Kindern möglichst keine Katheter in die A. brachialis eingelegt werden.

Untere Extremität

Ist die Katheterisierung einer Unterarmarterie nicht möglich, so kann als nächstes die Punktion der **A. femoralis** versucht werden. Sie ist in der Mitte und etwas unterhalb des Leistenbandes

leicht zu tasten und verläuft etwa in Richtung des Bauchnabels. Medial der Arterie liegt die Vene und lateral der Nervus femoralis (Merkwort „IVAN“: innen Vene, außen Nerv). Die Lokalisation kann durch Verwendung eines 8- oder 10-MHz-Gefäß-Dopplers erleichtert werden.
In Ausnahmefällen können auch die A. dorsalis pedis oder A. tibialis posterior punktiert werden. Berücksichtigt werden muss, dass mit zunehmendem Abstand vom Herzen dersystolische Druck zu- und der mittlere und der diastolische Druck abnehmen.

Kopf

Die **A. temporalis** ist ein Ast der A. carotis externa. Man kann sie häufig vor dem äußeren Gehörgang tasten. In mehreren Fallberichten wurden Hirninfarkte nach Katheterisierung der A. temporalis beschrieben, wahrscheinlich infolge retrograder Embolisation von Luft oder Thromben über das Karotisstromgebiet. Die Katheterisierung der A. temporalis ist deshalb **nicht empfehlenswert.**

Wahl des Punktionsortes:

1. A. radialis oder A. ulnaris
2. A. femoralis
3. A. axillaris oder brachialis

Zu beachten:

- Bei der Wahl des Punktionsortes muss auf Gefäßanomalien und einen offenen Ductus Botalli geachtet werden.
- Bei instabilen Kreislaufverhältnissen oder ausgekühlten Kindern ist die A. radialis oft kaum zu tasten. Bei niedrigem Herzzeitvolumen und Vasokonstriktion sind Radialiskanülen oft nicht rückläufig. Die arterielle Druckkurve kann dann gedämpft sein und falsch niedrige Werte anzeigen. In diesen Fällen empfiehlt sich ein Katheter in der A. femoralis.
- Bei schlecht tastbaren Pulsen (besonders A. femoralis) ist ein Gefäß-Doppler mit 8 oder 10 MHz zur Lokalisation der Arterie zu verwenden.
- Bei einer eingeschränkten Gerinnung sind bevorzugt Arterien zu punktieren, die gut zu komprimieren sind.
- Mit einem modifizierten Allen-Test können auch bei Kindern postpunktionelle Durchblutungsstörungen nicht sicher ausgeschlossen werden.

11.1.3 Punktionstechnik und Material

Allgemein

Arterielle Katheterisierungen können bei Kindern mit direkter Punktion, Seldinger-Technik oder modifizierter Seldinger-Technik durchgeführt werden.
Voraussetzung für eine erfolgreiche Punktion sind Ruhe, Geduld und eine optimale Lagerung der Punktionsstelle (v. a. bei Arterien) bzw. des gesamten Kindes (v. a. bei ZVK). Die Kinder sollten deshalb möglichst früh in den OP bestellt werden und die Anwesenheit von ungeduldigen Operateuren ist zu vermeiden.
Der Kreislauf sollte z. B. durch **Volumengabe** optimiert werden, damit die Pulse gut palpabel sind.

Katheterisierung der A. radialis

Material

- Kunststoffkanülen:
  - bei Neugeborenen und Säuglingen Verwendung von 24 G (Farbe gelb) aus Polyurethan oder Teflon
  - ab 8 kg Körpergewicht 22 G Kanülen (Farbe blau)
  - ab 40 kg Körpergewicht 20 G Kanülen (Farbe rosa)
- Bei kleinen Kindern Bereithaltung eines Seldinger-Drahtes (0,018") zur Sondierung des Arterienlumens (z. B. Länge 20 cm oder besser Schiebedraht aus dem 22-G-Set modifizierte Seldinger-Technik, beide Fa. Arrow), der nach Entfernen des Stahlmandrins über eine 24-G-Kunststoffkanüle vorgeschoben werden kann
- Lanzette oder eine Stahlkanüle zur Perforation der Haut
- Für Neugeborene und Säuglinge Verwendung dünner, flexibler Arterienverlängerungen, z. B. Schlauch vom Plexufix®-Set und roter 3-Wege-Hahn.

Lagerung und Vorbereitung

- Dorsalflexion der Hand über eine Gazerolle und Fixation mit Pflaster (➤ Abb. 11.1)
- Vorsicht: bei zu starker Flexion Zerrung des N. medianus oder schlechter tastbare Pulse
- Alle Hilfsmittel, z. B. Schiebedraht, steril griffbereit legen
- Durchführung arterieller Punktionen bei kleinen Kindern am besten im Sitzen.

Punktionstechnik

- Nach Hautdesinfektion und Vorpunktion mit einer Lanzette oder einer Stahlkanüle wird die Arterie mit einer Kunststoffkanüle, deren distale Öffnung nach oben zeigt, in einem Winkel von etwa 30° zur Haut anpunktiert, bis arterielles Blut in den Kanülenansatz eintritt.
- Gelingt dies nicht auf Anhieb, wird die Nadel bis unter das Hautniveau zurückgezogen und die Stichrichtung systematisch variiert.
- Ist im Kanülenansatz nur eine winzige Blutmenge sichtbar, so ist meistens die Hinterwand der Arterie durchstochen. Nach Entfernen des Stahlmandrins wird nun die Kunststoffkanüle in

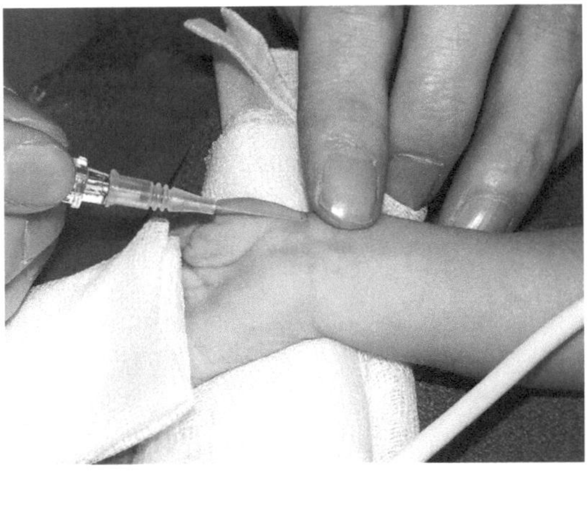

Abb. 11.1 Kanülierung der A. radialis: Lagerung und Punktion [T614]

sehr kleinen Schritten langsam zurückgezogen, bis arterielles Blut ausströmt. Sie wird dann durch teilweises Einführen des Stahlmandrins stabilisiert und vorsichtig in die Arterie vorgeschoben. Dies muss ohne jeden mechanischen Widerstand möglich sein.

- Achtung: Das Einführen des Stahlmandrins sollte immer sehr vorsichtig erfolgen, damit die Kunststoffkanüle nicht beschädigt wird.
- Entsteht auch nur der geringste Widerstand, ist die Arterie, was relativ häufig bei den kleinen Kindern der Fall ist, nur tangential anpunktiert und es gelingt nicht, die Kunststoffkanüle in das Arterienlumen zu platzieren. Es kann jetzt versucht werden, das Arterienlumen mit einem 0,018"-Seldinger-Draht oder besser einem modifizierten 0,018"-Schiebedraht zu sondieren, der über die Kunststoffkanüle bei entferntem Stahlmandrin vorgeschoben wird. Lässt sich dieser ohne Widerstand einführen, ist das Lumen gefunden und der Kunststoffkatheter kann über den Draht vorgeschoben werden.
- Gelingt dies nicht, wird die Arterie etwas weiter proximal erneut punktiert oder der Punktionsort gewechselt.
- Nach erfolgreicher Punktion erfolgt die Konnektion der arteriellen Verlängerung mit rotem 3-Wege-Hahn, Fixation mit Pflaster und Kennzeichnung mit rotem Arterienaufkleber.
- Die 24-G-Kanülen dürfen bei der Fixation auf keinen Fall geknickt werden, da sie sonst nicht rückläufig sind. Deshalb am besten erst transparente Folie (z. B. Tegaderm®) aufkleben und dann Fixation mit Pflaster verstärken.

Chirurgische Freilegung der A. radialis

Eine chirurgische Freilegung kann bei Kindern in seltenen Ausnahmefällen notwendig werden, die bereits früher arterielle Katheter hatten oder bei denen mehrere perkutane Punktionsversuche nicht erfolgreich waren.

Vorgehen

- Hautdesinfektion → Hautinzision in Höhe des distalen Radiusendes → nach vorsichtiger stumpfer Präparation kann die Arterie radial der Sehne des M. flexor carpi radialis und des N. medianus freigelegt werden. Das Gefäß wird einige Millimeter frei präpariert und dann mit einem nicht durchschneidenden Faden angeschlungen. Mit diesem Zügel wird die Arterie angehoben und gestreckt. Die Punktion erfolgt dann unter Sicht, die Sondierung des Gefäßlumens mit einem Seldinger-Draht kann ebenfalls nützlich sein.
- Achtung: nach chirurgischer Freilegung kommt es häufiger als nach perkutaner Punktion zu einer Thrombosierung der A. radialis.

Katheterisierung der A. femoralis

Material

- Bei Neugeborenen und kleinen Säuglingen 2-F-Set (z. B. Fa. Intra; Draht ist sehr dünn und knickt leicht beim Kathetervorschieben) oder 22–24-G-Seldinger-Set (Länge 5 cm, z. B. Fa. Arrow)
- Bei Kindern ab 10 kg Körpergewicht 22-G-Seldinger Set (z. B. Fa. Arrow)

- Für größere Kinder ist auch ein 3-F-Set (z. B. Fa. Intra) geeignet. Alternativ zu den in manchen Sets sehr langen Stahlkanülen können auch 22–24G-Kunststoffkanülen zur primären Punktion verwendet werden.

Lagerung und Vorbereitung

- Rückenlage, Becken evtl. mit einem flachen Kissen anheben, Beine leicht spreizen und außenrotieren
- Bei schlecht tastbaren Pulsen: Lokalisation mit Gefäß-Doppler oder Ultraschall
- Hautdesinfektion und Abdeckung mit transparenter Folie oder Lochtuch, sterile Handschuhe verwenden
- Seldinger-Draht und Katheter griffbereit legen.

Punktionstechnik

- Mit der Stahl- oder Kunststoffkanüle in der Mitte und etwas unterhalb des Leistenbandes parallel zur Arterie in Richtung auf den Bauchnabel eingehen und die Kanüle langsam vorschieben, bis arterielles Blut in den Kanülenansatz einströmt. Bei Misserfolg Stichrichtung systematisch variieren.
- Bei erfolgreicher Punktion wird das Arterienlumen mit dem Seldinger-Draht sondiert, bis ein Vorschieben ohne Widerstand möglich ist. Die Stahl- oder Kunststoffkanüle wird dann über den noch liegenden Draht entfernt und der arterielle Katheter wird über den Draht in die Arterie vorgeschoben.
- Konnektion der arteriellen Verlängerung mit rotem 3-Wege-Hahn, Fixation mit Pflaster oder Naht und Kennzeichnung mit rotem Arterienaufkleber.

Katheterisierung der A. axillaris oder brachialis

- Die A. axillaris oder brachialis kann in Seldinger-Technik mit 2-F- oder 2,5–5 cm langen 24-G-Kathetern, bei sehr kleinen Kindern auch mit der 24-G-Kunststoffkanüle katheterisiert werden.
- Axillariskatheter müssen sehr vorsichtig gespült werden, weil sehr leicht retrograde Embolisierungen in das Karotisstromgebiet entstehen können.
- Katheterisierungen der A. axillaris oder brachialis sind nur äußerst selten notwendig, weil fast immer vorher Punktionen der A. radialis oder A. femoralis gelingen.

11.1.4 Ultraschallgesteuerte arterielle Punktion

- Zwei die ultraschallgesteuerte und Palpationsmethode vergleichende Studien der Punktion der A. radialis haben bei Kindern gegensätzliche Resultate gezeigt [17] [34]. Dennoch scheint vor allem bei Säuglingen die Ultraschall-gesteuerte Punktion in Zukunft die Methode der Wahl zu sein.
- Die A. radials liegt beim Säugling sehr oberflächlich, sodass die geringste Tiefe mit der höchsten Resolution des Ultraschallgeräts empfohlen wird. Die Punktion sollte der OOP (Out-of-plane) Technik folgend in der kurzen Achse erfolgen [33]. Die Radialarterie ist so dünnlumig, dass sie unbedingt zentral punktiert werden sollte. Die Punktion in der kurzen Achsentechnik wird bei Kindern auch für alle anderen Arterien empfohlen.

11.1.5 Arterielle Kanülierung mit naher Infrarotlicht (NIR)-Transparenz

Nahe Infrarotlicht-Transparenz bedeutet die Gefäßdarstellung mit einem für das menschliche Auge nicht sichtbarem Licht. Beim NIRVIS (Near-infrared vascular imaging system) wird die Punktionsstelle mit nahem Infrarotlicht durchleuchtet, beim AccuVein ® (Accu-Vein LLC, Cold Spring Harbor, NY, USA) oder Veinviewer® (Christie Medical Innovations, Memphis, TN, USA) wird die Reflektion des nahen Infrarotlichts an der Punktionsstelle angewendet. Beim NIRVIS wird die Gefäßdarstellung auf einen Bildschirm projiziert, beim AccuVein ® oder Veinviewer® auf die Hautoberfläche. Ersteres erfordert eine gute Hand-Auge Koordination. Mit NIRVIS können die Radial- und Ulnararterie, nicht jedoch die Brachial- und Femoralarterie dargestellt werden. Mit dem AccuVein ® und Veinviewer® kann man allerdings lediglich oberflächliche Venen, aber keine Arterien darstellen.
Die Gefäßdarstellung mit dem NIRVIS ist einfacher als mit Ultraschall, weil hierfür lediglich ein zwei-dimensionales bildhaftes Vorstellungsvermögen erforderlich ist, während beim Ultraschall ein drei-dimensionales notwendig ist.
Eine kürzlich an kleinen Kindern durchgeführte Vergleichsstudie zwischen NIRVIS und Palpationsmethode konnte allerdings keinen signifikanten Unterschied zeigen [16]. Das dürfte auf die Tatsache zurückzuführen sein, dass die Kanülieringstechnik, d. h. das Einführen der Kanüle, und nicht die Lokalisierung der Arterie das eigentliche Problem der arteriellen Kanülierung ist.

11.1.6 Arterielle Kanülierung mittels Transillumination

Die Durchleuchtung mit sichtbarem Licht zur Visualisierung der Radial- und Ulnararterie erscheint bei Kindern vielversprechend zu sein und die Punktion zu erleichtern (z. B. LED-Technik, Venoscope® Neonatal oder Astodia® Diaphanoskop). Die Kanülierung der Radialarterie unter Transillumination wurde bei Kindern in zwei Studien beschrieben, allerdings ohne eine Kontrollgruppe zu inkludieren [30] [42].

11.1.7 Verschiedenes

- Arterienkatheter sollten bei kleinen Kindern am besten über eine Spritzenpumpe kontinuierlich gespült werden (100 IE Heparin auf 50 ml NaCl 0,9 %, 1–2 ml/h).
- Um retrograde Embolien zu vermeiden, sollte der Katheter nach Blutentnahmen auf keinen Fall mit Druckmanschette und Intraflowsystem freigespült werden. Stattdessen sehr langsam manuell mit isotoner Kochsalzlösung über den 3-Wege-Hahn spülen.
- Kleine Arterien werden nach mehrfachen Punktionsversuchen, Blutabnahmen oder Spülungen schnell spastisch. Häufig hilft es am besten, wenn man sie eine zeitlang in Ruhe lässt.
- Katheter, die über längere Zeit nicht rückläufig sind, können oft noch über einen Seldinger-Draht gewechselt werden.
- Um Thrombosen zu vermeiden, sollten möglichst dünnkalibrige Katheter verwendet werden.
- Die periphere Durchblutung distal eines Arterienkatheters kann man mittels Hauttemperatur, Nagelbettperfusion, Pulsoximetrie und Gefäß-Doppler überprüfen.

11.2 Zentralvenöse Katheter

11.2.1 Indikationen

Zentralvenöse Katheter können bei Kindern aller Altersklassen **perioperativ** und während intensivmedizinischer Behandlung notwendig werden, um den **zentralvenösen Druck** zu messen, um **vasoaktive Wirkstoffe** zu verabreichen, um zentralvenöse **Blutproben** abzunehmen und um die Kinder nach Verlegung auf die Intensivstation **parenteral** zu ernähren. In einzelnen Fällen stellen zentralvenöse Zugänge bei Kindern mit schlechten oder verbrauchten peripheren Venenverhältnissen die einzige Möglichkeit eines Venenzugangs dar. Bei extremen Frühgeborenen bietet der zentralvenöse Katheter intraoperativ oft die einzige Gelegenheit einer Blutabnahme und raschen Substitution großer Flüssigkeitsmengen [8].
Bei adäquater Technik, Erfahrung und Material können zentralvenöse Katheter bei Kindern aller Altersklassen fast immer **perkutan** angelegt werden, wenn sie **zeitlich befristet** notwendig sind. Bei chronisch kranken Kindern oder Kindern mit malignen Erkrankungen, die einen zentralvenösen Zugang **längerfristig,** z. B. für eine Chemotherapie benötigen, werden zentralvenöse Zugänge häufig auch **subkutan getunnelt** (z. B. Port-Systeme, Broviac-Katheter).
Die perkutane Anlage von zentralvenösen Kathetern bei kleinen Kindern ist häufig zeitaufwändig und gelingt nicht immer auf Anhieb. **In Notfallsituationen** ist es daher besser und schneller, zunächst einen **intraossären** Zugang anzulegen.

11.2.2 Punktionsorte

Zentralvenöse Katheter können bei Kindern über die Vv. jugularis interna und externa, subclavia, brachiocephalica, femoralis und periphere Venen nach zentral vorgeschoben werden. Die **populärste Vene bei Kindern ist die V. jugularis interna,** weil sie bei Neugeborenen größer als die V. subclavia, der Halsbereich für den Anästhesisten gut zugänglich, die Gefahr eines Pneumothorax gering ist und der Katheter von der rechten Seite einen geraden Weg in Richtung Vorhof nehmen kann, sodass Fehllagen selten sind. Bei einer versehentlichen Punktion der A. carotis lässt sich dieser Bereich zudem gut komprimieren. Die **V. jugularis externa** liegt häufig sehr oberflächlich und kann deshalb auch punktiert werden, wenn die **Blutgerinnung eingeschränkt** ist. Leider ist es oft **schwierig,** den Seldingerdraht nach zentral über die fast rechtwinklige Mündungsstelle in die V. subclavia vorzuschieben. In diesen Fällen kann versucht werden, den flexiblen Katheter zunächst über den Seldingerdraht in die V. jugularis externa einzubringen, um ihn dann ohne Draht ev. unter Spülung nach zentral zu platzieren.
Bei **längerfristiger Liegedauer** wird häufig ein **Subklaviakatheter** wegen der stabilen Fixierung an der Schulter, einfacheren Katheterpflege, höheren Patientenkomforts, fehlender Interferenz mit etwaigen CPAP Masken und geringerer Katheterinfektionsrate bevorzugt [10] [35] (➤ Abb. 11.2).
Die **V. femoralis** kann verwendet werden, wenn eine Punktion der V. jugularis interna oder subclavia nicht möglich oder empfehlenswert ist, oder nach Herzkatheteruntersuchungen, wenn die Schleuse einfach über einen Draht auf einen zentralen Venenkatheter gewechselt werden kann.
Dünne Silastic-Katheter können auch über periphere 22-G- oder 24-G-Kunststoff- oder Stahlkanülen nach zentral vorgeschoben werden und sind häufig völlig ausreichend, wenn eine Ernährung, Flüssigkeitstherapie oder intravenöse Antibiotikabehandlung für wenige Tage durchgeführt werden muss.

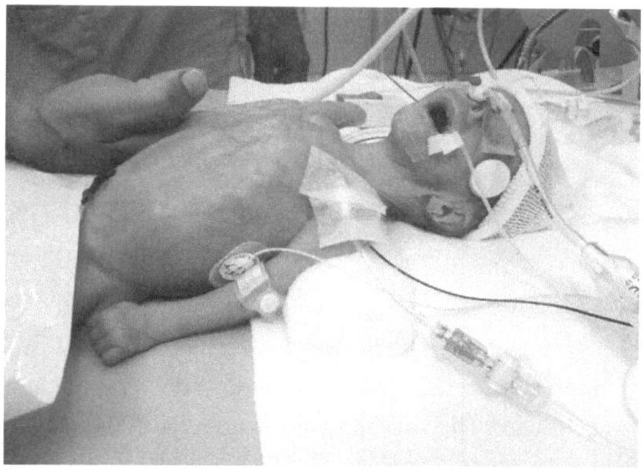

Abb. 11.2 Subklaviavenenkatheter bei einem Frühgeborenen [T610]

11.2.3 Verfügbares Material

Speziell für **Kinder** sind **dünnkalibrige, ein-, zwei- oder dreilumige Kunststoffkatheter,** meistens aus Polyurethan, in verschiedenen Längen verfügbar, die in Seldinger-Technik eingelegt werden können.

Bei einigen **Dreilumenkathetern** ist die Distanz zwischen dem proximalen und dem distalen Lumen größer als 3 cm. Diese Katheter sollten **bei Neugeborenen möglichst nicht** verwendet werden. Bei Frühgeborenen mit weniger als 1,5 kg kann der Durchmesser von mindestens 2 mm eines J-förmigen Seldingerdrahtes zu groß für die punktierte Vene sein. In diesem Fall empfiehlt sich das **weiche Ende eines geraden 0,018"** (= 0,46 **mm) Führungsdrahtes.** Machotta empfiehlt bei extremen Frühgeborenen einen leicht gebogenen 0,018" Nitinol-Führungsdraht [28].

Für **Neonaten** und **kleine Säuglinge** gibt es außerdem einlumige 25-G- und 27-G-Silastic-Katheter, die über eine Kunststoff- oder Stahlkanüle von peripher oder über die V. jugularis externa vorgeschoben werden können.

Um die katheterbedingte Infektions- und Thrombosegefahr gering zu halten, sollten **möglichst dünnkalibrige Katheter** mit der **minimal notwendigen Lumenzahl** verwendet werden. Für eine einfache perioperative Flüssigkeits- und Ernährungstherapie reichen fast immer **einlumige** Katheter. Werden zusätzlich vasoaktive Wirkstoffe verwendet und soll der zentrale Venendruck kontinuierlich gemessen werden, so können auch bei kleinen Kindern **zwei- oder dreilumige** Katheter verwendet werden.

11.2.4 Punktionstechnik

Um bei der Punktion schmerzbedingte Abwehrreaktionen zu vermeiden, werden zentralvenöse Katheter bei Kindern fast immer in **Allgemeinanästhesie** oder **tiefer Sedierung** gelegt. Dieses Vorgehen erhöht die Erfolgsrate der Punktion [1]. Um respirationsbedingten Lagevariationen der Vene und einer Luftembolie vorzubeugen, ist während der Punktion eine mechanische Beatmung von Vorteil. Zur Vermeidung letzterer ist aber wohl eine gute Volumenfüllung des Gefäßsystems und tiefe Sedoanalgesie wichtiger. Speziell bei der **Punktion der V. jugularis interna** kann es in tiefer Sedierung lagerungsbedingt leicht zu mechanischen **Atemwegsverlegungen** kommen, die unter den Abdecktüchern nicht so leicht zu erkennen und zu behandeln sind. Deshalb erfolgt die Punktion der V. jugularis interna besser bei Kindern, die **endotracheal intubiert** sind.

Um die **Katheterinfektionsgefahr gering** zu halten, werden zentrale Venenkatheter nach **sorgfältiger Hautdesinfektion** angelegt, wobei der punktierende Arzt sterile Handschuhe, einen sterilen Kittel, Kopfhaube und Mundschutz trägt und die Umgebung der Punktionsstelle großflächig mit sterilen Tüchern abgedeckt wird.

Lagerung und Lokalisation der Vv. jugularis interna, subclavia, brachiocephalica

- Die Kinder werden auf dem Rücken gelagert und die Schultern werden unterpolstert, sodass der Kopf leicht überstreckt werden kann. Da kleine Kinder einen verhältnismäßig großen Kopf und einen kurzen Hals haben, wird der Zugang erleichtert, wenn der Kopf leicht zur Gegenseite gedreht wird. Die Lagerung des Kopfes kann dann mit kleinen Sandsäcken an beiden Seiten stabilisiert werden (➤ Abb. 11.3).
- Bestehende Flüssigkeitsdefizite sollten vor einer Punktion ausgeglichen werden. Die Kombination von simulierten Valsalva Manöver, Leberkompression und Trendelenburg Lagerung erhöht den Durchmesser der V. jugularis interna signifikant bei Kindern, weniger signifikant bei Säuglingen [38].
- Bei Neugeborenen kann die A. carotis oft schlecht oder gar nicht getastet werden. Deshalb und auf Grund zahlreicher, auch lagerungsbedingter anatomischer Verlaufsvariationen der V. jugularis interna empfiehlt es sich diese, aber auch die Vv. subclavia, brachiocephalica und femoralis vor einer Punktion unbedingt mit dem Ultraschall zu lokalisieren und auf ihre Durchgängigkeit zu überprüfen.

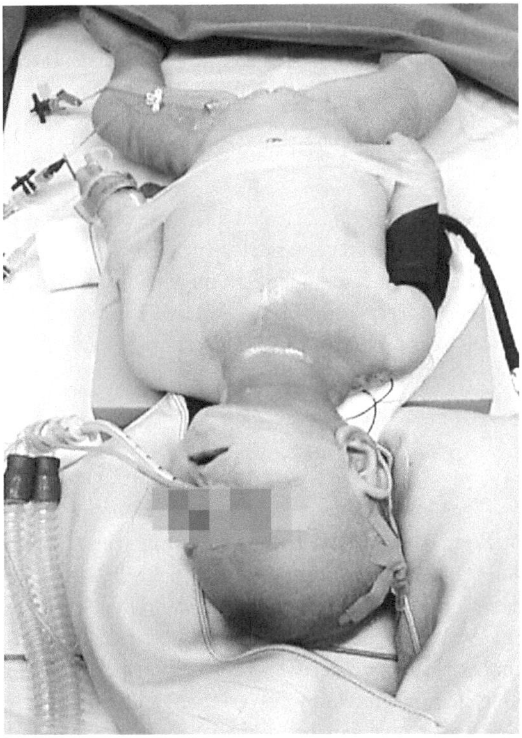

Abb. 11.3 Lagerung zur ZVK-Anlage [T614]

Sonographisch gesteuerte Kanülierung

- Zur ultraschallgesteuerten Punktion sollte ein Ultraschallgerät mit einem kleinen linearen Schallkopf von 1 × 2,5 cm, einer hohen Resolution von 13–6 MHz und einer Eindringtiefe von 1,9 cm bei Säuglingen und 2,2 cm bei Kindern verwendet werden. Berichte über die ultraschallgesteuerte Punktion gibt es bei Kindern für die Vv. jugularis interna, subclavia, femoralis und brachiocephalica [3] [5] [6] [11] [22] [31] [32] [39] [40] [43]. Ganz offensichtlich kann die ultraschallgesteuerte Punktion der Vv. jugularis interna und femoralis das Punktionskomplikationsrisiko gegenüber der konventionellen Methode reduzieren und die Erfolgsrate erhöhen [3] [22] [39] [40] [43]. Keine vergleichenden Studien gibt es für die Vv. subclavia und brachiocephalica.

Sonographische Punktionstechniken

- Gefäße erscheinen im Schallbild hypoechogen, d. h. schwarz. Venen sind im Gegensatz zu Arterien kompressibl, nicht pulsatil und zumeist sind Venenklappen erkennbar.
- Die Punktion erfolgt entweder in der **OOP** (Out-of-plane) Technik, d. h. die Punktionsnadel wird entlang der kurzen Achse des Schallkopfes eingeführt, um das in der Querachse dargestellte Gefäß zu punktieren, oder in der **IP** (In-plane) Technik, d. h. die Punktionsnadel wird entlang der langen Achse des Schallkopfes eingeführt, um das in der Längsachse dargestellte Gefäß zu punktieren.
- Der große Vorteil der IP Technik ist die Sichtbarkeit der Nadel während des Vorschiebens über mehr oder weniger die gesamte Wegstrecke. Somit sind auch angrenzende Strukturen bzw. deren Relation zur Nadelspitze gut erkennbar. Technisch gesehen ist aber die IP Technik schwieriger, weil sie das Vorschieben der Nadel innerhalb eines 1 mm Bereichs in der Längsachse des Schallkopfes erfordert [29]. Eine gute Hand-Auge Koordination und immobile Nadeltechnik sind hierbei unerläßlich.
- Die Zielstruktur sollte möglichst zentral am Bildschirm erscheinen. Die Position des Schallgeräts sollte es dem Anästhesisten ermöglichen, sowohl den Bildschirm als auch die geplante Punktionsstelle im Blickfeld zu haben.

11.2.5 Punktion der V. jugularis interna

Landmarkenstützte Technik

- Die V. jugularis interna liegt lateral der A. carotis und bei kleinen Kindern oft nur 0,5 bis 1 cm unter dem Hautniveau. Deshalb sind die in vielen Kathetersets enthaltenen Stahlkanülen häufig zu lang. Es hat sich daher bewährt, wenn zur Punktion der V. jugularis interna bei Kindern bis 10 kg Körpergewicht eine normale 22-G-Kunststoffvenenkanüle verwendet wird.
- Die Kanüle wird ungefähr in Kehlkopfhöhe lateral der tastbaren Pulsation der A. carotis in einem Winkel von höchstens 45° parallel zur Körperachse maximal 2–3 cm nach kaudal vorgeschoben (➤ Abb. 11.4).
- Manchmal, aber nicht immer, tritt Blut in die kleine Kammer des Stahlmandrins ein, wenn die Vene anpunktiert oder durchstochen ist.
- Spätestens, wenn Knochenkontakt auftritt, wird der Stahlmandrin der Kunststoffkanüle entfernt und eine 2-ml-Spritze aufgesetzt; die Kunststoffkanüle wird nun unter leichter Aspiration

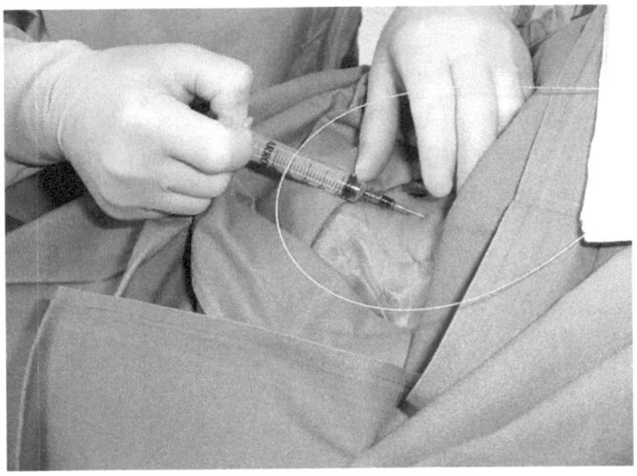

Abb. 11.4 ZVK-Anlage: Punktion [T614]

Millimeter für Millimeter zurückgezogen, bis der freie Rückfluss von Venenblut die korrekte Position der Kanülenspitze im Venenlumen anzeigt.

- Gelingt dies nicht auf Anhieb, wird die Stichrichtung systematisch von lateral nach medial variiert oder etwas kaudaler punktiert (Stichrichtung Kerbe in der Klavikula lateral des sternalen Klavikulaköpfchens [notch] oder parallel zum medialen Rand des klavikulären Ansatzes des M. sternocleidomastoideus).
- Nach erfolgreicher Punktion wird die Spritze vorsichtig diskonnektiert und der Seldinger-Draht mit dem geraden Ende voran in die Vene vorgeschoben. Dies muss ohne jeden Widerstand möglich sein, andernfalls befindet sich die Drahtspitze nicht im Gefäß.
- Das Auftreten von Extrasystolen zeigt an, dass der Draht zu weit in den rechten Vorhof geschoben wurde. Die Kanülenposition kann gesichert werden, indem die Kunststoffkanüle über den Draht bis zum Ansatz in die Vene vorgeschoben wird. Besitzt der Draht ein J-Ende, so kann er nun zurückgezogen und umgedreht mit dem J-Ende voran über die gesicherte Kunststoffkanüle in die Vene vorgeschoben werden.
- Mit etwas Geschick können der Dilatator und der Katheter aber auch über das J-Ende auf den Draht aufgefädelt werden.
- Besteht Unsicherheit, ob tatsächlich das richtige Gefäß punktiert wurde, so sollte über die liegende Kunststoffkanüle zunächst ein Venendrucksignal abgeleitet werden oder bei liegendem Führungsdraht durchleuchtet werden.
- Besonders bei kleinen Kindern sollten der Führungsdraht und der Dilatator nicht zu weit vorgeschoben werden, damit keine Vorhofläsionen entstehen. Wenn der Katheter ab Hautniveau eine Strecke vorgeschoben wird, die 10 % der Körperlänge entspricht, liegt er bei Kindern meistens am Übergang zwischen oberer Hohlvene und Vorhof oder im Vorhof.
- Die Lagekontrolle kann wie bei Erwachsenen mit einer intravasalen EKG-Ableitung oder durch ein Röntgenbild erfolgen (➤ Abb. 11.5).
- Die Katheter sollten durch Naht und zusätzlich mit Pflaster fixiert werden.

Ultraschallgesteuerte Technik

- In der Höhe des Krikoids mit quer zur Gefäßverlaufsrichtung aufgesetztem Schallkopf ist die V. jugularis interna neben der pulsierenden A. carotis in der Querachse sehr einfach darstellbar und dient letztendlich zur Orientierung aller sonoanatomischen Strukturen für einen supraklavikulär aufgesetzten Schallkopf [9]. Eine Hand des Anästhesisten hält den Ultraschallkopf, die andere führt die Punktionsnadel bzw. Kunststoffvenenkanüle. Bei der OOP-Technik wird die

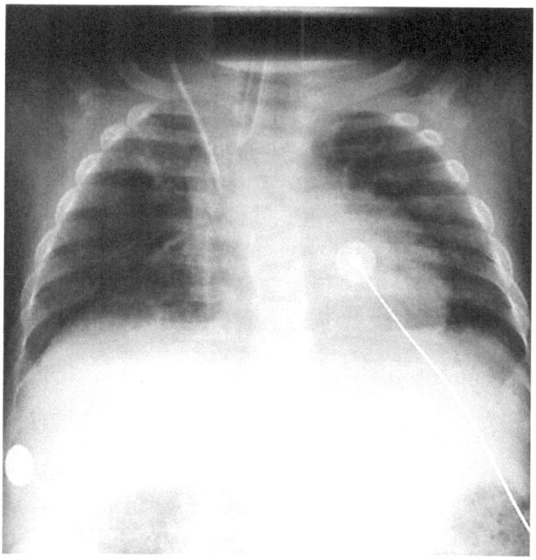

Abb. 11.5 ZVK-Lagekontrolle mittels Röntgenbild [T614]

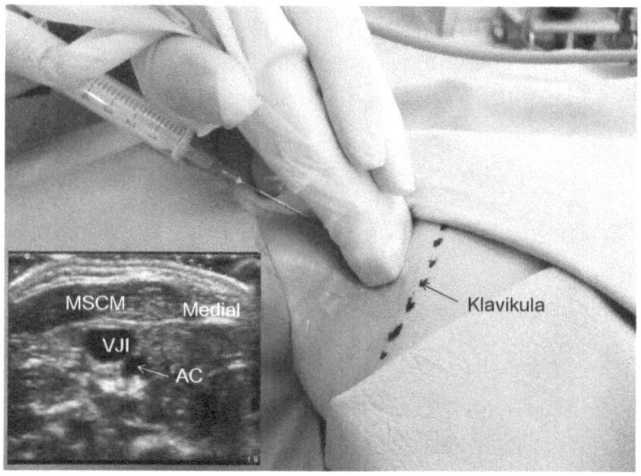

Abb. 11.6 Ultraschallgesteuerte Punktion der V. jugularis interna [T610]

Nadel entlang der kurzen Achse des Schallkopfes eingeführt und möglichst auf die Mitte des Lumens der inneren Jugularvene zugeführt (➤ Abb. 11.6).

- Sonographisch ist die Spitze der Punktionsnadel nur selten sichtbar. Durch das indirekte Zeichen der Gewebeverdrängung lässt sich aber die Lokalisation der Nadelspitze im Verhältnis zur Vene relativ sicher verfolgen (20). Wenn die Nadelspitze das Gefäß erreicht hat, ist eine zeltförmige Einbuchtung der Vene zu erkennen. Vor allem bei Säuglingen wird das Venenlumen dabei häufig so komprimiert, dass sich erst beim Zurückziehen der Nadel Blut aspirieren lässt bzw. Blut in der Kunststoffvenenkanüle erscheint. Danach wird der Schallkopf beiseite gelegt. Bei Verwendung einer Kunststoffvenenkanüle wird der Mandrin fixiert und die Kunststoffkanüle in die Vene vorgeschoben. Der Seldinger-Technik entsprechend wird dann ein Führungsdraht entweder über die Kanüle oder Punktionsnadel eingeführt.
- Ob aber mit dieser typischerweise angewandten Technik die Kanülierung der V. jugularis interna tatsächlich so erfolgreich ist, sei gerade bei Neu- und Frühgeborenen fraglich. Einerseits sieht man bei dieser Punktionstechnik (OOP) die Nadelspitze meist nur indirekt anhand von Gewebeverdrängung und Gefäßwandkompression, außerdem kommt es bei kleinen Kindern

gleichsam zu einem Gefäßkollaps durch die herannahende Nadel. Dieselben Probleme gelten auch für die Punktion der Femoralvene. Ganz anders verhält es sich bei der Punktion der Vv. subclavia und brachiocephalica.

11.2.6 Infraklavikulärer Zugang zur V. subclavia

- Die V. subclavia kann ebenfalls in jeder Altersklasse punktiert werden. Die Punktion ist schwierig, weil sie bei Neugeborenen kleiner als die V. jugularis interna ist, und eine versehentlich punktierte A. subclavia schwierig zu komprimieren ist.
- Die V. subclavia liegt bei kleinen Kindern ebenfalls sehr oberflächlich (0,5–1 cm unter dem Hautniveau).
- Die linke V. subclavia wird bevorzugt, weil die Katheter von dort eher den Weg zum rechten Vorhof nehmen und Fehllagen seltener sind.
- Die V. subclavia ist an der Fascia clavipectoralis und am Periost der ersten Rippe fixiert, sodass sie beim Kontakt mit der Punktionsnadel nicht so einfach kollabiert [31]. Die V. subclavia verläuft bei Säuglingen mehr kranial als bei älteren Kindern. Ihr Verlauf ist nahezu extrathorakal, bevor sie in die V. brachiocephalica mündet [19]. Darüber hinaus wird die Stelle, an der die V. subclavia die erste Rippe passiert, als ein relativ sicherer Punktionsort angesehen [14]. Die erste Rippe bietet hier einen gewissen Schutz vor der akzidentellen Lungenpunktion, und von hier an verläuft die A. subclavia hinter dem M. scalenus anterior, wohingegen die Vene davor bleibt.

Landmarkengestützte Punktion

Die Punktion erfolgt unterhalb der Mitte der Clavicula in Richtung auf das Jugulum.

Ultraschallgesteuerte Punktion

Typischerweise wird hierfür die IP Technik verwendet [31].

- Beim Aufsuchen der beiden Vv. subclavia und brachiocephalica wird zunächst wie beschrieben die innere Jugularvene mit quer zur Verlaufsrichtung aufgesetztem Schallkopf in der Höhe des Krikoids dargestellt. Mit dem Schallkopf dem Verlauf der Jugularvene nach kaudal folgend, erscheint im Ultraschallbild als Erstes ein von lateral nach medial verlaufendes Gefäß, die A. subclavia. Weiter kaudal mündet die V. subclavia in die innere Jugularvene, gemeinsam mit der V.

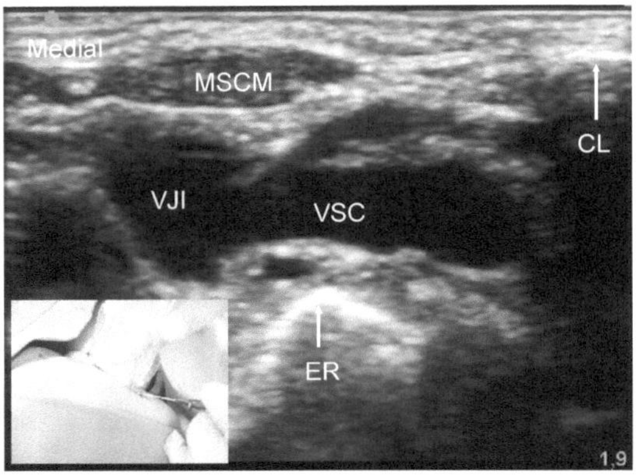

Abb. 11.7 In der Längsachse dargestellte linke V. subclavia im Schallblickfeld [T610]

jugularis interna bildet sie die V. brachiocephalica. Zur Darstellung der V. subclavia wird der Schallkopf schließlich leicht nach lateral über die Clavicula geschwenkt, sodass der gesamte longitudinale Verlauf der V. subclavia von der Clavicula bis zum Zusammenfluss mit der V. jugularis interna im Ultraschallbild gesehen wird (➤ Abb. 11.7).

- Die Punktion erfolgt in der IP Technik von infraklavikulär bei supraklavikulär aufgesetztem Schallkopf, wobei die Punktionsnadel von lateral nach medial vorgeschoben wird (➤ Abb. 11.8).
- Der große **Nachteil** dieser Technik ist, dass die Passage der Punktionsnadel bzw. Venenverweilkanüle unter der Clavicula, bedingt durch den akustischen Schallschatten des supraklavikulär aufgesetzten Schallkopfes, nicht gesehen wird [32]. Bei der von supraklavikulär durchgeführten Kanülierung der Vv. brachiocephalica bzw. subclavia bzw. des Konfluens von Pirogoff besteht dieser Nachteil nicht [11] [32].

11.2.7 Supraklavikulärer Zugang zur V. subclavia oder brachiocephalica

- Ob nun die initiale Punktion noch die V. subclavia, den Konfluens von Pirogoff oder bereits die V. brachiocephalica betrifft, spielt dabei keine Rolle.
- Wie bei der Subklaviavenenpunktion wird mit dem Schallkopf der Verlauf der V. jugularis interna nach kaudal verfolgt, bis der Konfluens von Jugular- und Subklaviavene erreicht ist. Dann wird der Schallkopf leicht nach medial und kaudal gekippt, bis die V. brachiocephalica in der Längsachse sichtbar ist (➤ Abb. 11.8).
- Die Venenkunststoffkanüle oder Punktionsnadel ohne konnektierter Spritze wird supraklavikulär von lateral nach medial der IP Technik folgend unter die lange Achse des Schallkopfes vorgeschoben (➤ Abb. 11.9). Sobald die Nadelspitze im Schallblickfeld erscheint, wird sie unter direkter Ultraschallsicht in die Vene eingeführt. Der Schallkopf wird beiseite gelegt. Bei spontanem Blutrückfluss wird der Führungsdraht eingeführt bzw. die Kunststoffkanüle über den fixierten Mandrin in die Vene vorgeschoben. Bei keinem spontanem Blutrückfluss trotz vermeintlicher Platzierung der Nadelspitze innerhalb des Gefäßes wird eine Spritze konnektiert, um Blut zu aspirieren, während die Nadel langsam zurückgezogen wird. Bei negativer Blutaspiration wird die Vene wiederum im Ultraschall dargestellt und der ganze Punktionsvorgang wiederholt.

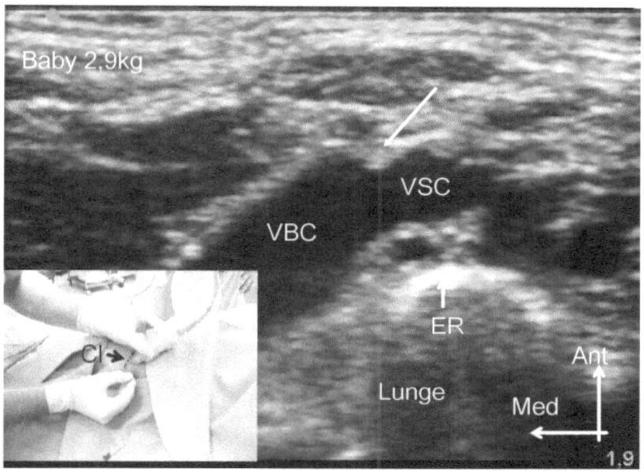

Abb. 11.8 In der Längsachse dargestellte linke V. brachiocephalica im Schallblickfeld [T610]

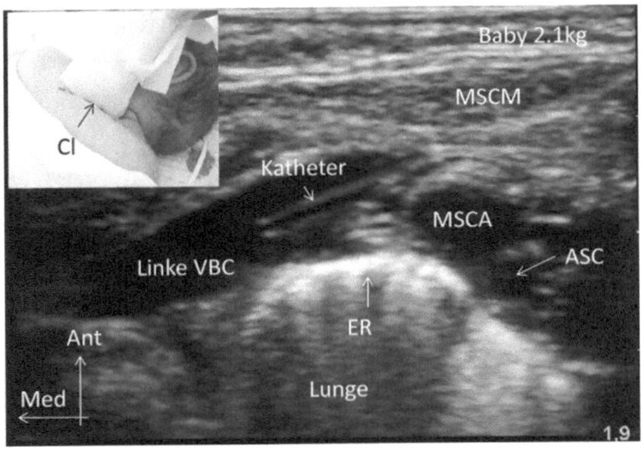

Abb. 11.9 Ultrasonographischer, nahezu horizontaler Verlauf der linken V. brachiocephalica in der Längsachse [T610]

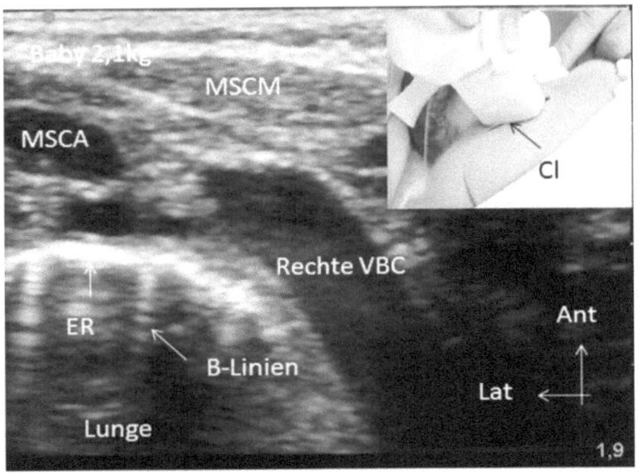

Abb. 11.10 Ultrasonographischer, kaudaler Verlauf der rechten V. brachiocephalica in der Längsachse [T610]

- Die linke V. brachiocephalica verläuft nahezu horizontal, während die rechte rasch eine nach kaudal verlaufende Richtung einschlägt (➤ Abb. 11.9, ➤ Abb. 11.10). Das macht sowohl die sonographische Darstellung der rechten V. brachiocephalica in der Längsachse als auch deren Kanülierung in der IP Technik schwieriger als links [12].

11.2.8 Zugang über die V. femoralis

- Die V. femoralis liegt medial der A. femoralis (landmarkengestützte Punktionstechnik).
- Die V. femoralis wird typischerweise mit quer zur Gefäßverlaufsrichtung aufgesetztem Schallkopf in der OOP Technik etwa auf Höhe des Lig. inguinale punktiert (➤ Abb. 11.11)

Hauptnachteile dieser Technik sind auch hier die nur indirekte Sicht der Nadelspitze im Schallblickfeld und der Gefäßkollaps durch die Annäherung der Punktionsnadel bei kleinen Kindern.

11.2.9 Mögliche Komplikationen

- Die häufigste Punktionskomplikation ist die versehentliche arterielle Punktion.
- Zumindest vier Studien demonstrieren eine höhere Pneumothoraxrate nach Subklavia – verglichen mit Jugularvenenpunktionen (3,1 vs. 0,8 %) [13] [21] [25] [27].

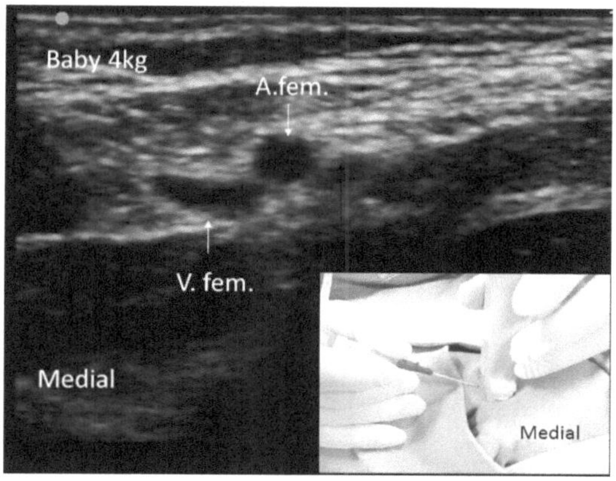

Abb. 11.11 In der Querachse ultrasonographisch dargestellte linke V. femoralis [T610]

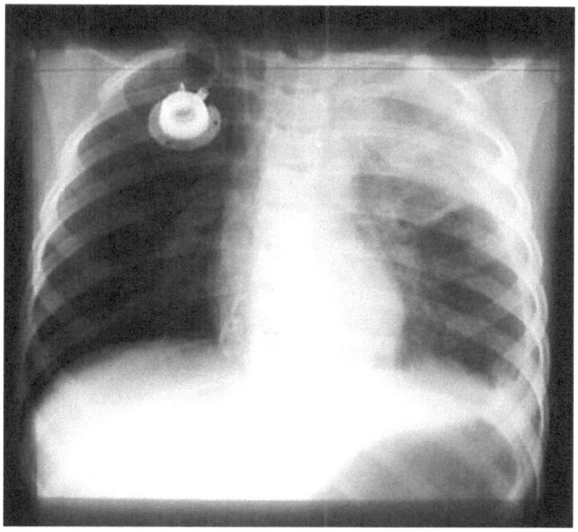

Abb. 11.12 Hämatothorax nach ZVK Anlage [T614]

- Weitere schwerwiegende Komplikationen sind Hämatothorax (1 %, ➤ Abb. 11.12) [13], Myokardperforation, Pneumomediastinum, Arrhythmien, massive peritoneale Blutung nach Femoralvenenpunktion [4] sowie Chylothorax zumeist links nach Subklaviavenenpunktionen [7] [36].
- Häufigste Langzeitkomplikationen sind katheterassoziierte Infektionen, Katheterobstruktionen und Thrombosen.

11.2.10 Risikoreduktion von Punktionskomplikationen

- Hauptrangiges Ziel ist die **Minimierung der notwendigen Punktionsversuche,** einer Zahl, die mit abnehmendem Körpergewicht signifikant ansteigt [11] [15] [24]. Für jede geplante Punktion einer zentralen Vene beim Kind gilt es bereits im Vorfeld, optimale Voraussetzungen für eine erfolgreiche Punktion zu schaffen. Dazu gehören die optimale Lagerung des Patienten, die Punktion in zumindest tiefer Sedoanalgesie sowie die richtige Wahl der Vene und Punktionskanüle aber auch des Führungsdrahtes und Katheters [1] [23] [41]. Eine Hypovolämie sollte vor allem bei Neu- und Fühgeborenen vor einer Punktion ausgeglichen werden.

- Auch wenn der Beweis aussteht, scheint die ultraschallgesteuerte Punktion der entscheidende Faktor für die Minimierung der notwendigen Punktionsversuche und damit hauptverantwortlich für die Risikoreduktion bei der Punktion einer zentralen Venen bei Kindern zu sein [18] [37].

11.2.11 Sonographisches Erfassen von Punktionskomplikationen

Mithilfe des Ultraschalls kann ein Pneumothorax beim Erkennen des „Lung Slidings", der A und B-Linien sowie des „Seashore Signs" rasch ausgeschlossen werden [26]. Die Sonografie ist sogar die sensitivere Methode als das Thorax-Röntgenbild, einen Pneumothorax in Rückenlage auszuschließen [2]. Im Fall einer hämodynamischen Instabilität nach zentralvenöser Punktion sollte auch ein Perikarderguss mithilfe der Ultrasonographie ausgeschlossen werden, was aber doch ein gutes Verständnis in der Sonografie und zumeist einen Sektorschallkopf erfordert. Im Notfall könnte ein Perikarderguss ultraschallgesteuert entleert werden.

11.2.12 Katheter zur Bestimmung des HZV

- Speziell für Kinder ab 8 kg gibt es vierlumige 4 und 5-French-Pulmonalarterienkatheter (➤ Kap. 9), die über eine Schleuse eingeschwemmt werden können.
- Eine einfachere Alternative auch für Kinder sind arterielle Thermodilutionskatheter (ab 3 F, PiCCO™-System; ➤ Kap. 10). Der Kältebolus wird über einen zentralvenösen Katheter appliziert und die Thermodilutionskurven werden über einen Thermistorkatheter in der A. femoralis registriert.
- Invasive Verfahren zur Messung des Herzzeitvolumens werden bei Kindern zur Zeit aber nur selten eingesetzt. Meistens reichen indirekte Parameter zur Beurteilung des Sauerstofftransportsystems (arterio-zentralvenöse Sauerstoffsättigungsdifferenz, Laktatspiegel, Basenabweichung, Urinausscheidung, Hauttemperatur) zur Therapiesteuerung aus.
- Bei herzchirurgischen Kindern wird häufig die Echokardiographie zur Beurteilung der Pumpfunktion des Herzens eingesetzt.

11.2.13 Schlussfolgerungen

Arterielle und zentralvenöse Kanülierungen dienen bei schwerkranken Kindern und Neugeborenen sowohl diagnostischen als auch therapeutischen Zwecken. Auf Grund möglicher Komplikationen ist vorher eine Nutzen-Risiko Abwägung notwendig. Die Methode der Wahl für die zentralvenöse Kanülierung bei Kindern ist die ultraschallgesteuerte Technik, die in Zukunft wohl auch aus medikolegalen Gründen anzuwenden sein wird. Einschränkungen des Ultraschalls sind lediglich die Nichtverfügbarkeit eines Geräts und physikalische Gründe wie z. B. Luft bei einem Emphysem.

Referenzen

[1] Araujo CL, Lima MC, Talbo GM (2007) Percutaneous subclavian central venous catheterization in children and adolescents: success, complications and related factors. J Pediatr (Rio J) 83: 64–70

[2] Agricola E, Arbelot C, Blaivas M et al. (2011) Ultrasound performs better than radiographs. Thorax 66: 828–9

[3] Alderson PJ, Burrows FA, Stem LI, Holtby HM (1993) Use of ultrasound to evaluate internal jugular vein anatomy and to facilitate central venous cannulation in paediatric patients. Br J Anaesth 70: 145–148

[4] Akata T, Nakayama T, Kandabashi T, Kodama K, Takahashi S (1998) Massive retroperitoneal hemorrhage associated with femoral vein cannulation. J Clin Anaesth 10: 321–6

[5] Arul GS, Lewis N, Bromley P, Bennett J (2009) Ultrasound-guided percutaneous insertion of Hickman lines in children. Prospective study of 500 consecutive procedures. J Pediatr Surg 44: 1371–6.

[6] Arul GS, Livingstone H, Bromley P, Bennett J (2010) Ultrasound-guided percutaneous insertion of 2.7 Fr tunnelled Broviac lines in neonates and small infants. Pediatr Surg Int 26: 815–8

[7] Beljaars GH, Van Shil P, De Weerdt A, Suys B, Wojiciechowski M, Jorens PG (2006) Chylothorax, an unusual mechanical complication after central venous cannulation in children. Eur J Pediatr 165: 646–7

[8] Breschan C, Kraschl R, Krenn R, Krumpholz R, Jost R, Likar R (2000) Anaesthetic management of liver haemorrhage during laparotomy in a premature infant with necrotizing enterocolitis. Pediatr Anesth 10: 425–8

[9] Breschan C, Platzer M, Likar R (2009) Central venous catheter for newborns, infants and children. Anaesthesist 58: 897–900, 902–4

[10] Breschan C, Platzer M, Jost R, Schaumberger F, Stettner H, Likar R (2007) Comparison of catheter-related infection and tip colonization between internal jugular and subclavian central venous catheters in surgical neonates. Anesthesiology 107: 946–53

[11] Breschan C, Platzer M, Jost R et al. (2011) Consecutive, prospective case series of a new method for ultrasound-guided supraclavicular approach to the brachiocephalic vein in children. Br J Anaesth 106: 732–7

[12] Breschan C, Platzer M, Jost R, Stettner H, Feigl G, Likar R (2012) Ultrasound-guided supraclavicular cannulation of the brachiocephalic vein in infants: a retrospective analysis of a case series. Pediatr Anesth 22: 1062–7

[13] Casado-Flores J, Barja J, Martino R, Serrano A, Valdivielso A (2001) Complications of central venous catheterization in critically ill children. Pediatr Crit Care Med 2: 57–62

[14] Cobb LM, Vincur CD, Wagner CW, Weintraub WH (1987) The central venous anatomy in infants. Surg Gynecol Obstet 165: 231–234

[15] Cruzeiro PC, Camargos PA, Miranda ME (2006) Central venous catheter placement in children: a prospective study of complications in a Brazilian public hospital. Pediatr Surg 22: 536–40

[16] Cuper NJ, de Graaff JC, Hartman BJ, Verdaasdonk RM, Kalkman CJ (2012) Difficult arterial cannulation in children: is a near-infrared vascular imaging system the answer? Br J Anaesth 109 : 420–6

[17] Ganesh A, Kaye R, Cahill AM, Stern W, Pachikara R, Gallagher PR, Watcha M (2009) Evaluation of ultrasound-guided radial artery cannulation in children. Pediatr Crit Care Med 10: 45–8

[18] Grebenik CR, Boyce A, Sinclair ME, Evans RD, Mason DG, Martin B (2004) NICE guidelines for central venous catheterization in children. Is the evidence base sufficient? Br J Anaesth 92: 827–30

[19] Groff DB, Ahmed N (1974) Subclavian vein catheterization in the infant. J Pediatr Surg 9: 171–174

[20] Hillmann R, Döffert J (2009) Sonografisch gesteuerte Anlage von Gefäßzugängen;
Kap. 3. In: Hillmann R, Döffert J (Hrsg) Praxis der anästhesiologischen Sonografie.
Interventionelle Verfahren bei Erwachsenen und Kindern, 1. Aufl. Elsevier, Urban & Fischer. München. ISBN 978-3-437-24770-5, S 37–53

[21] Iovino F, Pittiruti M, Buononato M, Lo Schiavo F (2001) Central venous catheterization: complications of different placements. Ann Chir 126: 1001–6.

[22] Iwashima S, Ishikawa T, Onzeki T (2008) Ultrasound guided venous Landmark-guided femoral vein access in pediatric cardiac catheterization. Pediatr Cardial 29: 339–42

[23] Janik JE, Conlon SJ, Janik JS (2004) Percutaneous central access in patients younger than 5 years: size does matter. J Pediatr Surg 39: 1252–6

[24] Johnson EM, Saltzman DA, Suh G, Dahms RA, Leonard AS (1998) Complications and risks of central venous catheter placement in children. Surgery 124: 911–6
[25] Karapinar B, Cura A (2007) Complications of central venous catheterization in critically ill children. Pediatr Int 49: 593–9
[26] Lichtenstein DA, Meziere G, Lascols N et al. (2005) Ultrasound diagnosis of occult pneumothorax. Crit Care Med 33: 1231–8
[27] Luyt DK, Mathivha LR, Litmanovitch M, Dance MD, Brown JM S (1996) Confirmation of the safety of central venous catheterisation in critically ill infants and children-the Baragwanath experience. S Afr Med J 86 (5 Suppl): 603–6
[28] Machotta A, Kerner S, Höhne C, Kerner T (2005) Ultrasound guided central venous cannulation in a very small preterm neonate. Paediatr Anaesth 15: 325–27
[29] Marhofer P (2008) Needle guidance techniques. In: Marhofer P (ed) Ultrasound guidance for nerve blocks. Principles and practical implementation. Oxford University Press, Oxford. ISBN 978-0-19-954756-2, pp 45–47
[30] Pearse RG (1978) Percutaneous catheterisation of the radial artery in newborn babies using transillumination. Arch Dis Child; 53: 549–54
[31] Pirotte T, Veyckemans F (2007). Ultrasound-guided subclavian vein cannulation in infants and children: a novel approach. Br J Anaesth 98: 509–14
[32] Rhondali O, Attof R, Combet S, Chassard D, de Queiroz Siqueira M (2011) Ultrasound-guided subclavian vein cannulation in infants: supraclavicular approach. Pediatr Anesth 21: 1136–41
[33] Schindler E, Schears GJ, Hall SR, Yamamoto T, Davidson A (2012) Ultrasound for vascular access in pediatric patients. Pediatr Anesth 22: 1002–7
[34] Schwemmer U, Arzet HA, Trautner H, Rauch S, Roewer N, Greim CA (2006) Ultrasound-guided arterial cannulation in infants improves success rate. Eur J Anaesthesiol 23: 476–80
[35] Sener M (2012) Supraclavicular subclavian vein approach for central venous catheterization is a safe and preferable method also in pediatric patients. Pediatr Anesth (22): 506–7
[36] Shih YT, Su PH, Chen JY, Lee IC, Hu JM, Chang HP (2011) Common etiologies of neonatal pleural effusion. Pediatr Neonatol 52: 251–5
[37] Sigaut S, Skhiri A, Stany I et al. (2009) Ultrasound guided internal jugular vein access in children and infants: a meta-analysis of published studies. Paediatr Anaesth 19: 1199–206
[38] Verghese ST, Nath A, Zenger D, Patel RI, Kaplan RF, Patel KM (2002) The effects of the simulated Valsalva maneuver, liver compression, and/or Trendelenburg position on the cross-sectional area of the internal jugular vein in infants and young children. Anesth Analg 94: 250–4
[39] Verghese ST, McGill WA, Patel RI, Sell JE, Midgley FM, Ruttimann UE (1999) Ultrasound-guided internal jugular vein cannulation in infants – a prospective comparison with the traditional palpation method. Anesthesiology 91: 71–77
[40] Verghese ST, McGill WA, Patel RI, Sell JE, Midgley FM, Ruttimann UE (2000) Comparison of three techniques for internal vein cannulation in infants. Paediatr Anaesth 10: 505–511
[41] Waddington MS, Mullins GC (2005) Early complication of paediatric central cenous cannulation. Pediatr Anesth 15: 1001–5
[42] Wall PM, Kuhns LR (1977) Percutaneous arterial sampling using transillumination.
Pediatrics; 59 (Suppl.): 1032–5
[43] Yoshida H, Kushikata T, Kitayama M et al. (2010) Time-consumption risk of real-time ultrasound-guided internal jugular vein cannulation in pediatric patients: comparison with two conventional techniques. J Anaesth 24: 653–5

[T610] Dr. Christian Breschan, Abteilung, für Anästhesie, Klinikum Klagenfurt
[T614] Prof. Dr. med. Robert Sümpelmann, Zentrum Anästhesiologie, Kinderklinik, Medizinische Hochschule, Hannover

12 Fallbeispiele

R. Crahé, Ch. Breschan, O. Gödje, U. v. Hintzenstern, S. G. Sakka, R. Sümpelmann, G. Wiesner

Hämodynamisches Monitoring. http://dx.doi.org/10.1016/B978-3-437-31604-3.00012-9

Die folgenden Fallbeispiele sollen einen Einblick in die vielfältigen Einsatzmöglichkeiten der einzelnen Methoden und Verfahren des invasiven hämodynamischen Monitorings geben. Sie stammen von Autoren aus verschiedenen Kliniken, d.h. sie spiegeln unterschiedliche Erfahrungen und Ansichten wider und folgen keinem einheitlichen diagnostischen oder therapeutischen Konzept.
So wie es in der Literatur keine allgemeinverbindlichen Angaben für die Normalwerte der einzelnen invasiv bestimmten hämodynamischen Parameter gibt, werden auch hier je nach Autor teilweise unterschiedliche Normalwerte zugrundegelegt.
Die Fallbeispiele sind nicht als Richtlinie für das Vorgehen in bestimmten Situationen gedacht, sondern sollen nur jeweils Möglichkeiten aufzeigen, wie man invasives hämodynamisches Monitoring sinnvoll einsetzen kann, um kritisch kranken Patienten zu helfen.

Parameter
(↔) normal
(↑) = erhöht, (↑ ↑) = stark erhöht
(↓) = erniedrigt, (↓ ↓) = stark erniedrigt

12.1 Erwachsene

12.1.1 Arterienkatheter

Fall 1: Y-Prothese

Klinische Situation

- 70 J., männlich, art. Hypertonus, periphere arterielle Verschlusskrankheit, Z.n. Herzinfarkt, KHK, Herzinsuffizienz NYHA II-III bei KHK, insulinpflichtiger Diabetes mellitus.
- Geplante OP: Y-Prothese bei hochgradigen Ischämien der Beine.

Problematik

Erhebliche Druckschwankungen während Einleitung und bestimmten Operationsphasen (Abklemmen und Wiedereröffnen der Aorta), aber auch bedingt durch ein starres Gefäßsystem und einer möglichen (Links)herzinsuffizienz.

Vorgehen (Monitoring, Therapie)

- Vor Narkoseeinleitung Anlage eines arteriellen Katheters zur invasiven RR-Messung.
- RR im Einleitungsraum: 210/100 mmHg (↑ ↑) → 2 mg Midazolam i.v.
- Nach Narkoseeinleitung mit Propofol, Fentanyl und Atracurium RR 80/60 mmHg (↓ ↓) → Oberkörpertieflagerung, Volumenzufuhr (Kolloid), vorsichtige Gabe von positiv inotropen Substanzen (Cafedrin/Theodrenalin).
- Nach RR-Anstieg auf 130/90 mmHg Intubation unter ausreichender Analgosedierung.
- OP-Lagerung, Abwaschen des OP-Gebiets mit Desinfektionsmittel: RR 90/50 mmHg (↓) → Volumenzufuhr und vorsichtige Gabe von positiv inotropen Substanzen (Cafedrin/Theodrenalin).

- Vorbereiten des Cell-Savers.
- OP-Beginn in ausreichender Narkosetiefe sowie erneuter Fentanylgabe. Vorsichtige Gabe von positiv inotropen Substanzen (Cafedrin/Theodrenalin) → Abklemmen der Aorta bei $RR_{syst.}$ 120 mmHg nach Heparingabe.
- Wiedereröffnen der Aorta bei RR 130/90 mmHg und inzwischen 1.500 ml Kristalloiden und 500 ml Kolloid. Protamingabe (langsam wegen möglichem RR-Abfall), Gabe des Cell-Saver Blutes (300 ml).
- BGA: paO_2 130 mmHg (FiO_2 0,4), $paCO_2$ 35 mmHg, pH 7,24 (↓), BE – 11 mmol/l (↓). Interpretation: Metabolische Azidose durch saure Valenzen aus den ischämischen Beinen.
- Zunächst keine Pufferung. Kontroll-BGA nach 30 min. zeigt pH-Anstieg auf pH 7,35.
- Narkoseausleitung unter ständiger RR-Kontrolle, bei Bedarf (RR hoch) Gabe von Urapidil.

Verlauf

- Im Aufwachraum Fortsetzung des kontinuierlichen RR-Monitorings sowie Abschirmung des Patienten durch eine ruhige Umgebung und ausreichende Analgesie (fraktioniert Piritramid, später mittels PCA-Pumpe).
- Bei Bedarf Urapidil zur RR-Senkung.
- Weiterer postoperativer Verlauf ohne besondere Ereignisse, zur Überwachung Verlegung des Patienten auf die IMC.

12.1.2 Arterien- und zentraler Venenkatheter

Fall 2: Ileus

Klinische Situation

- 70 J., weiblich, Z. n. Myokardinfarkt, Herzinsuffizienz NYHA II–III.
- Seit 5 Tagen zunehmende Oberbauchbeschwerden, akutes Abdomen bei V. a. Ileus.
- RR 120/60 mmHg, HF 120/min (↑), Urinausscheidung ca. 30 ml/h, Temp. 38,5 °C rektal
- Geplante OP: Explorative Laparotomie.

Problematik

- Präoperatives Volumendefizit von schwer abschätzbarem Ausmaß.
- Schwierige intraoperative Volumenbilanzierung.
- Gefahr der respiratorischen Insuffizienz, insbesondere nach massiver Volumentherapie (Kristalloid und Kolloid).
- Möglichkeit von starkem RR-Abfall nach Narkoseeinleitung und nach Baucheröffnung.
- Postoperativ voraussichtlich parenterale Ernährung erforderlich.

Vorgehen (Monitoring, Therapie)

- Anlage eines großlumigen periphervenösen Zugangs.
- Frühzeitiger Beginn mit der Volumenzufuhr (Kristalloid und Kolloid).
- Vor Narkoseeinleitung Anlage eines arteriellen Katheters zur invasiven RR-Messung.

- Nach Narkoseeinleitung („crash intubation“) mit Etomidat, Fentanyl und Succinylcholin RR 80/50 mmHg (↓) → Oberkörpertieflagerung, zügige Volumenzufuhr (Kolloid).
- ZVK-Anlage (doppellumig wegen postoperativer parenteraler Ernährung): zentraler Venendruck (ZVD) 2 mmHg (↓) unter Beatmung → Volumenzufuhr bis ZVD ca. 12–14 mmHg.
- Anlage eines Harnblasenkatheters: minimale Urinmenge.
- Bei OP-Beginn Stabilisierung des RR.
- Balanzierte Narkoseführung mit Fentanyl und Isofluran.
- Ausgedehnte Darmresektion bei Tumor, OP-Dauer 3 h.
- Intraoperativ mehrfach RR-Abfall innerhalb Minuten → kontinuierliche Dopaminzufuhr sowie Volumengabe von 8 Liter Kristalloid, 1,5 Liter Kolloid (Gelatine) und 3 Erythrozytenkonzentraten. Keine Gabe von gefrorenen Frischplasmen (FFP) oder Albumin.
- Urinausscheidung 100 ml/h (↔), RR 120/60 mmHg, HF 95/min, ZVD 14 mmHg (↔).
- Mehrfache Blutgasanalysen: Respiratorische Insuffizienz trotz differenziertem Beatmungsmuster: paO_2 75 mmHg, $paCO_2$ 35 mmHg bei FiO_2 0,5, I:E 1:1, PEEP 7 mbar → Entscheidung zur Nachbeatmung auf der Intensivstation bis zur Besserung des pulmonalen Gasaustauschs.

Verlauf

Extubation 24 h später bei mäßigem Gasaustausch und stabilen intraabdominellen Verhältnissen.

Fall 3: Infrarenales Bauchaortenaneurysma

Klinische Situation

- 65 J., männlich, periphere arterielle Verschlusskrankheit, Z. n. Herzinfarkt.
- Wegen bekanntem Bauchaortenaneurysma Implantation einer Y-Prothese vorgesehen.

Problematik

- Gefahr von massiven RR-Schwankungen bei Narkoseeinleitung, Abklemmen und Wiedereröffnen der Aorta.
- Stress und Schmerz in der Aufwachphase.

Vorgehen (Monitoring, Therapie)

- Vor Narkoseeinleitung Anlage eines arteriellen Katheters zur invasiven RR-Messung.
- RR 180/100 mmHg (↑ ↑) → 2 mg Midazolam i. v.
- Nach Narkoseeinleitung mit Etomidat, Fentanyl und Vecuronium RR auf 140/60 mmHg (↔).
- Intubation unter ausreichender Analgosedierung.
- Balanzierte Narkoseführung mittels Fentanyl und Isofluran/Lachgas.
- Anlage eines ZVK: zentraler Venendruck (ZVD) 7 mmHg (↔).
- Ausreichende Narkosetiefe zu OP-Beginn (Cave: Rupturgefahr bei RR-Anstieg).
- Bei Abklemmen der infrarenalen Aorta RR 160/90 mmHg (↑) → 0,2 mg Nitroglyzerin i. v.
- ZVD 6 mmHg (↓) → Volumengabe (Kolloid) bis ZVD 10 mmHg.
- Bei Wiedereröffnen der Aorta RR 90/50 mmHg (↓) sowie ZVD 6 mmHg (↓) → Gabe von Volumen (Kolloid) sowie kontinuierlich Dopamin.

Verlauf

- Postoperative Verlegung des beatmeten Patienten auf die Intensivstation, da pulmonaler Gasaustausch eingeschränkt und Kreislaufverhältnisse weiterhin instabil (Volumenbedarf, schwankender RR).
- Extubation 12 h postoperativ nach Stabilisierung der kardiopulmonalen Situation.
- Anmerkung: Ein Pulmonalarterienkatheter zum intraoperativen Monitoring ist nur bei erheblich eingeschränkter kardialer Situation erforderlich. Dann sind aber zusätzlich entsprechende Kenntnisse sowie eine ausreichende Erfahrung des Anästhesisten erforderlich!

Fall 4: Urosepsis

Klinische Situation

- 60 J., weiblich, Z. n. Nephrektomie li., chronisch obstruktive Lungenerkrankung, Z. n. Herzinfarkt, Herzinsuffizienz NYHA II–III.
- Jetzt: Dyspnoe, Temp. 40,2 °C rektal, RR 90/40 mmHg (↓), HF 110/min (↑), Oligo-Anurie. Leukozyten 15/nl (↑), CRP 110 mg/l (↑).
- Aufnahme auf die Intensivstation vom urologischen OP nach Nierenbeckenfistelung mit Verdacht auf Urosepsis.

Problematik

- Adäquate und bilanzierte Volumentherapie.
- Steuerung der Katecholamintherapie.
- Vermeidung von hypodynamen Herzzeitvolumina (HZV) bzw. Erzielung eines adäquaten HZV.
- Gefahr einer respiratorischen Insuffizienz (insbesondere nach Volumengabe).

Vorgehen (Monitoring, Therapie)

- Anlage eines arteriellen Katheters zur invasiven RR-Messung und für Blutgasanalysen.
- Beginn der Volumentherapie (Kolloid).
- paO_2 55 mmHg (↓), $paCO_2$ 30 mmHg (↓) bei Spontanatmung mit 4 l O_2/min per Nasensonde (paO_2 grenzwertig niedrig. Hinweis: Der Parameter alleine reicht nicht aus, um eine Sauerstoffschuld zu diagnostizieren → in Kombination mit dem niedrigen $paCO_2$ als Zeichen einer Hyperventilation jedoch hinweisend auf einen Sauerstoffmangel) → Intubation und Beatmung.
- Anlage eines dreilumigen ZVK sowie eines Pulmonalarterienkatheters mit kontinuierlicher gemischtvenöser O_2-Sättigung (frühzeitiges Erkennen eines ungenügenden HZV bei gleichzeitig vorliegender schwerer Herzinsuffizienz).
- Zentraler Venendruck (ZVD) 2 mmHg (↓ ↓), Herzindex (HI) 2,8 l/min/m^2 (↔ bis ↓) (HZV 5,6 l/min), gemischtvenöse O_2-Sättigung (SvO_2) 65 % (↓).
- Großzügige Volumentherapie bis ZVD > 12 mmHg (4 l Kristalloid, 1 l Kolloid, 4 Erythrozytenkonzentrate).
- Temp. 39 °C. Noradrenalin-Spritzenpumpe 4 µg/min → RR 120/70 mmHg, HF 100/min.
- Beginn mit Antibiotikatherapie (Piperacillin/Tazobactam). Keine Aminoglykoside aufgrund ihrer Nephrotoxizität.
- Beginn mit kontinuierlicher venovenöser Hämodiafiltration bei Anurie.
- HI 2,4 l/min/m^2 (↓) (HZV 4,8 l/min), SvO_2 62 % (↓).

- Adrenalin-Spritzenpumpe 1 µg/min, Noradrenalin-Spritzenpumpe 3 µg/min.
- Anstieg des HI auf 3,0 l/min/m^2 (↔) (HZV 6 l/min) und SvO_2 auf 71 % (↔) innerhalb der nächsten 16 h. Schrittweise Reduktion und Beendigung der Noradrenalin-Zufuhr. Normalisierung der Körpertemperatur.

Verlauf

- Fortführung der Beatmung (BIPAP) mit differenziertem Beatmungsmuster (oberes Druckniveau: 25 mbar, 3 s, unteres Druckniveau: 7 mbar, 3 s) über 3 Tage bei schwerer respiratorischer Insuffizienz.
- Entwöhnung von der Beatmung unter laufender Hämodiafiltration mit kontinuierlichem Volumenentzug.
- Extubation am 4. Tag nach Aufnahme.

Fall 5: Verbrennung

Klinische Situation

- 72 J., männlich, Z. n. Verbrennung (70 % KOF II° und III°) nach Zimmerbrand. Keine Eigen- oder Fremdanamnese erhebbar. Intubation und Beatmung durch den Notarzt. Mehrstündiger Transport in ein Klinikum mit Verbrennungsbetten.
- Bei Aufnahme tiefe Analgosedierung, RR 100/70 mmHg (↓), HF 120/min (↑), Temp. < 35 °C (nach langem Transport), paO_2 220 mmHg, $paCO_2$ 30 mmHg bei FiO_2 0,6, PEEP 7 mbar. Volumenzufuhr (nach Parkland-Formel = 4 ml Ringer-Laktat × KOF II°/III°× kg 24 h) = 11 l Ringer-Laktat in den ersten 8 h.

Problematik

Monitoring der Volumenzufuhr bzw. des Herzzeitvolumens (HZV) insbesondere bei kardial vorgeschädigten Patienten.

Vorgehen (Monitoring, Therapie)

- Fortsetzung der Volumentherapie nach Parkland-Formel, d. h. weitere 11 l Ringer-Laktat in den nächsten 16 h.
- Anlage eines arteriellen Katheters zur invasiven RR-Messung und für Blutgasanalysen
- Anlage eines ZVK: zentraler Venendruck (ZVD) 10 mmHg (↔).
- EKG, Röntgen-Thorax und Labor normal.
- Verbrennungsbad.
- Zunehmende Oligurie → Erhöhung der Infusionszufuhr.
- RR auf 80/60 mmHg (↓), HF 100/min (↑), ZVD 15 mmHg (↔) → Dopamin 6 µg/kg/min → RR 100/60 mmHg (↓), HF 110/min (↑).

Verlauf

- 24 h nach Trauma akute kardiale Dekompensation.
- Trotz hochdosierter Adrenalin-Therapie kein Wiedererlangen adäquater Perfusionsverhältnisse → Exitus letalis.
- Obduktion: Frische Infarzierung der Vorderwand bei schwerer KHK.

Anmerkung

- Verkennen eines Herzinfarkts bzw. einer schweren Herzinsuffizienz, die sich während des Aufenthalts auf der Intensivstation entwickelt hat (EKG bei Aufnahme unauffällig).
- Erweitertes Kreislaufmonitoring mit Möglichkeit der HZV-Bestimmung hätte vermutlich das deutlich reduzierte HZV erkennen lassen.

Fall 6: Hämodiafiltration

Klinische Situation

- 50 J., männlich. Z. n. femoro-poplitealem Bypass vor 5 Tagen.
- Schwere Linksherzinsuffizienz (Adrenalin 2–5 µg/min), periphere arterielle Verschlusskrankheit. Beatmungspflicht aufgrund schwerer respiratorischer Insuffizienz (Linksherzinsuffizienz mit pulmonaler Stauung und Pneumonie), zunehmende Niereninsuffizienz (aufgrund Katecholamintherapie, knapper Volumentherapie bzw. evtl. bedingt durch Medikamente wie z. B. Antibiotika).

Problematik

- Adäquater Volumenstatus.
- Steuerung der Katecholamintherapie.

Vorgehen (Monitoring, Therapie)

- Entschluss zur kontinuierlichen venovenösen Hämodiafiltration zur besseren Volumenbilanzierung (Verwendung eines Filtersystems, bei dem eine manuelle Bilanzierung mittels Substratlösungen erforderlich ist).
- 22:00 Uhr: Keine Sedierung, Patient etwas unruhig. RR 120/80 mmHg, ZVD 7 mmHg (↔); ASB 20, PEEP 5 mbar bei FiO_2 0,3.
- 22:30 Uhr: Propofol 50 mg/h. BIPAP (oberes Druckniveau: 20 mbar, 2 s, unteres Druckniveau: 5 mbar, 5 s).
- 24:00 Uhr: paO_2 80 mmHg (↓) → FiO_2 0,4.
- 2:00 Uhr: paO_2 80 mmHg (↓) → FiO_2 0,5, BIPAP-Zeitenänderung → I:E = 1:1 (oberes und unteres Druckniveau jeweils 3 s). ZVD 9 mmHg.
- 4:00 Uhr: paO_2 80 mmHg (↓) → FiO_2 0,6. ZVD 14 mmHg.
- 5:00 Uhr: RR 80/50 mmHg (↓) → Adrenalin-Erhöhung auf 6 µg/min.
- 6:00 Uhr: Anlage eines Pulmonalarterienkatheters: Herzindex (HI) 1,3 l/min/m^2 (↓ ↓) (Herzzeitvolumen [HZV] 2,5 l/min) → Adrenalin-Erhöhung auf 8 µg/min.
- 7:00 Uhr: Morgendliche Visite: Erkennen einer Fehlbilanzierung am Hämofilter: Stündlich wurde irrtümlich 1 l positiv bilanziert.
- Beginn einer Negativbilanzierung von 1 l stündlich.

Verlauf

- Trotz fortlaufend adäquater Volumenbilanzierung keine Erholung der kardiopulmonalen Verhältnisse innerhalb der nächsten Tage.
- Exitus letalis 3 Tage später.

Anmerkung

- Fehlinterpretation der zunehmenden kardiopulmonalen Insuffizienz (keine primär kardiale oder respiratorische Ursache). ZVD-Werte hätten hinweisend sein können.
- Dekompensationen bei hämodynamisch instabilen Patienten sind häufig unumkehrbar!

Fall 7: Hypovolämie und Lungenödem

Klinische Situation

- 88 J., männlich, 1,75 cm, 70 kg, OP: Parotidektomie bei malignem Melanom.
- Arterieller Hypertonus (mit ACE-Hemmer eingestellt) bekannt, kardiopulmonal ansonsten „gut" belastbar.
- Intraoperatives hämodynamisches Monitoring: EKG, nicht invasive Blutdruckmessung
- 2peripher venöse Verweilkanülen (14 G, 18 G).
- OP-Dauer: 5 h, OP-Beginn 13:00 Uhr, geringer Blutverlust.

Problematik

- Trotz normotensiver Blutdruckwerte und Volumentherapie (4,5 l balanzierte Vollelektrolytlösung, 0,5 l HES 6 %, 130/0,4) rückläufige Diurese, intraoperative Uringesamtmenge 250 ml.
- Am OP-Ende Extubation, 30 Minuten später Patient zunehmend verwirrt, Rhythmusstörungen (absolute Arrhythmie bei Vorhofflimmern, vereinzelt ventrikuläre Extrasystolen) und pulsoximetrische arterielle Sauerstoffsättigung 88 % unter O_2-Maske (8 l/min).
- Indikation zur Reintubation → rötlich weißes schaumiges Sekret im Tubus.

Vorgehen (Monitoring, Therapie)

- Anlage eines ZVK über die V. subclavia sowie einer invasiven arteriellen Blutdruckmessung über die A. radialis.
- 1. ZVD-Messung (bei Beatmung mit PEEP 7 mbar): 1 mmHg (↓ ↓).
- Verlegung aus dem Aufwachraum auf die anästhesiologische Intensivstation (20:00 Uhr).
- Röntgen-Thorax: „weiße" Lunge. Laborwerte: kolloidosmotischer Druck 15 mmHg (↓) → intravasaler Volumenmangel (ZVD ↓ ↓) bei interstitieller Überwässerung (Lungenödem).
- Volumentherapie in den nächsten 10 h mit 1 l HES 6 % 130/0,4 (KOD ↑) sowie im Anschluss 1 l balanzierte Vollelektrolytlösung → ZVD dann 8 mmHg, Anhebung des arteriellen Mitteldrucks > 75 mmHg sowie Steigerung des HZV (Dobutamin 5 µg/kg/min). Intermittierende „Open-lung"-Manöver.
- Zur Induzierung der Diurese 20 mg Furosemid i. v. unter Elektrolytkontrolle (Kalium).

Verlauf

Am nächsten Vormittag Extubation, für weitere 24 h intermittierend nicht-invasive Beatmung. Röntgen-Thorax: rückläufiges Lungenödem.

Fall 8: AV-Knotenrhythmus und hämodynamische Instabilität

Klinische Situation

- 67 J., männlich, koronare 3-Gefäßerkrankung, linksventrikuläre Ejektionsfraktion (Herzkatheterbefund) 45 %.
- Übernahme auf die anästhesiologische Intensivstation nach aortokoronarer Bypassoperation und schwierigem Weaning von der extrakorporalen Zirkulation.
- Hämodynamisches Monitoring mit EKG (5-Elektrodensystem), invasiver arterieller Blutdruckmessung und intermittierender Messung des zentralen Venendrucks.

Problematik

- Instabile hämodynamische Situation, kurzfristige Schwankungen zwischen normo- bis hypertensiven und hypotensiven arteriellen Blutduckwerten bei kontinuierlicher Zufuhr von Adrenalin 0,1 µg/kg/min ohne Manipulationen am mit Propofol sedierten Patienten.
- Anstiege des ZVD von 10–12 mmHg auf > 15 mmHg (↑) während Hypotension bei regelmäßigem Rhythmus, Herzfrequenz ~ 90/min.
- Überlegung, das hämodynamische Monitoring z. B. mittels transösophagealer Echokardiographie (TEE) oder Pulmonalarterienkatheter (PAK) zu erweitern.

Vorgehen (Monitoring, Therapie)

- Installation einer kontinuierlichen ZVD-Messung: auffallend intermittierend hohe a-Wellen („Kanonen-/Riesen-a-Welle") in zeitlicher Koinzidenz mit arterieller Hypotension und Anstieg des ZVD (➤ Abb. 12.1).

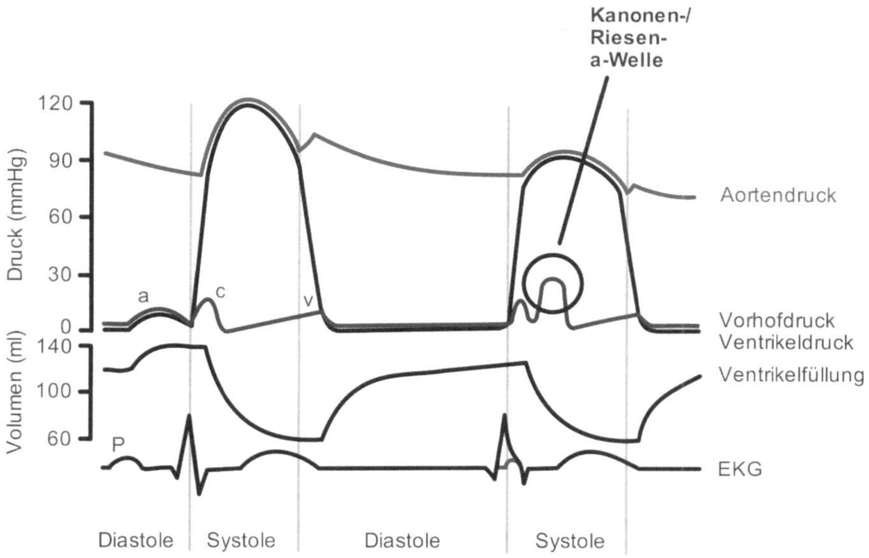

Abb. 12.1 AV-Knotenrhythmus und „Kanonen-/Riesen-a-Welle": Verlauf von Druck und Volumen in Aorta, Vorhof und Ventrikel. [T611]

- Während Hypotension auf dem Monitor-EKG fraglicher Sinusrhythmus, bei regelmäßigem Rhythmus P-Wellen jedoch nicht konstant erkennbar.
- a-Welle nach dem Beginn des QRS-Komplexes → intermittierend junktionaler (AV-Knoten) Rhythmus → durch nicht zeitgerechte Erregungsausbreitung kommt es zur Vorhofkontraktion (und a-Welle) erst während der Ventrikelsystole bei geschlossener Trikuspidalklappe, daraus resultierende hohe a-Welle und hämodynamische Beeinträchtigung (Druckabfall) durch unzureichende Kammerfüllung bei fehlender diastolischer Vorhofkontraktion.
- Sequentielles Pacing (DVI-Modus) über epikardialen Schrittmacher (Frequenz ~ 100/min). Damit hämodynamische Stabilität durch regelrechte Erregungsausbreitung über Vorhof und Kammer.

Verlauf

Am 3. postoperativen Tag spontane Etablierung eines Sinusrhythmus → Verlegung des Patienten auf die Normalstation.

12.1.3 Arterien- und Pulmonalarterienkatheter

Fall 9: Aortokoronare Bypassoperation

Klinische Situation

- 50 J., männlich, arterieller Hypertonus, periphere arterielle Verschlusskrankheit.
- Dringliche Anlage eines aortokoronaren Bypasses bei Z. n. frischem Vorderwandinfarkt.

Problematik

- Deutlich reduziertes Herzzeitvolumen (HZV).

Vorgehen (Monitoring, Therapie)

- Vor Narkoseeinleitung Anlage eines arteriellen Katheters zur invasiven RR-Messung.
- RR 150/90 mmHg, HF 90/min → 2 mg Midazolam i. v.
- Nach Narkoseeinleitung mit Etomidat, Fentanyl u. Vecuronium RR-Abfall auf 70/50 mmHg (↓ ↓) → Oberkörpertieflagerung, Gabe von Noradrenalin zur Anhebung des systemischen Gefäßwiderstands („systemic vascular resistance", SVR).
- Anlage eines dreilumigen ZVK und eines Pulmonalarterienkatheters mit kontinuierlichem Monitoring der gemischtvenösen O_2-Sättigung (die kontinuierliche gemischtvenöse O_2-Sättigung liefert zusätzliche Aspekte zur Interpretation des aktuellen HZV): RR 120/60 mmHg, zentraler Venendruck (ZVD) 4 mmHg (↔), pulmonalarterieller Druck (PAP) 35/18 mmHg (↑), pulmonalarterieller Verschlussdruck (PAOP) 18 mmHg (↑), Herzindex (HI) 1,7 l/min/m^2 (↓ ↓) (Herzzeitvolumen [HZV] 3,4 l/min) → Low cardiac output syndrome, Linksherzinsuffizienz.
- Vor kardiopulmonalem Bypass geringe Volumenzufuhr (Kolloid), Noradrenalin bei $RR_{syst.}$ < 100 mmHg.
- Zügiger Anschluss des Patienten an die Herz-Lungen-Maschine (HLM), dann Anlage eines dreifachen aortokoronaren Bypasses. HLM-Zeit 150 min.
- Entwöhnen von der HLM unter laufender Adrenalin-Therapie (10 µg/min).

- Hämodynamische Messwerte 2 min nach Abgang von der HLM: RR 70/50 mmHg (↓ ↓), ZVD 14 mmHg, HI 1,8 l/min/m^2 (↓ ↓) (HZV 3,6 l/min), PAP 40/20 mmHg (↓), PAOP 18 mmHg (↑), SvO_2 65 % (↓).
- Kontinuierliche Gabe des Phosphodiesterasehemmers Milrinon (0,5 µg/kg/min nach Aufsättigung mit 50 µg/kg). Begründung: PAOP ↑, HZV; Phosphodiesterasehemmer erhöhen das HZV bei gleichzeitiger Vasodilatation. Cave: Hypoxämie durch Erhöhung des pulmonalen Shunts. Alternative: Dobutamin, ggf. auch in Kombination. Dopamin würde den PAOP erhöhen.
- Zusätzlich Anlage einer intraaortalen Ballonpumpe (IABP) zur Erhöhung des koronaren Blutflusses und zur Senkung der Nachlast.
- RR 110/70 mmHg, ZVD 10 mmHg, HI 3,0 l/min/m^2 (↔) (HZV 6 l/min), PAP 30/15 mmHg (↔), PAOP 15 mmHg (↔), SvO_2 72 % (↔).

Verlauf

- Nach Verlegung des Patienten auf die Intensivstation Stabilisierung der Kreislaufverhältnisse innerhalb weniger Stunden. Dann Entwöhnung von der IABP.
- 24 h postoperativ: HI 2,8 l/min/m^2 (↓ bis ↔) (HZV 5,6 l/min), SvO_2 71 % (↔).
- Nach Beendigung der Therapie mittels Phosphodiesterasehemmer: HI 2,7 l/min/m^2 (↓ bis ↔) (HZV 5,4 l/min), SvO_2 71 % (↔).
- Extubation 48 h postoperativ unter Beibehaltung der Katecholaminzufuhr (Adrenalin 2 µg/min): HI 3,2 l/min/m^2 (↔) (HZV 6,4 l/min), SvO_2 72 % (↔).
- Schrittweise Reduktion und Beendigung der kontinuierlichen Katecholaminzufuhr. Beginn mit peroraler Gabe eines ACE-Hemmers. Verlegung des Patienten am 3. postoperativen Tag auf die herzchirurgische Station bei unauffälligen kardiopulmonalen Parametern.

Fall 10: Pulmonale Hypertonie nach Lebertransplantation

Klinische Situation

- 50 J., männlich, Leberzirrhose mit portaler Hypertension, bislang keine Blutung aus Ösophagus-/Fundusvarizen, aber therapierefraktärer Aszites, deshalb Evaluation zur Lebertransplantation (LTX). Anamnestisch Alkohol- und Nikotinabusus seit ca. 30 Jahren, seit einem Jahr „trocken“ und nikotinfrei.
- Die präoperative Untersuchung einschließlich Ruhe-EKG, Lungenfunktionstest, Blutgasanalyse in Ruhe und Röntgenbilder des Thorax in zwei Ebenen liefern unauffällige Befunde bzw. Normalwerte, sodass keine weiteren Untersuchungen durchgeführt werden.
- Anlage eines ZVK und eines PAK (Modell mit kontinuierlicher Bestimmung von Herzzeitvolumen (HZV) und gemischtvenöser O_2-Sättigung, (SVO_2)) über die V. jugularis interna rechts und arterielle Kanülierung nach Narkoseeinleitung. Der pulmonalarterielle Druck ist mit 40/20 mmHg leicht erhöht. Zentraler Venendruck (ZVD), Systemdrücke und HZV sind unauffällig.
- Die LTX ist chirurgisch und anästhesiologisch problemlos. Der Patient erhält 2 Erythrozytenkonzentrate und wird noch in Narkose mit einer Prostazyklin-Dauerinfusion (Iloprost 2 ng/kg/min) auf die Intensivstation gebracht. Der pulmonalarterielle Blutdruck beträgt auch postoperativ ca. 40/20 mmHg.

Problematik

- Die Ursache und Relevanz des leicht erhöhten pulmonalarteriellen Drucks sind unklar. Spekuliert werden kann über:
  - eine im Lungenfunktionstest nicht erkennbare chronisch obstruktive Lungenerkrankung
  - rezidivierende Lungenarterienembolien
  - oder eine primäre pulmonale Hypertonie.
- Lungenfunktionsstörungen im Rahmen einer Leberzirrhose werden als hepatopulmonales Syndrom bezeichnet. Sie sind aber i. d. R. von geringer klinischer Auswirkung.

Vorgehen (Monitoring, Therapie)

- Primäres postoperatives Monitoring mittels PAK. Werte nach Aufnahme auf die Intensivstation: Herzindex (HI) 4,0 l/min/m^2 (↔) (Herzzeitvolumen [HZV] 7,5 l/min), gemischtvenöse O_2-Sättigung (SvO_2) 75 % (↔), Pulmonalisdruck 45/25 (Mitteldruck: 33) mmHg (↑), pulmonalarterieller Verschlussdruck (PAOP) 15 mmHg (↔), Systemdruck 110/70 (Mitteldruck: 83) mmHg (↔), Herzfrequenz (HF) 90/min (↔ bis ↑). Analgosedierung mit Sufentanil und Propofol über Spritzenpumpen.
- Nach Reduktion der Analgosedierung und beginnender Spontanatmung Anstieg des pulmonalarteriellen Drucks trotz Verdoppelung der Prostazyklin-Dosis (Iloprost) innerhalb einer Stunde auf 70/40 (Mitteldruck: 50) mmHg (↑ ↑). Der HI und die SvO_2 sinken leicht auf 3,2 l/min/m^2 (↔) (HZV 6 l/min) und 70 % (↔) ab, der systemische Blutdruck und die Herzfrequenz bleiben konstant. Die Blutgasanalyse und pulsoximetrisch gemessene arterielle Sauerstoffsättigung sind normal. Trotz der endoskopisch beschriebenen Ösophagusvarizen Durchführung einer transösophagealen Echokardiographie (TEE) → Bestätigung der pulmonalen Hypertonie (Druckgradient über der Trikuspidalklappe), aber kein Anhalt für eine Lungenarterienembolie. Die Applikation von inhaliertem Stickstoffmonoxid (INO) als selektiver pulmonaler Vasodilatator wird diskutiert.
- Durch die TEE ist der Patient wacher geworden und hustet, sodass das Beatmungsgerät Alarm gibt („obere Druckgrenze" und „niedriges Atemminutenvolumen"). Innerhalb weniger Minuten Anstieg des pulmonalarteriellen Blutdrucks auf Systemdruckwerte (beide 100/58 [Mitteldruck: 70] mmHg) und der HF auf 110–120/min. Abfall der arteriellen Sauerstoffsättigung trotz Beatmung mit reinem Sauerstoff auf 88 %. Der HI beträgt zu diesem Zeitpunkt 0,96 l/min/m^2 (↓ ↓) (HZV 1,8 l/min) bzw. 1,07 l/min/m^2 (↓ ↓) (HZV 2,0 l/min). Die SvO_2 ist nur noch 40 % (↓ ↓), der endtidale pCO_2 45 mmHg (↑).
- In dieser akut lebensbedrohlichen Situation paralleler Ablauf von Notfalldiagnostik und Therapie: Abnahme einer arteriellen Blutgasanalyse, die eine Hypoxämie, Hyperkapnie und Azidose zeigt (paO_2 = 49 mmHg, $paCO_2$ = 54 mmHg, pH = 7,20, BE = -16 mmoll/l bei FiO_2 = 1,0). Sowohl der Blutglukose- als auch der Laktatspiegel betragen das Doppelte der oberen Norm. Die Elektrolyte befinden sich im Normbereich. Es handelt sich also um eine Hypoxämie mit kombinierter respiratorischer (Hypoventilation) und metabolischer (Laktat)-Azidose. Ein Spannungspneumothorax und eine Herzbeuteltamponade werden klinisch und mittels Ultraschall ausgeschlossen.
- Die akut lebensbedrohliche pulmonale Hypertonie mit Rechtsherzversagen wurde am ehesten durch das Husten des Patienten ausgelöst und dann durch die Hyperkapnie unterhalten. Deshalb Analgosedierung des Patienten mit Midazolam und Morphin und Relaxierung mit cis-Atracurium. Mittels volumenkonstanter Beatmung Einstellung eines $paCO_2$ von etwa 35 mmHg. Gleichzeitig Durchführung eines unblutigen Aderlasses durch Kippen des Bettes in eine Fußtief-Kopf-hoch-Stellung. Zusätzlich 40 mg Furosemid i. v. Die Gabe von Nitroglyzerin wird erwogen, aber wegen des relativ niedrigen Systemdrucks und der Tachykardie zugunsten einer

Steigerung der Prostazyklin-Dosis auf 10 und später bis zu 20 ng/kg/min verworfen. Diese Maßnahmen führten augenblicklich zu einer Trendumkehr und innerhalb einer halben Stunde zur Reduktion des pulmonalarteriellen Blutdrucks auf 50/26 (Mitteldruck: 35) mmHg (↑) bei einem Systemdruck von 90/60 (Mitteldruck: 70) mmHg (↓). Der HI stieg auf 2,9 l/min/m² (↔) (HZV 5,5 l/min) und die SvO_2 auf 75 % (↔) (noch bei FiO_2 = 1,0) an.

Verlauf

- Für die inhalative Therapie mit Stickstoffmonoxid (INO) war in der akut lebensbedrohlichen Situation keine Zeit geblieben und nach erfolgreicher Initialbehandlung der pulmonalen Hypertonie wurde auch im weiteren Verlauf keine Indikation mehr für INO gesehen.
- In den folgenden drei Tagen langsame Entwöhnung des Patienten von der hohen FiO_2 und der kontrollierten Beatmung (mittels Druckunterstützung). Parallel dazu Ausschleichen der Analgosedierung über Propofol und Clonidin. Als Analgetikum z. B. beim Waschen und Betten weiterhin Boli-Gabe von Morphin wegen der günstigen Wirkung auf den Lungenkreislauf. Spontaner Ausgleich der metabolischen Azidose. Weitere Therapie der pulmonalen Hypertonie des Patienten mit Diuretika und ACE-Hemmer.
- 12 h nach erfolgreicher Extubation Entfernung des Pulmonalarterienkatheters. Im Rahmen der Extubation war wegen der akuten Vor- und Nachlasterhöhung (Verminderung des intrathorakalen Drucks) und der nach Extubation schwer einschätzbaren FiO_2 noch einmal mit einem Anstieg des pulmonalarteriellen Drucks und einem Herzversagen zu rechnen gewesen. Unter Negativbilanzierung und Sauerstoffgabe per Nasensonde kein Auftreten weiterer Probleme. Der ZVK verblieb noch 10 Tage zum Monitoring des ZVD und als Zugangsweg für Medikamente und parenterale Ernährung.

Fall 11: Myokardiale Ischämie und Mitralklappeninsuffizienz

Klinische Situation

- 65 J., weiblich, koronare 3-Gefäßerkrankung mit Hauptstammstenose, instabile Angina pectoris, linksventrikuläre Ejektionsfraktion 40 %.
- Geplante aortokoronare Bypassoperation in konventioneller Technik über mediane Sternotomie mit Einsatz der Herz-Lungen-Maschine.
- Hämodynamisches Monitoring mit EKG (5-Elektrodensystem) und ST-Segment-Analyse, invasiver arterieller Blutdruckmessung, kontinuierlicher Messung des Pulmonalarteriendrucks und des zentralen Venendrucks sowie intermittierender Herzzeitvolumenmessung mittels Thermodilutionstechnik über Pulmonalarterienkatheter, transösophageale Echokardiographie (TEE).
- Narkoseführung mit Sevofluran (0,5–1 MAC) und kontinuierlicher Sufentanilgabe.

Problematik

- Während der Präparation der linken A. thoracica interna mäßiger Abfall des arteriellen Blutdrucks (von 135/70 [Mitteldruck: 85] auf 115/55 [Mitteldruck: 70] mmHg) bei gleichzeitigem Anstieg des pulmonalarteriellen Drucks von 25/9 (Mitteldruck: 15) auf 45/20 (Mitteldruck: 35) mmHg (↑). ZVD mit 10 mmHg (↔) unverändert bei einem Herzindex von 2,4 l/min/m² (↓) (Herzzeitvolumen 4,5 l/min).
- Keine Veränderungen der Herzfrequenz und kein Ischämiehinweis in der ST-Segment-Analyse (inkl. der Ableitung V5).

Vorgehen (Monitoring, Therapie)

- Wedge-Position des Pulmonalarterienkatheters: Anstieg des pulmonalarteriellen Verschlussdrucks (PAOP) von 10 auf 18 mmHg (↑) und neu aufgetretene hohe v-Welle in der PAOP-Kurve → akute Mitralklappeninsuffizienz durch ischämiebedingte Funktionseinbuße der Papillarmuskeln, Bestätigung der Mitralklappeninsuffizienz in der TEE.
- Bolus von Nitroglyzerin 0,2 mg und Dauerinfusion 0,8 µg/kg/min.

Verlauf

Nach Therapie des ischämischen Ereignisses Normalisierung des TEE-Befundes, sowie der arteriellen und pulmonalarteriellen Druckwerte auf Ausgangsniveau, keine v-Welle mehr in PAOP-Kurve nachweisbar, unkomplizierter weiterer Verlauf.

12.1.4 Zentraler Venenkatheter, Pulskonturanalyse/ Thermodilution und Indozyaningrün-Plasmaverschwinderate (ICG-PDR)

Fall 12: Pleuraempyem und septischer Schock

Klinische Situation

- 35 J., männlich, mit hohem Fieber und produktivem Husten → V. a. beidseitige Bronchopneumonie → antibiotische Therapie. Rasch sich verschlechternde respiratorische Situation → stationäre Aufnahme in einem peripheren Krankenhaus.
- Röntgen-Thorax: Zeichen eines rechtsseitigen Spontanpneumothorax.
- Bei der weiteren Befundabklärung mittels Thorakoskopie Diagnose eines Pleuraempyems → Frühdekortikation der rechten Lunge und Thoraxsaugdrainage.

Problematik

- Entwicklung eines septischen Schocks und schweren ARDS (→ Anlage eines ZVK und eines arteriellen Katheters).
- Hohe Beatmungsdrücke mit einem inversen I:E Verhältnis bei einer FiO_2 von 1,0 für eine suffiziente Oxigenierung erforderlich.
- → Transport des maschinell beatmeten Patienten am 6. postoperativen Tag in ein Klinikum der Maximalversorgung.

Vorgehen (Monitoring, Therapie)

- Anlage eines extravaskulären Lungenwasserkatheters (PiCCO®) in Kombination mit dem LiMon®-System.
- Erstes hämodynamisches Profil: deutlich erhöhter extravaskulärer Lungenwasserindex (EVLWI) von 23,5 ml/kg (↑ ↑) bei einem intrathorakalen Blutvolumenindex (ITBVI) von 1.009 ml/m^2 (↑). Herzindex (HI) von 6,4 l/min/m^2 (↑ ↑).

- (Herzzeitvolumen [HZV] 12,1 l/min) als Zeichen für eine hyperdyname Kreislaufsituation. Plasmaverschwinderate („plasma disappearance rate", PDR) des injizierten Farbstoffes Indozyaningrün ICG als Maß der Leberperfusion und -funktion von 14,2 %/min (↓).
- Flüssigkeitsrestriktive Therapie mit schrittweiser Dehydrierung, kinetischer Therapie mit intermittierender Bauchlagerung und gezielte antibiotische Behandlung → Senkung des EVLWI innerhalb von 4 Tagen auf 17,4 ml/kg (↑) ohne Gefährdung der Organfunktion (PDR 18,1 %/min) (↔). Dabei ITBVI 989 ml/m² (↔) bei einem HI von 4,6 l/min/m² (↑) (HZV 8,7 l/min).
- Gabe von Noradrenalin in einer Dosierung von 0,1 µg/kg/min zur Aufrechterhaltung eines adäquaten systemischen Perfusionsdrucks.
- Kreislaufparameter am 10. Tag nach Übernahme: HI 4,4 l/min/m² (↑) (HZV 8,3 l/min), ITBVI 814 ml/m² (↔), PDR 16,9 %/min (↔). Weiterer Abfall des EVLWI auf 13,7 ml/kg (↑).
- Am 14. Tag nach Übernahme elektive Tracheotomie aufgrund der prolongierten Intubation.
- Einen Tag später Beendigung der Vasopressortherapie und Entfernen des extravaskulären Lungenwasserkatheters. Letzte Messung: HI 4,1 l/min/m² (↔) (HZV 7,7 l/min), ITBVI 810 ml/m² (↔), PDR 22,6 %/min (↔), EVLWI 11,1 ml/kg (↑).

Verlauf

- Verzögerte Respiratorentwöhnung aufgrund von Komplikationen: Rezidivpneumothorax → Drainage, Bronchialfistel → OP (Adhäsiolyse mit Fistelverschluss).
- 5Wochen nach Aufnahme auf der Intensivstation zeitweise Diskonnektion des Patienten vom Beatmungsgerät möglich.
- 1Woche später vollständige Spontanatmung → Verlegung auf die chirurgische Allgemeinstation. Von dort kurze Zeit später Entlassung nach Hause.

Fall 13: Toxic Shock Syndrome

Klinische Situation

- 36 J., weiblich, rasch zunehmende Schwellung der betroffenen Gesichtshälfte bei vorbestehender Mundwinkelrhagade → V. a. Peritonsillarabszess.
- Auf dem Transport in die Klinik Auftreten einer massiven Hypotonie → Kreislaufstabilisierung mittels rascher Volumentherapie (ca. 4.000 ml Kristalloide und Kolloide) und medikamentöse Intervention.
- Computertomographie: Zeichen einer Halsphlegmone.

Problematik

- Anstieg der Infektionsparameter und Auftritt von septischen Temperaturen → Entwicklung einer respiratorischen Insuffizienz im Verlauf des Tages → Intubation und maschinelle Beatmung.
- Röntgen-Thorax: kleinfleckige Infiltrate beidseits.
- Kreislaufinstabilität und fortwährender Volumenbedarf.

Vorgehen (Monitoring, Therapie)

- Anlage eines ZVK und eines extravaskulären Lungenwasserkatheters (PiCCO®) zur Steuerung der Volumentherapie in Kombination mit dem LiMon®-System.

- 1. Messung: Herzindex (HI) 3,8 l/min/m² (↔) (Herzzeitvolumen [HZV] 6,6 l/min), intrathorakaler Blutvolumenindex (ITBVI) 914 ml/m² (↔), extravaskulärer Lungenwasserindex (EVLWI) 20,5 ml/kg (↑↑), Indozyaningrün-Plasmaverschwinderate („plasma disappearance rate", PDR) 37 %/min (↔).
- Am nächsten Tag zunehmende Schwellung im Gesichtsbereich → chirurgischer Eingriff mit Drainage erforderlich. Histologiebefund: unspezifische Lymphadenitis, Mikrobiologiebefund: Toxic Shock Syndrom.
- Verschlechterung der pulmonalen Situation (ARDS) → hohe Beatmungsdrücke und eine FiO_2 von bis zu 0,75 notwendig. Unter flüssigkeitsrestriktiver Flüssigkeitstherapie, konsequenter kinetischer Lagerungstherapie und gezielter Antibiotikatherapie Besserung der Lungenfunktion.
- Intermittierende Gabe von Noradrenalin (bis zu 0,5 µg/kg/min) und Dobutamin (3 µg/kg/min) zur Kreislaufstützung erforderlich. Wiederholte echokardiographische Kontrollen ohne pathologischen Befund.
- Am 16. Tag Beendigung der Katecholamintherapie. 2 Tage später problemlose Extubation.
- Entfernen des zwischenzeitlich gewechselten extravaskulären Lungenwasserkatheters am folgenden Tag. Letzte Messung: HI 3,2 l/min/m² (↔) (HZV 5,6 l/min), ITBVI 875 ml/m² (↔), EVLWI 8,5 ml/kg (↔) und PDR 46,1 %/min (↔).

Verlauf

3 Wochen nach der Aufnahme auf der Intensivstation Verlegung auf die Normalstation und von dort baldige Entlassung nach Hause.

12.1.5 Zentraler Venenkatheter, Pulskonturanalyse/Thermodilution, ICG-PDR und Pulmonalarterienkatheter

Anmerkung: Zur nicht-invasiven Leberfunktionsmessung wurde das LiMon®-System (Fa. Pulsion) verwendet.

Fall 14: Septischer Schock

Klinische Situation

- 67 J., offene Prostatadenektomie. Am Folgetag Intubation auf der Normalstation wegen respiratorischer Insuffizienz.
- Auf der Intensivstation Anlage eines ZVK sowie Volumen- und Katecholamintherapie zur Kreislaufstabilisierung.

Problematik

Zunehmender Bauchumfang → hoher Spitzenbeatmungsdruck erforderlich → Reduktion auf 35 mbar erst nach chirurgischer Revision der Blasentamponade möglich.

Vorgehen (Monitoring, Therapie)

- Steigende Retentionswerte und schweres septisches Krankheitsbild → Beginn einer kontinuierlichen veno-venösen Hämodiafiltration.

- Hämodynamisches Monitoring mit Hilfe eines extravaskulären Lungenwasserkatheters (PiCCO®) in Kombination mit LiMon®.
- 1. Messprofil unter 11,1 µg/kg/min Dobutamin und 0,5 µg/kg/min Noradrenalin: Herzindex (HI) 6,4 l/min/m² (↑ ↑) (Herzzeitvolumen [HZV] 14,0 l/min), intrathorakaler Blutvolumenindex (ITBVI) 1.329 ml/m² (↑ ↑), zentraler Venendruck (ZVD) 22 mmHg (↑ ↑), extravaskulärer Lungenwasserindex (EVLWI) 8,0 ml/kg (↔), Plasmaverschwinderate („plasma disappearance rate“, PDR) 17,0 %/min (↔).
- Gastrale pHi-Messung (initialer Wert 7,46; Normwert > 7,32) zur Erfassung der regionalen Perfusion.
- Transösophageale Echokardiographie: Nachweis einer Rechtsherzbelastung.
- Annahme einer abnormen Verteilung des ITBV auf die einzelnen Kompartimente → zusätzliche Platzierung eines Pulmonalarterienkatheters. Bestätigung des V. a. pulmonale Hypertension (PAP 45/25 mmHg) (↑) bei normalen linksventrikulären Füllungsdrücken (PAOP von 14 mmHg) (↔) unter Beatmung mit PEEP.
- In Kombination mit dem transpulmonalen Indikatordilutionverfahren Differenzierung von rechts- und linkskardialen Volumina sowie Nachweis eines sehr hohen rechtsventrikulären enddiastolischen Volumenindex (RVEDVI) von 189 ml/m² (↑ ↑).
- Systemische Entzündungssituation mit Leukozyten von 20 000/µl und Temperaturen über 39 °C.
- 2. Tag: HI 4,2 l/min/m² (↔) (HZV 9,1 l/min), ITBVI 1.164 ml/m² (↑), EVLWI 12,6 ml/kg (↑).
- Radiologisch Flüssigkeitslungen mit flächigen Verschattungen im Sinne eines ARDS nachweisbar → drastische Negativbilanzierung.
- Beatmung mit einer FiO_2 von 0,6 und intermittierende Bauchlagerung für eine suffiziente Oxigenierung erforderlich. Entlastung von beidseitigen Pleuraergüssen mit Hilfe von Thoraxdrainagen. Stabilisierung der Kreislaufsituation → Beendigung der Vasopressor- und Dobutamin-Therapie am 6. Tag und Umstellung des Beatmungsmodus auf ASB/CPAP.
- 7. Tag: HI 5,3 l/min/m² (↑) (HZV 11,7 l/min), ITBVI 917 ml/m² (↔), EVLWI 6,3 ml/kg (↔), rechtsventrikulärer enddiastolischer Volumenindex (RVEDVI) 131 ml/m² (↑) → Entfernung des Pulmonalarterien- und des Lungenwasserkatheters.

Verlauf

- Beendigung der veno-venösen Hämodiafiltration aufgrund der wiederkehrenden Diurese und abfallenden Retentionswerten.
- Am 9. Tag Extubation und 2 Tage später Verlegung auf die urologische Wachstation.

12.1.6 Zentraler Venenkatheter und Pulskonturanalyse/Thermodilution

Fall 15: Postoperatives ödematöses Lungenversagen

Klinische Situation

- 67 J., männlich mit ca. 70-prozentiger Stenose des Haupstammes der linken Koronararterie und ca. 90-prozentiger Stenose der rechten Koronararterie am Übergang vom medialen zum distalen Drittel. Vorgesehen zur elektiven Koronarrevaskularisation. Anamnestisch seit ca. 30 Jah-

ren Nikotinabusus mit maximal bis zu 60 Zigaretten pro Tag, in den letzten Monaten reduziert auf ca. 10–20 Zigaretten pro Tag.
- Anlage eines ZVK und eines PiCCO®-Katheters in der A. femoralis links nach Narkoseeinleitung. OP (Koronarrevaskularisation) ohne Probleme. Durchschnittliche Zeit an der extrakorporalen Zirkulation mit 75 Minuten.
- Im Anschluss an die Operation Verlegung des Patienten mit stabilen Herz-Kreislauf-Verhältnissen ohne Katecholaminunterstützung auf die Intensivstation.

Problematik

Kardiochirurgische Patienten können sehr sensibel bzw. massiv auf Volumendysbalanzen reagieren.

Vorgehen (Monitoring, Therapie)

- Primäres postoperatives Monitoring mit dem PiCCO®. Werte nach Aufnahme auf die Intensivstation: Herzindex (HI) 3,1 l/min/m^2 (↔) (Herzzeitvolumen [HZV] 6,8 l/min), intrathorakaler Blutvolumenindex (ITBVI) 1.050 ml/m^2 (↔ – ↑), extravaskulärer Lungenwasserindex (EVLWI) 9 ml/kg (↔) und Schlagvolumenvariation (SVV) 8 % (↔).
- Keine Dilatation des Herzens bei dem Patienten bekannt → Interpretation der Volumenparameter des PiCCO® im Sinne einer leichten Hypervolämie → leicht negative Bilanzierung des Patienten in den folgenden 5 h. Drainagenverluste im Normbereich → keine Transfusion erforderlich. paO_2 89 mmHg und $paCO_2$ 42 mmHg bei einer FiO_2 von 0,5
- Ca. 8 h nach Aufnahme auf die Intensivstation deutliche Verschlechterung der Oxigenierung bei weiterhin stabilen Herz-Kreislauf-Verhältnissen → Erhöhung der FiO_2 auf 0,8 → Steigerung des paO_2 auf 82 mmHg.
- PiCCO®-Werte zu diesem Zeitpunkt: weiterhin guter HI 3,2 l/min/m^2 (↔) (HZV 7,0 l/min), ITBVI 970 ml/m^2 (↔) und SVV 15 % (↑). Starker Anstieg des EVLWI auf 17 ml/kg (↑ ↑). Röntgen-Thorax wie bereits unmittelbar nach Aufnahme auf die Intensivstation unauffällig.
- Deutlich stärkere Negativbilanzierung → eindeutige Verbesserung der Oxigenierung in den nächsten 6 h: paO_2 von 79 mmHg bei einer FiO_2 von wieder 0,5. PiCCO®-Werte: HI gleich bleibend mit 3,1 l/min/m^2 (↔) (HZV 6,9 l/min), ITBVI von 900 ml/m^2 (↔), EVLWI 14 ml/kg (↑), SVV 16 % (↑).
- Weiterhin Negativbilanzierung. Aufgrund stabiler Herz-Kreislauf-Verhältnisse nach wie vor keine Katecholaminpflichtigkeit.
- 4h später nun leicht reduzierte Messwerte: HI 2,5 l/min/m^2 (↔) (HZV 5,9 l/min), ITBVI 870 ml/m^2 (↓), SVV 18 % (↑), EVLWI 11 ml/kg (↑). Bei einer FiO_2 von 0,35 weiterhin stabiler paO_2 von 83 mmHg.
- Ab diesem Zeitpunkt ausgeglichene Bilanzierung sowie Beendigung der bis dahin bestehenden Sedierung mit Propofol → 2 h später problemlose Extubation bei guter Vigilanz. Röntgen-Thorax nach Extubation: weiterhin kein Anhalt für Lungenödem oder kardiale Stauung.

Verlauf

- Die PiCCO®-Messung weitere 6 h später ergibt einen jetzt wieder leicht gestiegener HI von 2,7 l/min/m^2 (↔) (HZV 6,2 l/min) bei ebenfalls leicht gestiegenem ITBVI von 910 ml/m^2 (↔) und einer SVV von 14 % (↔).
- Der EVLWI liegt nach wie vor bei 11 ml/kg (↑), der Patient ist pulmonal und kardial jedoch unauffällig und wird von der Intensivstation verlegt.

Fall 16: Multiorganversagen nach akuter Darmischämie

Klinische Situation

- 75 J., weiblich, Z. n. Appendektomie bei akuter Appendizitis. 2 Wochen später Aortenklappenersatz mittels Bioprothese. Anlage eines ZVK und eines Katheters in der A. radialis links nach Narkoseeinleitung. OP-Verlauf und postoperative Phase zunächst unauffällig → Extubation am 1. postoperativen Tag bei normaler Vigilanz. Entfernung des arteriellen Katheters.
- Im Laufe des 2. postoperativen Tages fällt ein deutlich geblähtes Abdomen auf, die Patientin hat bis zu diesen Zeitpunkt noch nicht abgeführt. Trotz massiver medikamentöser Stimulation weiterhin keine Darmentleerung → Abdomenübersicht: Nachweis eines deutlich geblähten Colon ascendens, transversum und descendens → Endoskopische Einbringung einer transrektalen Entlastungssonde in das Kolon.
- Zunächst nur geringfügige Besserung der Überblähung des Kolons, dann klagt die Patientin weiterhin über ein druckschmerzhaftes Abdomen. Im Rahmen dieses ca. 8-stündigen Verlaufs zunehmende Kurzatmigkeit → Erhöhung der O_2-Gabe über die Nasensonde erforderlich, um eine ausreichende Sauerstoffsättigung zu erhalten.

Problematik

Bei zunehmender Verschlechterung der respiratorischen Situation und auch der Vigilanz muss die Patientin von der Überwachungsstation auf die Intensivstation zurückübernommen werden.

Vorgehen (Monitoring, Therapie)

- Anlage eines PiCCO®-Katheters in der linken A. femoralis. Erste Messwerte: Herzindex (HI) 3,5 l/min/m² (↔) (Herzzeitvolumen [HZV] 6,1 l/min), intrathorakaler Blutvolumenindex (ITBVI) 920 ml/m² (↔), extravaskulärer Lungenwasserindex (EVLWI) 9 ml/kg (↔), Schlagvolumenvariation (SVV) 18 % (↑).
- In den nächsten 2 h rasche Verschlechterung der klinischen Situation: Abfall des paO_2 auf 56 mmHg trotz 100 % Sauerstoffgabe über O_2-Maske, gleichzeitig Anstieg des pCO_2 auf 58 mmHg. Die Patientin ist somnolent und zeigt die Zeichen einer CO_2-Narkose → Reintubation erforderlich.
- Im Rahmen der Reintubation Verschlechterung der kardialen Symptomatik → Katecholaminunterstützung mit 1,0 mg/h Adrenalin und 1,0 mg/h Nordrenalin erforderlich. Anstieg des Laktatwerts von 6 mmol/l bei Aufnahme auf die Intensivstation auf jetzt 18 mmol/l.
- Zusätzlich parallele Verschlechterung der pulmonalen Situation: paO_2 von 73 mmHg bei einer FiO_2 von 0,9. PiCCO®-Werte: deutlich reduzierter HI 1,8 l/min/m² (↓ ↓) (HZV 4,2 l/min), bei leicht erniedrigten Kreislaufwiderständen, ITBVI 900 ml/m² (↔), SVV 14 % (↔), EVLWI 11 ml/kg (↑).
- Besserung der durch Blähungen verursachten abdominalen Symptomatik der Patientin durch die Dekomprimierungssonde. Nach wie vor kein Stuhlabgang trotz massiver medikamentöser Stimulation und Hebe-Senk-Einläufen.
- Weitere Verschlechterung der klinischen Situation: paO_2 58 mmHg bei einer FiO_2 von 1,0. Gabe von 5 mg/h Adrenalin und 10 mg/h Noradrenalin erforderlich, um suffiziente Kreislaufverhältnisse bei ausreichenden Mitteldrücken zu erreichen.
- Röntgen-Thorax: Zeichen eines ausgeprägten Lungenödems. PiCCO®-Werte: deutlicher Anstieg des EVLWI auf 19 ml/kg (↑ ↑), HI weiterhin ca. 1,7 l/min/m² (↓ ↓) (HZV 4 l/min), ITBVI 980 ml/m² (↔), SVV 9 % (↔). Anstieg des Laktatwerts auf 28 mmol/l. Abdomen weiterhin aufgetrieben und jetzt auch abwehrgespannt.

- Abdominalchirurgisches Konsil: Indikation zur Laparotomie → komplette Ischämie des terminalen Ileums und des gesamten Kolons → Anlage eines endständigen Ileostomas nach Resektion der ischämischen Darmabschnitte.
- Nach Rückverlegung auf die Intensivstation weiterhin septisches Krankheitsbild. Massive Katecholamingaben erforderlich: Noradrenalin 20 mg/h, Adrenalin 12 mg/h. HI 1,6 l/min/m^2 (↓↓) (HZV 3,9 l/min), ITBVI 980 ml/m^2 (↔), EVLWI 27 ml/kg (↑↑). paO_2 von bei 74 mmHg bei einer FiO2 von 1,0.

Verlauf

Wenige Stunden später stirbt die Patientin im therapierefraktären Herz-Kreislauf-Versagen.

Fall 17: Hypervolämie mit Lungenödem

Klinische Situation

- 58 J., männlich schwerste koronare Dreigefäßerkrankung. Bei instabiler Angina pectoris und drohendem Infarktereignis notfallmäßige Bypassoperation. Anlage eines ZVK und eines Katheters in der A. femoralis nach Narkoseeinleitung. Bei extremen arteriosklerotischen Veränderungen der Koronararterien schwierige Revaskularisation → Ischämiezeit von 115 Minuten.
- Zunächst keine Beendigung der extrakorporalen Zirkulation möglich. Trotz hoher Katecholamindosierung keine ausreichend stabilen Herz-Kreislauf-Verhältnisse erzielbar. Die intraoperative Überprüfung der Bypässe ergibt unauffällige Verhältnisse, über allen Bypässen sind ausreichende Flussraten nachweisbar.

Problematik

Auch der zweite Versuch, die extrakorporale Zirkulation zu beenden, scheitert → Implantation einer intraaortalen Ballonpumpe (IABP) → Stabilisierung der Herz-Kreislauf-Verhältnisse → Verlegung des Patienten auf die Intensivstation.

Vorgehen (Monitoring, Therapie)

- Situation bei Ankunft auf der Intensivstation: Adrenalin 1,0 mg/h, Noradrenalin 0,5 mg/h, paO_2 82 mmHg bei einer FiO_2 von 1,0.
- Hämodynamisches Monitoring mittels PiCCO®: intrathorakaler Blutvolumenindex (ITBVI) 1.100 ml/m^2 (↑), extravaskulärer Lungenwasserindex (EVLWI) 19 ml/kg (↑↑).
- Röntgen-Thorax: Zeichen einer deutlichen pulmonalen Stauung → stark negative Bilanzierung unter Beibehaltung der Katecholamintherapie und der IABP-Unterstützung.
- Unter dieser Therapie in den nächsten 3 h Senkung des EVLWI auf 13 ml/kg (↑). ITBVI 850 ml/m^2 (↔), Herzindex (HI) 2,8 l/min/m^2 (↓) (Herzzeitvolumen [HZV] 5,7 l/min). paO_2 von 110 mmHg bei einer FiO_2 von 0,6.
- Fortsetzung der Negativbilanzierung → Messwerte nach 4 h: EVLWI 11 ml/kg (↑), ITBVI 810 ml/m^2 (↓) → ab diesem Zeitpunkt ausgeglichene Bilanzierung. Reduktion der Katecholaminzufuhr nach wie vor nicht möglich, d. h. unverändert gegenüber der Aufnahmedosierung.
- Messwerte nach weiteren 6 h: ITBVI 850 ml/m^2 (↔) und EVLWI 9 ml/kg (↔), HI 2,9 l/min/m^2 (↓) (HZV 5,9 l/min).

- Erstmals Reduktion der Katecholaminunterstützung möglich → Noradrenalin und Adrenalin auf jeweils 0,3 mg/h. Zusätzlich auch Reduktion der Unterstützung durch die IABP, nach weiteren 2 h Entfernung der Ballonpumpe.

Verlauf

26 h nach OP-Ende Extubation des Patienten bei mittlerweile guten Blutgaswerten und normalen Werten für intrathorakales Blutvolumen und extravaskuläres Lungenwasser bei einem HI von 3,1 l/min/m^2 (↔) (HZV 6,2 l/min) möglich. Wert der Schlagvolumenvariation ebenfalls im Normbereich.

Anmerkung

Während der Therapie mit der intraaortalen Ballonpumpe war eine kontinuierliche Messung der Schlagvolumenvariation und des HZV mittels Pulskontur-Analyse nicht möglich. Der Grund hierfür ist, dass das PiCCO® die „doppelte Systole" während der IABP Unterstützung derzeit noch nicht differenzieren kann. Verwertbare Messwerte für das HZV, ITBV und EVLW können aber problemlos mittels Thermodilution (Bolus-Methode) gewonnen werden.

Fall 18: Hypovolämie nach kardialer Bypassoperation

Klinische Situation

- 74 J., männlich mit koronarer Zweigefäßerkrankung: Stenose des Ramus interventricularis anterior (RIVA) und des Ramus circumflexus (RCX). Anlage eines ZVK und eines Katheters in der A. radialis nach Narkoseeinleitung. Ohne Einsatz der Herz-Lungen-Maschine Versorgung der beiden stenosierten Äste der linken Koronararterie (RIVA und RCX) am schlagenden Herzen mit je einem Arteria-thoracica-interna-Bypass.
- Problemloser OP-Verlauf. Verlegung des Patienten im Anschluss an die Operation ohne Katecholaminunterstützung auf die Intensivstation.

Problematik

2 h nach Aufnahme auf die Intensivstation deutlicher Blutdruckabfall, der zunächst durch Volumengabe nicht kompensierbar war.

Vorgehen (Monitoring, Therapie)

- Unter 0,5 mg/h Adrenalin ausreichende Kreislaufverhältnisse. Röntgen-Thorax zu diesem Zeitpunkt unauffällig. paO_2 111 mmHg bei einer FiO_2 von 0,4.
- Anlage eines femoralarteriellen PiCCO®-Katheters. Erste Messwerte: Schlagvolumenvariation (SVV) 25 % (↑ ↑), intrathorakaler Blutvolumenindex (ITBVI) 650 ml/m^2 (↓ ↓), extravaskulärer Lungenwasserindex (EVLWI) 8 ml/kg (↔), Herzindex (HI) 2,9 l/min/m^2 (↓) (Herzzeitvolumen [HZV] 4,9 l/min). Zentraler Venendruck (ZVD) 8 mmHg (↔).
- Bei insgesamt unauffälligen Drainageverlusten Infusion von insgesamt 1.000 ml kolloidalem Volumenersatz in kurzer Zeit → Anstieg des ITBVI auf 920 ml/m^2 (↔) bei einem EVLWI von 9 ml/kg (↔). Der HI verbesserte sich auf 3,9 l/min/m^2 (↔) (HZV 8,5 l/min), ebenso verringerte

sich die SVV auf 11 % (↔) → nun gänzliche Beendigung der Katecholaminunterstützung möglich. ZVD zu diesem Zeitpunkt 9 mmHg (↔).
- Nach weiteren 2 h Extubation bei guten Blutgaswerten.

Verlauf

Letzte Messwerte vor Entfernung des PiCCO®-Katheters: HI 3,6 l/min/m² (↔) (HZV 7,3 l/min), SVV 12 % (↔) (allerdings bei Spontanatmung), EVLWI 7 ml/kg (↔), ITBVI 930 ml/m² (↔), ZVD 7 mmHg (↔) → nach 6 h Verlegung auf die Überwachungsstation.

Fall 19: Polytrauma mit hämorrhagischem Schock

Klinische Situation

- 22 J., männlich, Z. n. Verkehrsunfall als PKW-Fahrer (primär wach). Rettung aus dem Fahrzeug durch die Feuerwehr.
- Bei Eintreffen des Notarztes Auftreten von Schockzeichen und Klagen über thorakale und abdominale Schmerzen.
- Intubation und Kreislaufstabilisierung sowie Platzierung einer Thoraxdrainage links → Transport mit dem Rettungshubschrauber in ein Schwerpunktklinikum.
- Radiologische Primärdiagnostik: Rippenserienfraktur rechts mit massivem Spannungspneumothorax → Thoraxdrainage rechts (ca. 700 ml Blut), zusätzlich subtrochantäre Femurfraktur links.
- Thorax-CT: schwere Lungenkontusionen beidseits (rechts > links).
- Abdomensonographie: kein Hinweis auf intraabdominelle Verletzungen.
- Während der Schockraumversorgung (Anlage eines ZVK und einer arteriellen Kanüle) massiver Hb-Abfall (Hb 5,4 g/dl). Nach Kreislaufstabilisierung mit Plasmaexpandern und 4 Erythrozytenkonzentraten OP der Femurfraktur links.

Problematik

- Aufgrund einer Myoglobinurie Entwicklung von Crush-Nieren → einmalige kontinuierliche veno-venöse Hämofiltration erforderlich.
- Neben der bestehenden Katecholaminpflichtigkeit Oxigenierungsprobleme mit radiologischen Zeichen eines ARDS.

Vorgehen (Monitoring, Therapie)

- Am 8. Tag aufgrund der erschwerten Einschätzung des Volumenstatus erweitertes Kreislaufmonitoring mittels femoralarteriellem PiCCO®-Katheter.
- 1. Messung unter 0,1 µg/kg/min Noradrenalin: intrathorakaler Blutvolumenindex (ITBVI) 917 ml/m² (↔), extravaskulärer Lungenwasserindex (EVLWI) 9,4 ml/kg (↑), Herzindex (HI) 5,0 l/min/m² (↑) (Herzzeitvolumen [HZV] 9,4 l/min), kardialer Funktionsindex (CFI) 6,7 min^{-1} (↔).
- Kontrollierte Beatmung mit einer FiO_2 von 0,4, I:E 1:1, PEEP 12 mbar, PiP 28 mbar, AF 25/min; Oxigenierungsindex (paO_2/FiO_2) 244 mmHg und zentraler Venendruck (ZVD) 10 mmHg (↑).
- Diuretische Therapie mit einem Schleifendiuretikum → am Folgetag Negativbilanz von ca. 3.000 ml. Messwerte: ITBVI 913 ml/m² (↔), EVLWI 9 ml/kg (↔), HI 4,0 l/min/m² (↔) (HZV 7,5 l/min), CFI 5,4 min^{-1} (↑).

- Tracheotomie zur einfacheren Entwöhnung vom Beatmungsgerät. Am selben Tag noch Umstellung auf ASB/CPAP (21/8 mbar) bei einer FiO_2 von 0,35 und spontaner Atemfrequenz von 25/min.
- Erneute Negativbilanzierung (1.400 ml) → Messwerte am nächsten Tag: ITBVI 1.017 ml/m² (↑), EVLWI 8 ml/kg (↔), HI 5,2 l/min/m² (↑) (HZV 9,7 l/min), CFI 5,9 min^{-1} (↔).
- Bei unveränderter Druckunterstützung Reduktion des PEEP auf 6 mbar.
- Weitere Negativbilanzierung (1.500 ml) und Beendigung der Katecholamintherapie → Messwerte am 5. Tag des invasiven Monitorings: ITBVI 997 ml/m² (↔), EVLWI 8 ml/kg (↔), HI 4,6 l/min/m² (↑) (HZV 8,7 l/min), CFI 5,7 min^{-1} (↔), ZVD 4 mmHg (↔).
- Abnahme der Atemfrequenz bei unveränderten Beatmungsdrücken auf 20/min. Als Folge der forcierten Negativierung Auftreten einer Schlagvolumenvariation (SVV) von bis zu 20 % (↑) als Zeichen der Hypovolämie → Reduktion der Flüssigkeitsrestriktion.
- 2 Tage später: ITBVI 966 ml/m² (↔), EVLWI 7 ml/kg (↔), HI 4,9 l/min/m² (↑) (HZV 9,2 l/min), CFI 6,3 min^{-1} (↔) Reduktion der Beatmungsdrücke (ASB/CPAP) auf 18/5 mbar (AF < 18/min) und Entfernung des arteriellen Katheters.

Verlauf

Einen Tag später suffiziente Spontanatmung über die Trachealkanüle. Zunehmende Mobilisierung.

Fall 20: Peritonitis und schwerer septischer Schock

Klinische Situation

- 62 J., weiblich, invasives Harnblasenkarzinom. Z. n. radikaler Zystektomie und Anlage eines Ileum-Conduits.
- Nach Entfernung der Ureterenstents beidseitige perkutane Nephrostomie am 15. postoperativen Tag aufgrund fehlender Urinausscheidung und Nierenstauung. Im Anschluss an diese Operation sonographischer Nachweis einer Flüssigkeitsansammlung im rechten Unterbauch → Abdomen-CT.
- In der anschließenden Relaparotomie zeigte sich eine ausgeprägte nekrotische Insuffizienz im Bereich der Ileumanastomose und eine kotig-fibrinöse Peritonitis → Revision der Anastomose und abdominale Lavage; Anlage eines ZVK sowie einer arteriellen Kanüle.
- Postoperative Übernahme der beatmeten Patientin auf die Intensivstation.
- Relaparatomie (ohne primären Verschluss des Peritoneums) aufgrund eines abdominalen Kompartmentsymdroms. In der Folge wiederholte Lavagen.

Problematik

Am 12. Tag Auftreten eines septischen Schocks mit hohem Fieber, Volumenbedarf und Katecholaminpflichtigkeit.

Vorgehen (Monitoring, Therapie)

- Platzierung eines femoralarteriellen PiCCO®-Katheters.
- 1. Messung unter 0,02 µg/kg/min Noradrenalin (zentraler Venendruck [ZVD] 15 mmHg [↑], mittlerer arterieller Druck [MAP] 79 mmHg): intrathorakaler Blutvolumenindex (ITBVI)

840 ml/m² (↔), extravaskulärer Lungenwasserindex (EVLWI 5 ml/kg) (↔), Herzindex (HI) 4,8 l/min/m² (↑) (Herzzeitvolumen [HZV] 10,5 l/min) bei deutlich reduziertem systemisch-vaskulärem Gefäßwiderstandsindex von 1.058 dyn × sec × cm^{-5} × m² (Gefäßwiderstand 488 dyn × sec × cm^{-5}) (↓).
- Beatmung im BIPAP-Modus, FiO_2 0,35, PEEP 10 mbar, PiP 26 mbar. ZVD 15 mmHg (↑).
- Weitere vorsichtige Volumengabe → Beendigung der Vasopressortherapie. Abfall des Serumkreatinins im Laufe des Tages von 2,6 auf 2,1 mg/dl.
- Am Folgetag erneuter Nachweis einer Hypovolämie aufgrund des ausgeprägten Kapillarlecks: ITBVI 767 ml/m² (↓), EVLWI 5 ml/kg (↔), HI 4,3 l/min/m² (↔) (HZV 9,3 l/min). Intermittierend erneut 0,03 µg/kg/min Noradrenalin zur Kreislaufstützung erforderlich.
- Bedingt durch gleichzeitige Katecholamin- und Volumenstatusänderungen sowie Lagerungsmaßnahmen erschien wenige Stunden später das aus der invasiven Pulskontur abgeleitete kontinuierliche HZV als zu niedrig und unglaubwürdig → transpulmonale Thermodilutionsmessung zur Rekalibrierung des Systems: ITBVI 880 ml/m² (↔), EVLWI 4 ml/kg (↔), HI 4,8 l/min/m² (↑) (HZV 10,5 l/min).
- Am 5. Tag Entfernen des invasiven Kreislaufmonitorings. Hinweis auf erneute Hypovolämie aufgrund der letzten Messung: ITBVI 690 ml/m² (↓), EVLWI 5 ml/kg (↔), HI 3,6 l/min/m² (↔) (HZV 7,9 l/min), ZVD 14 mmHg (↑).

Verlauf

- Bei einer der folgenden Etappenlavagen fand sich ein zusätzliches Leck an der Vorderwand des Duodenums → chirurgische Übernähung.
- Entwicklung eines schweren septischen Schocks, an dem die Patientin letztlich verstirbt.

12.2 Kinder

12.2.1 Zentraler Venenkatheter

Fall 21: Hypertone Dehydratation

Klinische Situation

- Ehemaliges Frühgeborenes 32. SSW, jetzt 18 Monate, 9,5 kg, spontan atmend, somnolent und zentralisiert, pulsoximetrisch keine Sauerstoffsättigung messbar.
- Seit Tagen massive wässrige Diarrhöen.
- Kapilläre Blutgasanalyse: BE -15 mmol/l, Na 165 mmol/l.
- Z. n. vielfachen frustranen Venenpunktionsversuchen.
- Z. n. Korrektur-OP eines offenen AV-Kanals, postop. protrahierter Intensivverlauf mit pulmonaler Hypertonie.

Problematik

- Hypertone Dehydratation mit metabolischer Azidose.
- Periphere Venen nach mehrfachen Intensivbehandlungen völlig verbraucht.
- Eingeschränkte kardiovaskuläre Kompensationsmöglichkeit.

Vorgehen (Monitoring, Therapie)

- Sauerstoffinsufflation.
- Anlage einer intraossären Kanüle li. Tibia anteromedial in Lokalanästhesie.
- Infusion von 100 ml HES 130 → Pulse werden tastbar, sO_2 pulsoximetrisch 85 %, HF 180/min.
- Endotracheale Intubation nach Injektion von Ketamin und Atracurium, Blutdruck oszillometrisch 70/40 mmHg, HF 170/min, kontrollierte Beatmung.
- ZVK V. jugularis interna re. mit Ultraschall, ZVD 7 mmHg, zentralvenöse Blutgasanalyse: $ScvO_2$ 35 %, BE -18 mmol/l, Na 163 mmol/l.
- Dopamininfusion 8 µg/kg/min, Infusion von 2 × 50 ml HES 130, Natriumbikarbonat 15 mmol in Aqua dest. 1:1.
- Rehydrierung mit Vollelektrolytlösung.

Verlauf

- Kreislaufstabilisierung in wenigen Stunden, Normalisierung der Natriumkonzentration nach drei Tagen.
- Schwieriges Weaning, Extubation nach sieben Tagen.

Anmerkung

- Bei vitalen Notfällen nicht zu viel Zeit mit frustranen Venenpunktionen verlieren → intraossäre Punktion, ZVK erst später nach Stabilisierung legen.
- Bei hypertoner Dehydration soll die Natriumkonzentration langsam normalisiert werden, um Flüssigkeitsverschiebungen und Krampfanfälle zu vermeiden.

Fall 22: „Dickes Kind mit schlechten Venen"

Klinische Situation

- 12 Monate altes Kind, 10 kg, mit sehr ausgeprägtem Unterhautfettgewebe.
- 3. postoperativer Tag nach Uretero-Zystostomie.
- 38,5 °C Fieber bei Harnwegsinfekt.
- Antibiotikatherapie indiziert, Venenzugang paravenös → neuer Venenzugang erforderlich.
- Stationsarzt kann trotz vielfacher Versuche keinen Venenzugang platzieren → Kind und Mutter völlig entnervt.

Problematik

- Weitere Punktionsversuche bei extrem unruhigem Kind wenig erfolgversprechend.
- Ungünstige Punktionsverhältnisse bei Z. n. multiplen Vorpunktionen und adipösem Kind.

Vorgehen

- Sedierung mit 5 mg Midazolam und 50 mg Ketamin rektal und erneute Venensuche, es können aber keine „erfolgversprechenden" peripheren Venen gefunden werden.
- Inhalative Narkoseeinleitung mit Sevoflurane (Kind nüchtern).

- Punktion der V. jugularis externa mit einer 22-G-Peel-Kunststoffkanüle, Vorschieben (5 cm) eines einlumigen 25-G-Silastic-Katheters (Silikon), Entfernen der Peelkanüle, Fixation des Katheters mit Pflaster.

Verlauf (Monitoring, Therapie)

- Das völlig erschöpfte Kind schläft sich aus.
- Die Mutter kann ihren Krimi weiterlesen.
- Der Stationsarzt beginnt unverzüglich mit der Antibiotikatherapie.
- Das Kind entfiebert nach 3 Tagen.
- Der Katheter wird nach 7 Tagen entfernt, weil er nicht mehr gebraucht wird.

Anmerkung

- Für schwierige Venenpunktionen bei Kindern sind günstige Punktionsbedingungen wichtig:
  - ruhiges oder sediertes Kind
  - entspanntes Klima
  - erfahrener Punkteur.
- Die Venenverhältnisse verbessern sich oft nach Anwendung von volatilen Anästhetika.
- Einlumige Silastic-Katheter sind sehr venenfreundlich und können deshalb meist lange verbleiben.

Fall 23 Septischer Schock

Klinische Situation

- Ehemaliges Frühgeborenes 30. SSW, jetzt 6 Wochen, 1,8 kg, intubiert und beatmet, zentralisiert, Blutdruck 40/20 mmHg, seit 16 Stunden olig- bis anurisch.
- Seit 14 Stunden kardiovaskulär sehr instabil bei fulminant verlaufender nekrotisierender Enterokolitis nach Norovirusinfektion.
- Kapillare Blutgasanalyse: p_aO_2 100 mmHg (FiO_2 0,3), p_aCO_2 40 mmHg, pH 7,02, BE - 20 mval, Lakat 11,8 mg%, Na 130 mval/l, K 7,0 mval/l.
- Liegender 27 G-Silastikkatheter über die rechte V. cubitalis (Katheterspitze liegt im rechten Schulterbereich), 26 G-Kunststoffvenenverweilkanüle am rechten Fußrücken.
- Laufende Katecholamine: Dopamin 10 µg/kg/min, Noradrenalin 0,5 µg/kg/min.
- Sedierung: Piritramid 0,03 mg/kg/h, Midazolam 0,1 mg/kg/h.
- Flüssigkeitsbolusgaben: 50 ml NaCl 0,9 %, 30 ml Erythrozytenkonzentrat.
- $NaHCO_3$ 5 mval.

Problematik

- Septischer Schock mit massiver metabolischer Azidose.
- Periphere Venen nach langer Intensivbehandlung völlig verbraucht.
- Bestehende Hypotonie mit prärenalem Nierenversagen.

Vorgehen im Operationssaal

- Verabreichung von 5 µg Fentanyl, 2 mg Rocuronium, 1 Vol-% Sevofluran inspiratorisch.
- Beginn einer Suprarenininfusion mit 0.4 µg/kg/min über den Silastikkatheter.

- Rasche ultraschallgesteuerte In-Plane-Kanülierung der linken V. brachiocephalica mit einer Kunststoffvenenverweilkanüle (22 G), Einführen eines 5 cm langen 4F-Doppellumenkatheters mittels Seldingertechnik.
- Wechsel aller Kathecholaminapplikationen vom Silastik- auf den Doppellumenkatheter.
- Intraoperative Flüssigeitsbolusgaben: Humanalbumin 5 % 20 ml, Erythrozytenkonzentrat: 60 ml.
- Erhaltungsinfusion mittels pädiatrischer Infusionslösung (ELO Ped) 20 ml/h (insgesamt 60 ml).
- $NaHCO_3$ 30 mval.

Verlauf

- Nach einigen Minuten normotone Kreislaufverhältnisse, Anstieg des pH Wertes auf 7,19.
- Explorative Laparotomie zeigt einen vollständig ischämischen Dünn- und Dickdarm.
- Palliative Anlage eines Ileostomas.

Postoperativer Verlauf

- Unter laufender hoher Katecholaminzufuhr normotone Kreislaufverhältnisse für ca. 24 Stunden bei suffizienter Harnausscheidung.
- Weiterhin Bestehen der massiven metabolischen Azidose mit Laktatwerten von 8–16 mmoll/l.
- Nach 24 Stunden wiederum hypotone Kreislaufverhältnisse mit Anurie.
- Nach 36 Stunden Beendung der Kathecholaminzufuhr auf Grund der bestehenden massiven, irreversiblen Darmischämie.
- Exitus letalis 42 Stunden postoperativ.

Anmerkung

- Präoperative Katecholaminzufuhr über nicht optimal platzierten peripheren Silastikkatheter mit möglicherweise verringerter Wirkung.
- Auf Grund des fulminant verlaufenden septischen Schocks vermutlich von Beginn an eine extrem schlechte Prognose wegen der den gesamten Darm betreffenden nekrotisierenden Enterokolitis nach einer Norovireninfektion.

12.2.2 Arterien- und zentraler Venenkatheter

Fall 24: Hirntumor bei Säugling

Klinische Situation

- 9 Monate alter Säugling (8 kg) mit Tumor in der hinteren Schädelgrube.
- Vor 12 h eingetrübt → Intubation und Beatmung. Kardiopulmonal stabil
- Neurochirurgische Tumorentfernung in Bauchlage.

Problematik

Gesunde Kinder und jüngere Erwachsene können auch große Volumenverluste relativ lange ohne klinische Auffälligkeiten kompensieren bzw. maskieren → Schwierigkeit einer adäquaten Volumensubstitution.

Vorgehen (Monitoring, Therapie)

- Anlage eines arteriellen Katheters in der A. radialis zur invasiven RR-Messung und für Blutgasanalysen.
- Anlage eines doppellumigen ZVK über die V. femoralis (ZVD 4 mmHg).
- Hb 12 g/dl, RR 80/40 mmHg (↔), HF 120/min (↔).
- Volumenzufuhr mit Elektrolyt-/Glukose-Lösung 40 ml/h.
- Frühzeitiger Transfusionsbeginn mit Erythrozytenkonzentrat und gefrorenen Frischplasmen (FFP) im Verhältnis 1:1.
- Kontinuierlicher Blutverlust (100–200 ml/h).
- Nach 8 h 800 ml Erythrozytenkonzentrat und 800 ml gefrorenen Frischplasmen (FFP) transfundiert (Blutvolumen des Säuglings ca. 600 ml!).
- $RR_{syst.}$ > 60 mmHg nur unter kontinuierlicher Infusion und Transfusion. ZVD 4 mmHg (↓ bis ↔).
- Nach 12 h akute kardiale Dekompensation (RR ↓↓, HF↓↓ → Asystolie). Beginn mit Herzdruckmassage (HDM) in Bauchlage.
- Notfallmäßiger Verschluss der OP-Wunde, Umlagerung in Rückenlage unter fortgesetzter HDM sowie Adrenalingabe.
- Wiedererlangen eines suffizienten Kreislaufs nach zusätzlicher Infusion/Transfusion von 250 ml.

Verlauf

- Stabilisierung der Kreislaufverhältnisse auf der Intensivstation. Danach Beendigung der Sedierung → Wachreaktionen des Säuglings nach einigen Tagen, allerdings Auftreten einer Halbseitendifferenz.
- Re-OP nach 2 Wochen zur Entfernung des Resttumors, Beginn mit Chemotherapie nach Portanlage.

Anmerkung

- Verkennen der tatsächlichen Volumenlage trotz ZVD-Messung (allerdings fehlende Lagekontrolle des ZVK über die V. femoralis), außerdem nur diskontinuierliche Messung
- Zweizeitige Tumorentfernung hätte kardiale Dekompensation vermutlich vermieden.
- Während Massivtransfusionen kommt es zu einer erheblichen Substratbelastung durch Substanzen aus den Konservierungs- und additiven Lösungen (Zitrat, Phosphat, Dextrose, Adenin), Elektrolyten (viel Kalium, wenig freies Kalzium) und sauren Valenzen (BE eines Erythrozytenkonzentrats je nach Alter.
- -20–50 mmol/l), die die Kompensationsmöglichkeiten von kleinen Kindern schnell übersteigen können.
- Mit zunehmender Lagerung von Erythrozytenkonzentraten steigen die Kaliumkonzentrationen schnell an, während die Basenabweichungen stark abfallen (Beispiel: EK Alter 20 Tage, Kalium 35 mmol/l, BE -40 mmol/l) und die Sauerstoffaffinität des Hb zunimmt (O_2 ist schlecht verfügbar).
- Deshalb ist es wichtig, für Massivtransfusionen bei Kindern möglichst frische Erythrozytenkonzentrate zu verwenden (< 7 Tage) oder besser die Erythrozytenkonzentrate vor Transfusion mit einem Cell Saver mit einer physiologischen Waschlösung zu waschen.
- Zur Beurteilung der Sauerstofftransportkapazität bei Kindern können indirekte Parameter wie z. B. die arterio-zentralvenöse Sauerstoffsättigungsdifferenz, der Verlauf der Basenabweichung und Laktatkonzentration sowie die Urinausscheidung verwendet werden.

Fall 25: Perikardtamponade

Klinische Situation

- 18 Monate altes Kind, 12 kg, Z. n. Patchverschluss eines Ventrikelseptum-Defekts (präoperativ Anlage eines ZVK sowie einer arteriellen Kanüle), intraoperativ und bei Abgang von der Herz-Lungen-Maschine keine Probleme.
- Nach Stabilisierung Verlegung auf die Pädiatrische Intensivstation unter kontrollierter Beatmung; Adrenalin 0,03 µg/kg/min, Milrinone 0,5 µg/kg/min.
- Während des Transports kontinuierlicher Blutdruckabfall.

Problematik

- Kinder sind nach Korrekturoperationen eines Herzfehlers in der frühen postoperativen Phase nicht selten hämodynamisch instabil.
- Während eines Transports bestehen häufig nur eingeschränkte Therapie- und Diagnostikmöglichkeiten.
- Ältere Transportmonitore haben oft nur einen Druckmesskanal, auf dem der arterielle Blutdruck gemessen wird.

Vorgehen (Monitoring, Therapie)

- Während des Transports zunächst fraktionierte Gabe von Erythrozytenkonzentrat und gefrorenen Frischplasmen (FFP) mit einer Spritzenpumpenspritze (50 ml).
- Erhöhung der Adrenalininfusion über Spritzenpumpe auf 0,1 µg/kg/min.
- Mittlerer arterieller Blutdruck weiter niedrig mit 30 mmHg (↓).
- Durch Kneten der Mediastinaldrainage lässt sich kein weiteres Drainagenblut fördern.
- Nach Eintreffen auf der Pädiatrischen Intensivstation: zentraler Venendruck (ZVD) von 15 mmHg (↑), zentralvenöse O_2-Sättigung 44 % (↓).
- Echokardiographie: dicker perikardialer Randsaum, der durch Manipulationen an der Mediastinaldrainage nicht drainiert werden kann.
- Der Kardiochirurg eröffnet den Thorax und saugt ein größeres Hämatom ab → gleichzeitig sprunghafter Anstieg des Blutdrucks.
- ZVD 8 mmHg (↔), zentralvenöse O_2-Sättigung 73 % (↔) → Reduktion der Adrenalininfusion.
- Nach Stillung einer Blutungsquelle an der Sternumunterkante erneuter Verschluss des Thorax.

Verlauf

Extubation am zweiten postoperativen Tag, weiterer Verlauf unauffällig.

Anmerkung

- Der Blutdruck ist bei Kindern ein schlechter Parameter, um das Herzzeitvolumen abzuschätzen.
- Bessere Zeichen einer niedrigen Sauerstofftransportkapazität sind z. B. abfallende Basenabweichungen, steigende Laktatkonzentrationen, niedrigezentralvenöse Sauerstoffsättigung (Normalwert >70 %) oder eine geringe Urinausscheidung.
- Während des Transports vom OP auf die Intensivstation sind ein adäquates Monitoring und das Vorhalten von Notfallmedikamenten und Volumenersatzmitteln besonders wichtig.

Fall 26 Schweres Schädel-Hirn-Trauma

Klinische Situation

- 4 Wochen altes Baby nach Verkehrsunfall vom Notarzt in den Schockraum gebracht. Das Baby war in einem Kindersitz angeschnallt in einen Hochgeschwindigkeitsautounfall verwickelt.
- Das Baby atmet spontan, bewegt alle 4 Extremitäten, schreit zwischendurch, richtet den Blick immer wieder nach oben und schläft dann immer wieder ein. HF 160/min; SaO_2 96 % (Raumluft), Fontanelle im Niveau.
- Während des Transportes in die Kinderintensivstation kommt es zu einer raschenBewusstseinseintrübung bis hin zum Koma mit Streckkrämpfen.

Problematik

- Komatöses krampfendes Neugeborenes ohne venösen Zugang, peripherer Venenpunktionsversuch scheitert 2x. Intraossärer Zugang an der Tibia anteromedial mit EZ-IO Bohrer (25 G, 1,8 mm).
- Anästhesie mit 15 mg Propofol, 10 µg Fentanyl, nasotracheale Intubation.
- Sofortige Durchführung eines Ganzkörper CT. Befund des Schädel-CT: bihemisphärale, kortikale Blutungen und ein generalisiertes massives Hirnödem.
- Sofortiger Transport in den Operationssaal.

Vorgehen im Operationssaal

- Narkotisiertes, intubiertes Baby mit liegendem intraossären Zugang; HF 149/min; Blutdruck 120/60 mmHg. Vertiefung der Allgemeinanästhesie mit 20 µg Fentanyl, 3 Vol-% Sevofluran, 5 mg Rocuronium.
- Umgehende ultraschallgesteuerte In-Plane-Kanülierung der linken V. brachiocepalica mit einer Venenverweilkanüle (22 G), dann mittels Seldingertechnik Einführen eines 5 cm langen 4 F-Doppellumen-Katheters; ultraschallgesteuerte Out-of-Plane Kanülierung der linken A. femoralis mit einer 22 G-Venenverweilkanüle.
- Blutgasanalyse: pH 7,29, p_aCO_2 38 mmHg, p_aO_2 116 mmHg, BE – 8,6 mmol/l, Na 142 mmol/l, K 3,6 mmol/l, Glukose 138 mg%, Lakat 4,6 mmol/l.
- Nach Eröffnen der Dura mater kommt es zu einem massiven Blutdruckabfall auf 30/20 mmHg und einer Bradykardie von 60/min bei gleichzeitig massiver diffuser Blutung im Schädelbereich.
- Therapie während des gesamten Operationsverlaufs:40 ml HES 6 %, (130/0,4), 150 ml isotone Elektrolytlösung, 100 ml Erythrozytenkonzentrat, 600 E Prothromblex-Konzentrat, 450 mg Fibrinogenkonzentrat. Kathecholamintherapie: Suprareninperfusor: 0,8 µg/kg/min; Noradrenalinperfusor: 0,8 µg/kg/min sowie intermittierend 6 Boli von jeweils 30 µg Suprarenin, um die massiven, trotz laufender Katecholaminzufuhr immer wieder auftretenden Blutdruckabfälle auf 30/15 mmHg zu therapieren. 40 mg Mannit, : 20 mval $NaHCO_3$, 300 mg CaCl 10 %.
- Blutgasanalyse am OP Ende: pH 7,04, p_aCO_2 64 mmHg, p_aO_2 257 mmHg, BE – 14 mmol/l, Na 144 mmol/l, K 4,4 mmol/l, Glukose 202 mg%, Laktat 8,7 mmol/l.
- Chirurgisch wurden eine dekompressive Kraniektomie und eine Blutungsstillung durchgeführt und eine intrakranielle Druckmesssonde gelegt.

Verlauf

- Trotz massiver Volumensubstitution und höchster Katecholamingaben in Form von Suprarenin- und Noradrenalininfusionen bleibt der Kreislauf intra- als auch postoperativ in den ersten 48 Stunden sehr instabil. Das Baby wird für 2 Wochen tief sedoanalgesiert mit Remifentanil- und Thiopentalinfusionen sowie auf 34 °C gekühlt. Die ICP-Werte liegen in den ersten 48 Stunden über 20 mmHg, die CPP-Werte schwanken zwischen 20–40 mmHg.
- Nach 48 Stunden Stabilisierung der Kreislaufverhältnisse, problemlose Extubation nach 3 Wochen. Das Baby bleibt zerebral neurologisch schwer beeinträchtigt. Anlage einer PEG-Sonde nach 3 Monaten; problemlose Schädeldeckenreimplantation nach 2 Monaten.

Anmerkung

- Bei Notfällen nicht viel Zeit mit frustranen Venenpunktionen verlieren → intraossäre Punktion. Danach so rasch wie möglich am Besten ultraschallgesteuerte Anlage eines zentralen Venenkatheters.
- Bei massiven Hirndruckerhöhungen bei kleinen Kindern vor der dekompressiven Kraniektomie unbedingt Versorgung mit invasivem Monitoring, d. h. Anlage einer arteriellen Druckmessung.
- Initial bei Säuglingen auf Grund der Traumaanamnese auch bei relativer neurologischer Unauffälligkeit sofort ein Schädel-CT durchführen.
- Auf Grund der schweren bleibenden Zerebralparese hätte retrospektiv gesehen die Katecholaminzufuhr in den ersten 48 Stunden postoperativ beendet werden können.

12.2.3 Zentraler Venenkatheter und Pulskonturanalyse/ Thermodilution

Fall 27: Schädel-Hirn-Trauma, pulmonale Aspiration und septischer Schock

Klinische Situation

- Säugling (8 Monate), Sturz aus ca. 1 m Höhe. Initial keine Bewusstlosigkeit, in der Folge jedoch Erbrechen und nach ca. 1 h Eintrübung → Einlieferung in ein peripheres Krankenhaus
- Röntgen-Schädel: parietale Kalottenfraktur rechts, cCT: epidurales Hämatom rechts. Anisokorie zugunsten der rechten Pupille. Intubation, Sedierung und kontrollierte Beatmung sowie unverzügliche Verlegung in ein Klinikum der Maximalversorgung → Anlage einer arteriellen Kanüle sowie eines ZVK. Danach umgehende neurochirurgische Versorgung mit osteoplastischer Trepanation und Hämatomausräumung.

Problematik

- Bronchoskopische Sicherung des Verdachts einer pulmonalen Aspiration.
- 2Tage später Entlastungskraniektomie rechts aufgrund eines zunehmenden Hirnödems erforderlich.
- Nach der Übernahme aus dem neurochirurgischen OP Kreislaufinstabilität → 0,2 µg/kg/min Noradrenalin zur Kreislaufstunterstützung.

Vorgehen (Monitoring, Therapie)

- Zur besseren Steuerung der Volumentherapie unter maschineller Beatmung bei vorliegendem Hirnödem Platzierung eines femoralarteriellen Thermodilutions-Katheters (1,3 F).
- 1. Messung: intrathorakaler Blutvolumenindex (ITBVI) 651 ml/m^2 (↓), extravaskulärer Lungenwasserindex (EVLWI) 13 ml/kg (↑), Herzindex (HI) 5,2 l/min/m^2 (↑) (Herzzeitvolumen [HZV] 2,3 l/min), kardialer Funktionsindex (CFI) 10,1 min^{-1} (↑).
- Aufgrund der pulmonalen Aspiration Verschlechterung der Lungenfunktion → Beatmung mit einer FiO_2 von 0,55 und einem PEEP von 10 mbar erforderlich (Oxigenierungsindex 222 mmHg).
- Folgetag: ITBVI 510 ml/m^2 (↓), EVLWI 17 ml/kg (↑), HI 5,7 l/min/m^2 (↑) (HZV 2,5 l/min), CFI 8,3 min^{-1} (↑).
- Zeichen eines hyperdynamen septischen Schocks: Leukozytenanstieg auf 18 900/µl und Temperaturen von 39 °C → zwischenzeitlich 0,5 µg/kg/min Noradrenalin.
- Auftreten eines ausgeprägten kapillären Lecks mit peripheren Ödemen. Sonographischer Nachweis von Aszites. Gezielte antibiotische Therapie gegen das aus dem Bronchialtrakt gewonnene Keimspektrum.
- Stabilisierung der Kreislaufverhältnisse unter der Negativbilanz mit Hilfe von Diuretika.
- Messwerte am Tag 3 nach Anlage der invasiven Kreislaufüberwachung unter 0,02 µg/kg/min Noradrenalin: ITBVI 663 ml/m^2 (↓), EVLWI 12 ml/kg (↑), HI 5,5 l/min/m^2 (↑) (HZV 2,4 l/min), CFI 9,7 min^{-1} (↑).
- Am nächsten Tag Beendigung der Katecholamintherapie und Stabilisierung der pulmonalen Funktion (FiO_2 von 0,35). Messwerte: ITBVI 894 ml/m^2 (↔), EVLWI 12 ml/kg (↑), HI 5,9 l/min/m^2 (↑) (HZV 2,6 l/min), CFI 8 min^{-1} (↑).
- Einen Tag später Entfernung des arteriellen Katheters, Reduktion des PEEP auf 6 mbar. Suffiziente Spontanatmung (ASB/CPAP) mit einer Druckunterstützung von 20 mbar.

Verlauf

- Unter Fortführung der Negativbilanzierung 2 Tage später erfolgreiche Extubation. Nach 2 weiteren Tagen Verlegung auf die kinderchirurgische Station.
- Reimplantation des Schädelknochens einige Wochen später.

Referenzen

[T611] Prof. Dr. Gunther Wiesner, Deutsches Herzzentrum München, Klinik an der Technischen Universität München

13 Bewertung: Fakten und Perspektiven

S. G. Sakka

13.1 Einleitung

Das Herz-Kreislaufsystem ist eine entscheidende Determinante für die **Prognose** des Krankheitsverlaufs von Hoch-Risiko- und kritisch kranken Patienten. Die Überwachung der Herz-Kreislauffunktion dieser Patienten spielt deshalb eine wichtige und zentrale Rolle in der Anästhesie und Intensivmedizin. Die entscheidenden Variablen für einen stabilen Kreislauf sind eine **adäquate kardiale Vor- und Nachlast** sowie **ausreichende Kontraktilität des Herzmuskels.**

Bei kritisch kranken Patienten kann es zu ausgeprägten endogenen und exogenen Flüssigkeitsverlusten z. B. durch Fieber, Infektionen, perioperative Blutungen oder Verluste über Wundflächen oder Drainagen kommen. Diese Verluste müssen durch eine adäquate Volumentherapie ausgeglichen werden. Dazu sind valide Parameter erforderlich, die eine differenzierte Therapiesteuerung erlauben.

Ein grundlegendes Konzept in der Herz-Kreislauftherapie ist die **Optimierung der kardialen Vorlast,** die – gemäß dem Frank-Starling-Mechanismus (➤ Kap. 1.1.1) – für einen optimalen kardialen Auswurf notwendig ist. Klinisch versteht man darunter das enddiastolische Blutvolumen, das in beiden Ventrikeln vorhanden ist.

Der **Einsatz Kreislauf-stützender Medikamente** (Inotropika, Vasopressoren) sollte deshalb prinzipiell erst nach Optimierung des Volumenstatus erfolgen.

Bei kritisch kranken Patienten besteht oftmals die Gefahr einer Volumenüberladung und damit – aufgrund eines Kapillarlecks – das Risiko einer Einschränkung des pulmonalen Gasaustausches

Hämodynamisches Monitoring. http://dx.doi.org/10.1016/B978-3-437-31604-3.00013-0

durch die Entstehung eines Lungenödems sowie die Gefahr eines Pumpversagens aufgrund einer Myokarddilatation.
Entscheidend für jedes Verfahren bzw. die Auswahl eines hämodynamischen Parameters ist, ob und in welchem Umfang eine Volumengabe auch tatsächlich zum intendierten Erfolg, d. h. eine relevante Zunahme im Schlagvolumen führen wird. Ein „Vorabschätzen" gegenüber einer möglichen späteren Volumenüberladung infolge nicht-indizierter Volumengabe sicherlich als überlegen zu betrachten. Die korrekte Vorhersage einer Volumenreagibilität nennt man **„fluid responsiveness"**.

13.2 Historischer Überblick

Jedes erweiterte Kreislaufmonitoringverfahren wird in der Regel beim Hoch-Risiko- oder kritisch kranken Patienten unter der Vorstellung eingesetzt, dadurch die Steuerung der Therapie zu optimieren und letztlich die Prognose günstig zu beeinflussen.
Bis heute liegt allerdings kein wissenschaftlicher Beweis für eine Reduktion der Sterblichkeit durch den Einsatz eines erweiterten Kreislaufüberwachungsverfahrens vor. Selbst für eine invasive Blutdruckmessung im Vergleich zur nicht-invasiven Erfassung konnte kein Überlebensvorteil nachgewiesen werden [80].
Für keines der derzeit klinisch eingesetzten Verfahren, z. B. Zentralvenenkatheter (ZVK), Pulmonalarterienkatheter (PAK) oder transpulmonale Thermodilution (TPTD) oder weitere erweiterte Monitoringverfahren konnte in klinischen Studien eine Verbesserung der Prognose verbindlich aufgezeigt werden. Somit besteht letztlich keine zwingende Indikation für den Einsatz entsprechender Verfahren [66].
Das erweiterte Herz-Kreislaufmonitoring wurde durch den Pulmonalarterienkatheter (PAK) Anfang der 1970-er Jahre revolutioniert [88]. In den folgenden Jahrzehnten gab es eine Reihe an Untersuchungen, die sich damit beschäftigt haben, inwieweit der Einsatz des Pulmonalarterienkatheters Einfluss auf das Überleben der damit überwachten Patienten hat. Die Studien konnten keine einheitliche Ergebnislage zeigen.
Aufgrund der 1996 von Connors et al. [20] publizierten Studie, die eine Übersterblichkeit durch den Einsatz des Pulmonalarterienkatheters zeigte, wurde von manchen Autoren gar der sofortige Stopp für den Einsatz des Pulmonalarterienkatheters gefordert.
Die bis zu diesem Zeitpunkt vorliegenden Daten wurden re-evaluiert und in vielfacher Art und Weise analysiert.
Yu et al. [98] zeigten, dass der Einsatz des PAK die Therapiekosten erhöht, ohne das Überleben zu verbessern.
Chittock et al. [18] arbeiteten heraus, dass im Vergleich mit oder ohne Monitoring mittels PAK die Sterblichkeit bei Patienten mit einem APACHE II-Scorewert < 24 mit einer signifikant höheren Sterblichkeit verbunden war als bei Patienten mit einem Scorewert > 25. Die Kosten waren in der PAK-Gruppe signifikant höher.
Danach wurden noch größere, prospektive und randomisierte Studien durchgeführt, die zwar keinen Nachteil, jedoch auch keinen Überlebensvorteil für Hoch-Risiko-Patienten und kritisch Kranke aufzeigen konnten.
Sandham et al. [84] konnten in einer im Jahr 2003 veröffentlichten großen multizentrischen randomisierten einfach verblindeten Studie keine Überlegenheit für den Einsatz des PAK im Vergleich zur Standardbehandlung bei Intensivpatienten zeigen.

Im selben Jahr publizierten Richard et al. [77] Ergebnisse bei chirurgischen Hochrisiko-Patienten, die ebenfalls keinen Überlebensvorteil durch den Einsatz des PAK zeigen konnten.
Auch in der ARDSnetwork Studie [96] zeigte sich keine Überlegenheit des PAK gegenüber dem ZVK in Bezug auf Entwöhnung von der maschinellen Beatmung und das Überleben.
Die PAC-Man-Studie [37] aus England bestätigte den Nicht-Überlebensvorteil durch den Einsatz eines PAK. Bei über 1.000 Patienten fand sich kein Unterschied in der Sterblichkeit bei Patienten mit (68 %) bzw. ohne (66 %) einem PAK. Komplikationen im Rahmen der Einbringung des Katheters fanden sich in 46 der 486 (1 %) Patienten, keine davon war letal. Die Autoren folgerten daraus, dass durch den PAK kein Schaden resultiert. Es wurden Studien für den PAK mit einem integrierten Behandlungspfad gefordert um einen möglichen Überlebensvorteil nachweisen zu können.
Dieser sinnvolle Ansatz wird bereits durch die Ergebnisse von Shoemaker [87] aus dem Jahre 1988 unterstützt. Er konnte zeigen, dass die Verknüpfung des Einsatzes eines PAK mit einem Therapiealgorithmus entscheidend ist. Die Ergebnisse für den Einsatz eines ZVK oder eines PAK waren gleichwertig. Für die die dritte Gruppe von Patienten, die mittels PAK anhand eines definierten Therapieplans behandelt wurden, bestanden allerdings ein Überlebensvorteil und Kosteneffizienz. D. h. der Einsatz eines Pulmonalarterienkatheters kann nur sinnvoll sein, wenn gleichzeitig ein valider Therapiealgorithmus praktiziert wird.
Der potenziellee Nutzen jedes Verfahrens ist auch vom Wissen des Anwenders und vom rationalen Einsatz abhängig. Relevante Faktoren stellen somit das Wissen des behandelndes Teams bzw. die betreffende Institution dar [33] [43] [44]. D. h. Ausbildung der Mitarbeiter, Häufigkeit der Anwendung des Verfahrens sowie Verfügbarkeit sind wichtige Faktoren für einen möglichen Nutzen eines Kreislaufmonitoringverfahrens.
In Anbetracht der unklaren Datenlage und der hohen Invasivität des PAK wurde in den letzten Jahren eine Reihe an invasiven und nicht-invasiven Verfahren entwickelt und klinisch eingeführt. Zum Beispiel kann mittels kalibrierter und nicht-kalibrierter Pulskonturanalyse das HZV kontinuierlich überwacht werden. Reine Pulskonturanalyseverfahren, wie z. B. Vigileo® (Fa. Edwards, Lifescience, USA) [56] [61] und PulsioFlex® (Fa. Pulsion Medical Systems, Feldkirchen) [15] ermöglichen die kontinuierliche Aufzeichnung von Herzzeitvolumen und der Schlagvolumenvariation ohne ein integriertes Referenzverfahren. Diese Verfahren bedürfen weiterer Studien beim kritisch kranken und katecholaminpflichtigen Patienten.
Unverändert wird versucht, nicht-invasive Verfahren für den Einsatz bei kritisch kranken Patienten zu validieren. Das Nexfin® System (BMEye, Amsterdam, NL) z. B. erfasst nicht-invasiv den arteriellen Blutdruck und ermöglicht die kontinuierliche Bestimmung des Herzzeitvolumens [30]. Ebenso wie für transkutane Verfahren (z. B. Bioimpedanz, Doppler-Ultraschallverfahren) liegen bislang jedoch keine ausreichenden Daten vor, die den Einsatz beim kritisch kranken Patienten rechtfertigen [32] [52].
Eine Umfrage von Kastrup et al. [45] aus dem Jahre 2007 ergab, dass das hämodynamische Monitoring bei postoperativen herzchirurgischen Patienten zu ca. 90 % anhand des ZVK, zu ca. 30 % mittels PAK und zu ca. 8 % mittels TPTD und Pulskonturanalyse erfolgte. Cannesson et al. [13] haben aktuell für Europa und die USA eine Umfrage zu den klinisch eingesetzten Verfahren zur Messung des Herzzeitvolumens durchgeführt (➤ Abb. 13.1).

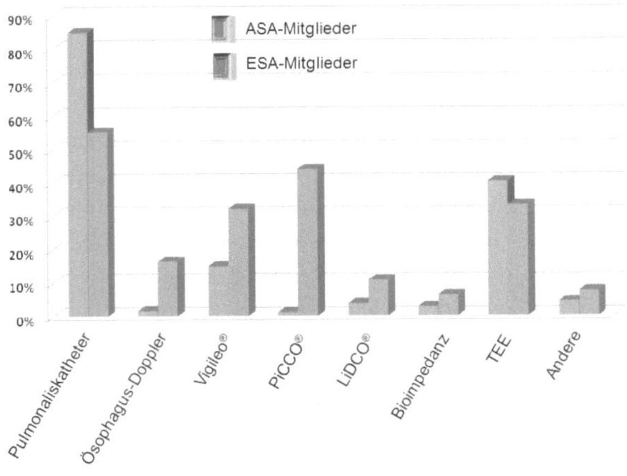

Abb. 13.1 Einsatz verschiedener Monitoringverfahren zur Messung des Herzzeitvolumens gemäß einer Umfrage europäischer und US-amerikanischer Anästhesisten. Modifiziert nach Cannesson et al. [13]. [T612]

13.3 Kardiale Füllungsdrücke

Mit der Messung des **ZVD** und **PAOP** (pulmonalarterieller Verschlussdruck) versucht man indirekt das rechts- bzw. linksventrikuläre end-diastolische Volumen zu bestimmen. ZVD und PAOP stellen somit klinische Parameter für die Bewertung der kardialen Vorlast bei kritisch kranken Patienten dar. Zwar kann vor allem der ZVD relativ einfach erfasst werden, doch besteht eine wesentliche Limitation darin, dass es keine transmuralen, sondern gegen die Atmosphäre gemessene Drücke sind, die nicht zwangsläufig mit den korrespondierenden Volumina korrelieren. Der ZVD wird durch die venöse Kapazität (venöser Rückstrom, intravasales Volumen, venöser Gefäßtonus) und die rechtskardiale Funktion beeinflusst. Unter physiologischen Bedingungen liegt der linksventrikuläre Füllungsdruck (end-diastolischer Druck) normalerweise nur wenige mmHg höher als der rechtsventrikuläre Füllungsdruck, sodass der ZVD in dieser Konstellation tatsächlich zuverlässig die kardiale Vorlast widergibt. Wenn es jedoch zu einer Änderung der Funktion einer der beiden Ventrikel kommt, besteht zwischen diesen beiden Vorlastvariablen keine Übereinstimmung mehr und der ZVD ermöglicht keine zuverlässige Abschätzung des PAOP [86]. Ebenfalls besteht beim kritisch Kranken keine Korrelation zwischen PAOP und dem linksventrikulärem end-diastolischen Volumen (LV-EDV) [36]. Im septischen Schock zeigte sich, dass eine Abschätzung des rechtsventrikulären enddiastolischem Volumen (RV-EDV) anhand des ZVD unzureichend ist und dieser keine Differenzierung zwischen Patienten mit einer normalen bzw. reduzierten rechtsventrikulären Ejektionsfraktion (RV-EF) ermöglicht. Der ZVD erlaubt in dieser Konstellation keine sichere Aussage im Hinblick auf eine korrekte Vorhersage einer Volumenreagibilität [58] und verfügt bei kritisch kranken Patienten über keine prognostische Wertigkeit [22].

Osman et al. [65] zeigten, dass eine Steuerung der Volumentherapie anhand ZVD und PAOP bei fast der Hälfte der Patienten mit einer okkulten Hypoperfusion bzw. Volumenüberladung einhergeht.

Marik et al. [54] stellten in einer Übersichtsarbeit die Unterlegenheit des ZVD und PAOP zur Bewertung der kardialen Vorlast bei kritisch Kranken dar. Sie beschrieben, dass nur 50 % der Patienten auf eine Volumengabe mit Anstieg des HZV reagierten. D. h. bei 50 % der Patienten wurde das Ziel, durch eine Gabe eines Flüssigkeitsbolus eine Steigerung des Schlag- und Herzzeitvolumens zu erzielen, verfehlt.

Die aktuellen Empfehlungen der Surviving Sepsis Campaign [27] beinhalten aufgrund der Daten von Rivers et al. [78] unverändert einen ZVD von 8–12 mmHg als Zielwert für eine suffiziente Volumentherapie. In diesem Zusammenhang muss angemerkt werden, dass trotz vorliegender Daten, die die Unzulänglichkeiten der ARDS-Kriterien aufzeigen [59], das Monitoring des extravaskulären Lungenwassers (EVLW) weiterhin unberücksichtigt bleibt [31].

Gegenwärtig stehen die dynamischen Parameter Schlagvolumen (SVV) und Blutdruckamplitudenvariation (PPV) im Mittelpunkt Forschung. Bereits Perel et al. [71] konnten in den 1980-er Jahren eine weitere dynamische Vorlastvariable, d. h. die systolische Druckvariation (engl. systolic pressure variation, SPV), tierexperimentell als aussagekräftigen Marker der Hypovolämie und einer korrekten Vorhersage einer Volumenreagibilität präsentieren.

Neben vielen anderen Autoren konnten Marik et al. [55] zeigen, dass dynamische Parameter der korrekten Vorhersage einer Volumenreagibilität bei maschinell beatmeten Patienten den statischen Vorlastparametern überlegen sind. Allerdings wird ein Tidalvolumen von mindestens 8 ml/kg KG als notwendig erachtet wird. Diese Autoren schlagen eine Kombination aus PPV/SVV und Echokardiographie beim kritisch Kranken vor.

Bei Vorliegen eines intraoperativ offenen Thorax sind die volumetrischen Parameter globales enddiastolische Volumen (GEDV) und intrathorakales Blutvolumen (ITBV) den dynamischen Parametern sowie den Drücken (ZVD, PAOP) vorzuziehen [25].

Selbst die echokardiographisch erfassbare linksventrikulär enddiastolische Fläche (LVEDA) stellt notwendigerweise einen guten Vorlastparameter dar.

Tavernier [90] konnte die Überlegenheit der dynamischen Vorlastparameter bei Patienten mit Sepsis zeigen. Aktuelle Softwarelösungen erlauben eine „Autodetektion" von kardialen Strukturen, die sowohl in Bezug auf die Messung des Herzzeitvolumens (HZV) und die Vorlastabschätzung vielversprechend sein können [14].

Sowohl SVV als auch PPV variieren mit dem Tidalvolumen [76].

De Backer [24] zeigte, dass Beatmungsfrequenz und Volumentherapie die dynamischen Vorastparameter nachhaltig beeinflussen und in ihrer Aussagekraft einschränken. Die PPV nahm ab, während die Variabilitäten des Durchmessers der V. cava und des aortalen Blutflussgeschwindigkeitsprofils durch die verschiedenen Interventionen in ihrer Aussagekraft uneingeschränkt blieben.

Vallee et al. [91] kombinierten die Atemwegsdruckdifferenz mit der PPV und konnten durch eine Quotientenbildung die Aussagekraft im Hinblick die Bewertung einer korrekten Vorhersage einer Volumenreagibilität erhöhen.

Huang et al. [41] untersuchte ARDS Patienten und Kim et al. [47] zeigten, dass β-Mimese, β-Antagonismus und das Tidalvolumen signifikanten Einfluss auf die Höhe von SVV und PPV haben. Beide Parameter nehmen mit steigendem Tidalvolumen aber ebenso aufgrund der β-Mimese zu, während β-Blockade diese Effekte aufheben konnte.

Cannesson [11] konnte zeigen, dass sogar transkutan mittels Pulsoximetrie die korrekte Vorhersage einer Volumenreagibilität abgeschätzt werden kann. Die Genauigkeit dieses Verfahrens wurde jedoch z. T. in Frage gestellt [51] und in einer aktuellen Metaanalyse [85] werden weitere Studien gefordert, bevor dieses Verfahren allgemein eingesetzt werden sollte.

Die Daten aus Untersuchungen der intraoperativen Steuerung der Volumentherapie mittels ösophagealem Dopplerverfahren weisen darauf hin, dass neben dem jeweiligen Algorithmus das Vorhandensein einer **Therapiestrategie** essenziell ist.

Abbas [1] zeigte, dass es durch den intraoperativen Einsatz des Ösophagus-Dopplers zu einer Reduktion von Komplikationsraten, Intensivaufnahmen, Krankenhausverweildauer und Mortalität kommt. Aufgrund der oben genannten Entwicklung wurden zunehmend weniger invasive alternative Überwachungsverfahren entwickelt und in die klinische Praxis eingeführt. Sie sind aktuell vielfach Gegenstand wissenschaftlicher Untersuchungen, auch im Hinblick auf einen Vorteil im Überleben der Patienten. Zu diesen Verfahren zählt u. a. die transpulmonale Thermodilution, die neben einem volumetrischen Monitoring die Erfassung dynamischer Vorlastparameter ermöglicht.
Um den potenziellen Nutzen eines Kreislaufüberwachungsverfahrens zu bewerten, ist es entscheidend, welche Patienten(-gruppen) mit den damit verbundenen Indikationen und möglicherweise verbundenen Pathologien untersucht werden sollen.
Ein weiterer wesentlicher Aspekt in der Bewertung eines Verfahrens ist die Intention für seinen Einsatz, z. B. Therapiesteuerung oder Beeinflussung der Prognose.

13.4 Zentralvenöse Sauerstoffsättigung ($ScvO_2$)

Ein wichtiges zusätzliches Instrument der Kreislaufüberwachung mit Hilfe eines zentralvenösen Katheters stellt die Messung der **zentralvenöse Sauerstoffsättigung (ScvO2)** dar. Diese kann anstelle der üblicherweise zur Bewertung des Sauerstofftransportes benutzten gemischt-venösen Sauerstoffsättigung (SvO_2) herangezogen werden, wobei die $ScvO_2$ allerdings in der Regel höher ist als die gemischtvenöse O_2-Sättigung. Für die klinische Praxis gilt, dass sich die $ScvO_2$ auch bei Schwankungen von globalem Sauerstoffangebot und -verbrauch vielfach parallel zur SvO_2 verhält [74]. Bei einem sehr niedrigen HZV kann jedoch die Differenz zwischen SvO_2 und $ScvO_2$ ausgeprägt sein [92].
Modifizierte zentralvenöse Katheter mit integrierter Fiberoptik bieten ein kontinuierliches Monitoring der $ScvO_2$. Es sollten in erster Linie nicht der Absolutwert, sondern vor allem Änderungen der $ScvO_2$ im Verlauf bzw. in Folge von therapeutischen Maßnahmen beachtet werden.
Bei Patienten mit **größeren Operationen** zeigte sich, dass eine erniedrigte $ScvO_2$ mit einer erhöhten Komplikationsrate assoziiert und eine nach der $ScvO_2$ ausgerichtete Therapie vorteilhaft ist [67].
Bei Patienten mit einer **Sepsis** konnte durch eine frühzeitige, $ScvO_2$-gesteuerte Therapie eine Zunahme der Überlebensrate aufgezeigt werden, wobei eine $ScO_2 > 70\,\%$ angestrebt wurde [68]. Bei postoperativen herzchirurgischen Patienten zeigte sich, dass eine hohe $ScvO_2$ ein unzureichend wahrgenommenes Warnsignal für eine unzureichende Gewebeoxigenierung in der perioperativen Phase ist. Perz et al. [72] zeigten, dass sowohl eine niedrige ($\leq 60{,}8\,\%$) und supranormale ($\geq 77{,}4\,\%$) $ScvO_2$ mit einem ungünstigen Verlauf assoziiert waren. Eine extrem hohe $ScvO_2$ war mit einer signifikant stärker ausgeprägten systemischen Inflammation, höheren Laktatwerten über die Zeit („lactime") [4] und höhere Sterberate verbunden. Eine $ScvO_2 \geq 77{,}4\,\%$ als „normal" zu betrachten, ist somit nicht zu rechtfertigen. Stattdessen können Werte oberhalb dieser Grenze auf einen komplikationsbehafteten perioperativen Verlauf hinweisen [72].

13.5 Transpulmonale Thermodilution (TPTD)

Im Gegensatz zum Druckmonitoring (ZVD, PAOP) ermöglicht die TPTD eine direkte Messung zirkulierender Blutvolumina. Insbesondere das ITBV als kardialer Vorlastparameter wird durch Änderungen von myokardialer Compliance und intrathorakalen Druckverhältnissen weniger beeinflusst. Bei gesunden Probanden korrelieren PAOP und linksventrikulär enddiastolisches

Volumen relativ gut. Dies ist jedoch nicht mehr der Fall, wenn sich die myokardiale Compliance oder der intrathorakale Druck ändern [36].

Es gibt Hinweise, dass das ITBV auch geeigneter als das RV-EDV zur Bewertung der kardialen Vorlast ist.

Eine mathematische Kopplung zwischen ITBV und HZV konnte in mehreren Studien ausgeschlossen werden.

Im Vergleich zu dynamischen Parametern (SPV) verfügt auch das ITBV über entsprechende Aussagekraft hinsichtlich der Bewertung der kardialen Vorlast [73]. Die direkte Messung der kardialen Volumina weist Vorteile gegenüber der indirekten Abschätzung anhand von Druckgrößen auf. Bei kritisch kranken Patienten und einer Beatmung mit verschiedenen PEEP-Niveaus erwies sich das ITBV im Vergleich zu ZVD und PAOP als überlegen [53] [81].

Auch nach **koronarchirurgischer Operation,** d. h. einer Phase mit kurzfristigen Änderungen der myokardialen Compliance stellte sich das ITBV gegenüber den Füllungsdrücken als geeignetere Parameter zur Bewertung der kardialen Vorlast heraus [39].

Heutzutage wird vielfach dem GEDV der Vorzug als Vorlastparameter gegeben. Bei der Interpretation dieses Parameters muss jedoch, wie aktuelle Daten zeigen, eine Alters- und Geschlechtsabhängigkeit berücksichtigt werden [97].

Das EVLW kann klinisch mit dem transpulmonalen Doppelindikatordilutionsverfahren bestimmt werden. Tierexperimentell konnte eine gute Korrelation zwischen tatsächlichem und gemessenem EVLW nachgewiesen werden. Das anhand der transpulmonalen Thermodilution bestimmte EVLW wird aufgrund der hinterlegten fixen Beziehung zwischen GEDV und ITBV im Rahmen von Lungenresektionen überschätzt [79], wobei Änderungen allerdings adäquat wiedergegeben werden [50].

Der **pulmonalvaskuläre Permeabilitätsindex (PVPI)** als Quotient zwischen EVLW und pulmonalem Blutvolumen ermöglicht eine Differenzierung zwischen kardiogenem und nicht-kardiogenem Lungenödem [46] [62].

Die Abschätzung der systolischen Pumpfunktion des Herzens mittels TPTD kann nur global erfolgen. Die entsprechenden Variablen (globale Ejektionsfraktion, kardialer Funktionsindex) werden hingegen berechnet. Es zeigte sich eine gute Übereinstimmung mit aus der Echokardiographie gewonnenen Daten [19].

Das EVLW kann für klinische Zwecke mit ausreichender Genauigkeit anhand der alleinigen transpulmonalen Thermodilution bestimmt werden [83]. Es erwies sich als hilfreich in der Wahl des geeigneten Beatmungsverfahrens (assistiert vs. kontrolliert) [99] und kann in der Entscheidungsfindung im Rahmen der Entwöhnung von der maschinellen Beatmung einbezogen werden.

Es liegen bislang nur wenige Studien vor, die die Kreislauftherapie mittels PAK gegen TPTD im Sinne einer Nutzenanalyse miteinander vergleichen.

Bei Patienten mit einem **Lungenödem** führte die Therapie anhand des EVLW im Vergleich zum PAOP zu einer restriktiveren Volumentherapie. Das Ausmaß positiver Flüssigkeitsbilanzen in diesem Patientengut stellt einen unabhängigen Prädiktor für die Prognose dar. Die Patienten mit einer Therapiesteuerung nach EVLW benötigten allerdings häufiger und länger Vasopressoren bzw. Inotropika. Zwar konnte für diese Patienten eine Verkürzung der Beatmungs- und Intensivtherapiedauer nachgewiesen werden, doch bestand zwischen den beiden Gruppen kein Unterschied in der Letalität [60]. Eine Senkung der Mortalität konnte nur in einer Subgruppe von Patienten, die einen normalen PAOP aber ein erhöhtes EVLW aufwiesen, aufgezeigt werden.

Bei Patienten nach größerem abdominalchirurgischen Eingriffen oder Polytrauma zeigte sich, dass die Mortalität bei einem EVLW > 9 ml/kg KG sprunghaft ansteigt. Bereits am ersten Tag nach dem Trauma fand sich ein signifikanter Unterschied in der Höhe des EVLW zwischen den Patienten, die

im weiteren Verlauf eine Sepsis entwickelten und denjenigen ohne diese Komplikation. Andere Kreislaufvariablen wie ZVD, PAOP und pulmonalem Gefäßwiderstand (PVR) erlaubten hingegen zu diesem Zeitpunkt keine Differenzierung zwischen den beiden Patientengruppen.
Im Rahmen **herzchirurgischer Eingriffe** konnte für eine Algorithmus-gesteuerte Therapie ein geringerer Katecholamineinsatz und eine frühere Verlegungsfähigkeit von der Intensivstation im Vergleich zur Standardtherapie nachgewiesen werden [34].
Eine anhand der TPTD-gesteuerte zielgerichtete Kreislauftherapie erbrachte bei Patienten mit einer **Subarachnoidalblutung** eine im Vergleich zur Standardtherapie geringere Rate an zerebralen Vasospasmen und kardiopulmonalen Komplikationen [64].
In einer anderen Untersuchung korrelierte das EVLW mit dem klinischen Schweregrad des Lungenschadens [49].
Die transpulmonale Thermodilution zur Messung des EVLW konnte in einer humanen postmortalen Studie validiert werden [89].
Der **prognostische Stellenwert** des EVLW konnte in einer großen Studie [82], in der sich das EVLW als ein unabhängiger Prädiktor der Prognose kritisch kranker Patienten erwies, bestätigt werden.

13.6 Dynamische Vorlastparameter

Eine Vielzahl an Studien zeigen, dass die kardialen Füllungsdrücke ZVD und PAOP als statische Parameter unzureichend zur korrekten Abschätzung der Volumenreagibilität sind. Volumetrische Parameter (GEDV, ITBV) erwiesen sich beim maschinell beatmeten Patienten dagegen als überlegen [39] [53] [81].

13.7 Systolische Druckvariation (SPV)

Die Erstbeschreibung des Konzeptes der SPV und ihres Zusammenhanges mit einer Hypovolämie von Perel et al. [71] zeigte, dass die SPV bei gradueller Hämorrhagie stetig zunimmt und eine engere Korrelation mit dem Ausmaß des Blutverlustes aufweist als „konventionelle" Kreislaufparameter, wie Herzfrequenz, mittlerer arterieller Blutdruck, ZVD oder PAOP. Die Zunahme der SPV war ausgeprägter im Rahmen einer Hypotonie infolge Hämorrhagie als nach Gabe eines Vasodilatators, was die Theorie der SPV als Vorlastindikator bekräftigt, d. h. es ist primär das linksventrikuläre Schlagvolumen und weniger ein reduzierter arterieller Tonus für den Mechanismus verantwortlich. Diese tierexperimentellen Befunde konnten bei Patienten in Narkose mit Blutverlusten und korrigierender Volumengabe bestätigt werden. Für bestimmte Patientenpopulationen (Kardiochirurgie und Sepsis) konnte gezeigt werden, dass die SPV und speziell die Abnahme des systolischen Blutdrucks (Ddown Komponente) besser mit einer Änderungen des Herzzeitvolumens korrelieren als der ZVD oder PAOP. Spezifischer als die kardialen Füllungsdrücke ermöglicht die SPV eine Vorhersage der Effekte einer Volumengabe auf das HZV („Fluid responsiveness") [75].
Im Vergleich zu PAOP, von dem sich nur bedingt eine Vorhersage einer Kreislaufreaktion auf Volumengabe ableiten lässt, zeigt eine SPV >10 mmHg oder ein Δdown >5 mmHg sog. „Responder" (HZV-Zunahme >15 %) zuverlässig an.
Die SPV wird neben dem Volumenstatus auch vom **Tidalvolumen** beeinflusst. Die Bedeutung einer gegebenen SPV hängt von der Höhe des systolischen Blutdrucks ab. Aus diesem Grunde gilt

primär die prozentuale Variation der SPV, d.h. ausgedrückt als Prozent des systolischen Blutdrucks und weniger der absolute Wert in mmHg als informativ. Wesentliche Limitationen dieses Parameters stellen höhergradige Arrhythmien, vor allem Vorhofflimmern, und die Durchführung einer maschinellen Beatmung dar.

13.8 Schlagvolumenvariation (SVV)

In Anlehnung an das Konzept der SPV (➤ Kap. 13.7) wird bei der Schlagvolumenvariation (SVV) aus der arteriellen Blutdruckkurve mit Hilfe einer Schlag-zu-Schlag Analyse im Rahmen der Pulskonturanalyse die Variation der einzelnen Schlagvolumina bestimmt. Es gilt: Je ausgeprägter die Variation der Schlagvolumina sind desto eher liegt eine Volumenreagibilität vor.
Bei **kardiochirurgischen Patienten** zeigte sich eine enge Korrelation zwischen SPV und SVV und Überlegenheit dieser beiden Parameter in Bezug auf die Abschätzung der Volumenreagibilität im Vergleich zu den kardialen Füllungsdrücken (ZVD, PAOP) [26]. Auch im Rahmen neurochirurgischer Eingriffe stellte sich die SVV als überlegen gegenüber Herzfrequenz, Blutdruck und ZVD zur Bewertung der Volumenreagibilität heraus [100]. Allerdings zeigte sich im Rahmen von Operationen am offenen Thorax, dass die dynamischen Vorlastparameter und der ZVD den volumetrischen Parametern der transkardiopulmonalen Thermodilution in der Vorlastabschätzung unterlegen sind [8]. Für die Interpretation der Messwerte bleibt zu erwähnen, dass in den bisherigen Untersuchungen jeweils ein Tidalvolumen von > 8 ml/kg zugrunde gelegt wurde.

13.9 Blutdruckamplitudenvariation (PPV)

Die respiratorischen Änderungen der Blutdruckamplitude (engl. „pulse pressure variation", PPV), die als Differenz aus systolische und diastolischem Blutdruck definiert ist, beruhen auf der maximalen (PPmax) und minimalen (PPmin) Blutdruckamplitude während eines maschinellen Beatmungshubes geteilt durch den Mittelwert der beiden Werte (Angabe als Prozentwert).
Die PPV scheint im Vergleich zur SPV ein noch genaueres Maß der Änderungen des linksventrikulären Schlagvolumens (LV-SV) unter Positivdruckbeatmung zu sein. Eine mögliche Erklärung ist, dass die PPV im Gegensatz zur SPV, die vom LV-SV und Pleuradruck bestimmt wird, ausschließlich von Änderungen des transmuralen Aortendrucks abhängt. Im Vergleich zwischen ZVD, PAOP, SPV und PPV als Vorlastvariablen und Prädiktoren einer korrekten Vorhersage einer Volumenreagibilität stellte sich bei Patienten mit einem septischen Schock heraus [57], dass die PPV den „konventionellen" Vorlastvariablen (ZVD, PAOP) deutlich überlegen war. Wenn auch weniger ausgeprägt, konnte für die PPV auch eine Überlegenheit gegenüber der SPV aufgezeigt werden. Eine PPV >15 % ermöglicht eine zuverlässige Vorhersage einer HZV-Zunahme >15 % und damit die sichere Unterscheidung von „Respondern" und „Nicht-Respondern".
Für klinische Zwecke stellen die dynamischen Kreislaufvariablen (SPV, PPV), die bettseitig jederzeit und relativ einfach zu bestimmen sind, aktuell die aussagekräftigsten Parameter zur Vorhersage einer korrekten Vorhersage einer Volumenreagibilität bei kritisch kranken Patienten unter maschineller Beatmung dar. Das Vorliegen größerer respiratorischer Blutdruckamplituden-Schwankungen zeigt also die Volumenabhängigkeit des Herzzeitvolumens als Indikator einer biventrikulären Vorlastabhängigkeit an. Umgekehrt stellt das Fehlen respiratorischer Schwankungen der Blutdruckamplitude einen Hinweis auf die Vorlastunabhängigkeit zumindest eines Ventrikels dar,

d. h. eine HZV-Zunahme nach Volumengabe ist in einer solchen Situation nicht zu erwarten. Eine derartige Konstellation kann z. B. bei einem Rechtsherzversagen – im Rahmen eines ARDS oder einer Sepsis – gegeben sein. In dieser Situation würde aufgrund eines niedrigen PAOP eine unzureichende linksventrikuläre Füllung angenommen werden, während eine Rechtsherzdilatation eine Vorlastunabhängigkeit bewirkt, die einen möglichen positiven Effekt einer Volumengabe aufhebt.
Mittlerweile wurden Algorithmen zur kontinuierlichen automatischen Bestimmung der Pulsdruckvariation (PPV) entwickelt. Einige wurde auch in übliche Monitore (wie z. B. Philips Intellivue MP70, Philips, Amsterdam, Niederlande) integriert. In Zukunft dürfte dieser Parameter zu den Standardvariablen einer invasiven Druckmessung zählen. Die PPV verfügt bei maschinell beatmeten kritisch kranken Patienten über die größte Vorhersagegenauigkeit in Bezug auf die Auswirkungen einer Volumengabe auf das Herzzeitvolumen.
In Anlehnung an das Konzept der SPV wird bei der Schlagvolumenvariation (SVV) aus der arteriellen Blutdruckkurve mit Hilfe einer Schlag-zu-Schlag Analyse im Rahmen der Pulskonturanalyse die Variation der einzelnen Schlagvolumina bestimmt. Das Konzept der SVV beruht auf der Differenz zwischen maximalen und minimalem Schlagvolumen geteilt durch das mittlere Schlagvolumen.
Bei **kardiochirurgischen Patienten** zeigte sich eine enge Korrelation zwischen SPV und SVV und Überlegenheit dieser beiden Parameter in Bezug auf die korrekte Vorhersage einer Volumenreagibilität im Vergleich zu den kardialen Füllungsdrücken (ZVD, PAOP) [7].
Auch im Rahmen **neurochirurgischer Eingriffe** stellte sich die SVV als überlegen gegenüber Herzfrequenz, Blutdruck und ZVD zur Bewertung einer korrekten Vorhersage einer Volumenreagibilität heraus [73].
Allerdings zeigte sich im Rahmen von **Operationen am offenen Thorax,** dass die dynamischen Vorlastparameter und der ZVD den volumetrischen Parametern der transkardiopulmonalen Thermodilution in der Vorlastabschätzung unterlegen sind [25]. Die TPTD mit integrierter Pulskonturanalyse dagegen stellt ein valides Verfahren dar [6].

Nicht-invasive Erfassung der Volumenreagibilität

Einen neuen Ansatz zur nicht-invasiven Erfassung der korrekten Vorhersage einer Volumenreagibilität beinhaltet die Verwendung der pulsoxymetrischen Signale mit den Variablen plethysmographische systolische Druckvariation (delta POP, pulse oxymetric plethysmography) und plethysmographischer Variabilitätsindex (PVI) [11]. Diese Variablen stellen (nicht-invasive) behelfsmäßige Parameter zur Abschätzung der PPV dar.
Perioperativ kommen als mögliche Anwendung Konstellationen in Betracht, bei denen keine invasive Blutdruckmessung erforderlich ist. Neben den allgemeinen Limitationen aller funktionellen Parameter sind bei der plethysmographischen Technik u. a. ein erhöhter Vasomotorentonus und Bewegungsartefakte zu nennen [51].

13.10 Echokardiographie

Bei kritisch kranken Patienten besteht eine Vielzahl an möglichen kardiozirkulatorischen Abnormalitäten (systolische und diastolische linksventrikuläre Dysfunktion, Rechtsbelastung bzw. -versagen, pulmonale Hypertonie, Hypovolämie, ARDS).
In Anbetracht einer alternden Population mit einer Zunahme an kardialen Begleiterkrankungen stellt die Echokardiographie insofern ein wichtiges diagnostisches Instrument dar, weil sie bettseitig und innerhalb kürzester Zeit eine umfassende Bewertung der kardialen Funktion ermöglicht [42] [70].

Die Echokardiographie ermöglicht die Berechnung des HZV mit Hilfe der Doppler-Technik über die Bestimmung der mittleren Blutflussgeschwindigkeiten über Mitral-, Aorten- oder Pulmonalklappe, der jeweiligen Klappenöffnungsfläche und Herzfrequenz. Im Vergleich zu den Thermodilutionsverfahren verfügt die Doppler-Echokardiographie über eine vergleichbare Genauigkeit [23]. Neuere Ansätze zur Beschreibung der systolischen Ventrikelfunktion, wie Druck-Flächen-Schleifen durch gleichzeitige Aufzeichnung von arteriellem Blutdruck und automatisierter Erfassung der linksventrikulären Flächen (engl. „automatic border detection") oder Parameter wie die maximale Vorlast-rekrutierbare Schlagarbeit ermöglichen eine Vor- und Nachlast-unabhängige Erfassung der Kontraktilität [14]. Diese Konzepte sind allerdings noch Gegenstand der aktuellen Forschung und stellen keine klinischen Routineverfahren dar.

Zur Abschätzung der korrekten Vorhersage einer Volumenreagibilität stehen echokardiographisch im Wesentlichen zwei Ansätze zur Verfügung: Zum einen die respiratorischen Schwankungen des linksventrikulären Schlagvolumens bestimmt anhand des Fluss-Geschwindigkeits-Integrales im linksventrikulären Ausflusstrakt (LVOT) oder die transaortale Bestimmung, da die Querschnittsfläche des LVOT bzw. der Aortenklappe während des Respirationszyklus konstant bleibt. Zum anderen erlaubt die respiratorische Variation des Durchmessers der V. cava inferior (subdiaphragmal bestimmt) eine – auch visuelle semiquantitative – Abschätzung der korrekten Vorhersage einer Volumenreagibilität [5] [17] [93].

Die Echokardiographie bietet die Möglichkeit einer umfassenden Bewertung der kardialen Vorlast und Funktion, die der klinischen Einschätzung auch erfahrener Untersucher überlegen ist [48]. Im Vergleich zum PAK bzw. der TPTD liefert die transösophageale Echokardiographie (TEE) andere Informationen. Somit sind diese Verfahren nicht als gegensätzlich sondern eher als komplementär zu betrachten. Es kann durchaus sinnvoll sein, beide Verfahren ggf. im Sinne einer Kombination aus invasivem und nicht-invasivem Monitoring einzusetzen. Nach einer klinischen Evaluation kann die TEE zur raschen morphologischen Diagnostik und Erfassung der Kreislaufbedingungen benutzt werden. Nach dieser ersten diagnostischen Bewertung könnte eine Therapie begonnen und deren Effekte im Verlauf in kurzfristigen Abständen überprüft werden. Falls ein längerfristiges und kontinuierliches Monitoring der kardialen Funktion aufgrund einer anhaltenden hämodynamischen Instabilität oder eines fehlenden therapeutischen Erfolges erfolgen soll, wäre ein invasives Monitoring mit Hilfe des PAK oder der Pulskonturanalyse bzw. einer transkardiopulmonalen Indikatordilution notwendig.

Nach wie vor stellt die (transösophageale) Echokardiographie das Instrument der Wahl zur raschen und bettseitigen Erfassung der Hämodynamik und zur Visualisierung kardialer Strukturen bei Patienten mit einer akuten hämodyamischen Instabilität dar [3] [10].

Mit Hilfe der Echokardiographie können unter anderem die **kardiale Vorlast** und **systolische** sowie **diastolische Funktionen** einschließlich der **regionalen Wandbewegung** beurteilt werden. Die Echokardiographie stellt allerdings eine punktuelle Untersuchung dar, für ein kontinuierliches Monitoring bedarf es anderer Verfahren, zu denen der PAK und die transpulmonale Thermodilution mit integrierter Pulskonturanalyse zählen.

13.11 Perioperatives Monitoring

Hamilton et al. [35] haben kürzlich aufzeigen können, dass durch Fluss-orientierte Algorithmen die perioperative Komplikationsrate und Sterblichkeit gesenkt werden können. Die Mehrheit der in dieser Metaanalyse enthaltenen Arbeiten bezieht sich auf den ösophagealen Doppler. Die bis

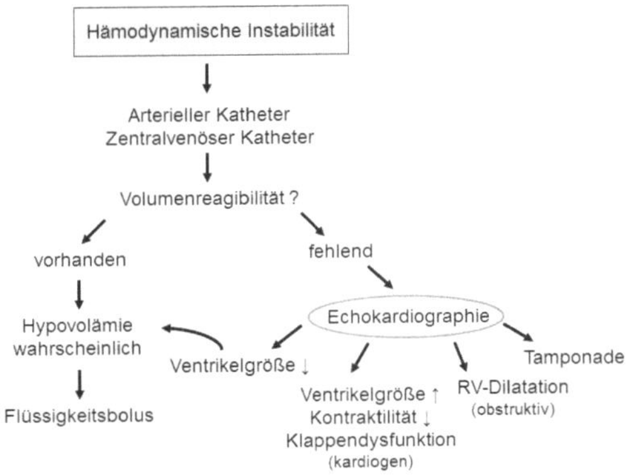

Abb. 13.2 Vorgehensweise bei einer akuten hämodynamischen Instabilität gemäß einer internationalen Konsensuskonferenz. Modifiziert nach Vincent et al. [95] [T612]

dato publizierten Vorteile einer Algorithmus-gesteuerten intraoperativen Therapie anhand der ösophagealen-Doppler-Technik wurde aktuell in Frage gestellt [16].
Die Datenlage zur Genauigkeit der HZV-Messung und einer Algorithmus-basierten Therapie im Bereich der Intensivmedizin ist bislang unzureichend.
Aktuelle Daten der EuSOS-Studie zeigen die über die letzten Jahre abnehmende perioperative Sterblichkeit [69]. Unter anderem muss davon ausgegangen werden, dass das perioperative hämodynamische Monitoring einschließlich der Messung der $ScvO_2$ hierzu einen Beitrag leistet. Gemäß aktueller Empfehlungen einer internationalen Konsensuskonferenz [95] sollte die Echokardiographie als „Screeningverfahren" und in der Folge andere Verfahren für das kontinuierliche Monitoring eingesetzt werden (➤ Abb. 13.2).

13.12 Erweitertes Kreislaufmonitoring in der Intensivmedizin

Den Nutzen eines erweiterten Kreislaufüberwachungsverfahrens bei Patienten mit einer **Subarachnoidalblutung (SAB)** konnten Mutoh et al. [63] aufzeigen. Durch Aufrechterhaltung einer Euvolämie, die anhand einer GEDV-Messung bestimmt wurde, konnte das systemische Sauerstoffangebot optimiert und das Ausmaß der sympathoadrenergen Hyperaktivität, die per se mit einer ungünstigen Prognose verbunden ist, reduziert werden. Zerebrale Vasospasmen, ein spätes neurologisches Defizit und zerebrale Infarkte wurden in dieser Gruppe signifikant seltener beobachtet als bei den Patienten der Kontrollgruppe, die mit Hilfe eines PAK überwacht wurden.
In einer Folgestudie zeigte dieselbe Arbeitsgruppe [64], dass die Kreislaufüberwachung mittels TPTD und definiertem Therapiealgorithmus einen Vorteil für Patienten mit einer SAB hat. Die Therapie mit den Zielparametern Herzindex 3,5–5,0 l/min/m², GEDV 680–800 ml/m² und EVLW <7 ml/kg KG gegenüber einem ZVD von 5–8 mmHg und einem PAOP von 12–16 mmHg war mit einer geringeren Rate an zerebralen Vasospasmen und kardiopulmonalen Komplikationen verbunden. In der „S3-Leitlinie zur intensivmedizinischen Versorgung herzchirurgischer Patienten – Hämodynamisches Monitoring und Herz-Kreislauf" (http://www.dgthg.de/sites/default/files/S3LL%20%20Kurzfassung%20-.pdf) sind die volumetrischen Parameter aufgenommen.

Aktuelle Empfehlungen [28] beinhalten, dass das Monitoring des intravasalen Volumenstatus möglicherweise von Vorteil ist. In Anbetracht des Mangels an Anzahl und Qualität der vorliegenden Studien lässt sich als wissenschaftlicher Evidenzgrad nur eine „schwache Empfehlung" festhalten. Eine Steuerung der Volumentherapie ausschließlich entlang des zentralen Venendrucks hingegen wird nicht empfohlen („starke Empfehlung"). Bei identischem „Level of Evidence" wird mit gleicher Empfehlung der routinemäßige Einsatz des PAK abgelehnt. Diese bislang sehr begrenzten Daten legen einen Vorteil für das volumetrische Monitoring bei Patienten mit einer SAB nahe, ein Überlebensvorteil konnte bislang allerdings nicht nachgewiesen werden.
Eine weitere spezielle Krankheitsentität stellen Patienten mit größeren **Verbrennungen** dar. Wie bei Patienten mit ARDS stellt das Ausmaß einer positiven Flüssigkeitsbilanz in der Verbrennungsmedizin einen Risikofaktor für das Versterben dar [29]. Nichtsdestotrotz legen Studien nahe, dass es einer differenzierten Volumentherapie bedarf, um das Optimum bestehend aus einer adäquaten Balance von Organdurchblutung und Minimierung von Gewebeödem zu erreichen. Es wurden daher die Urinstundenausscheidung und der arterielle Mitteldruck zur Steuerung der Volumentherapie infrage gestellt. Durch den Einsatz der transösophagealen Echokardiographie (TEE), des Pulmonalarterienkatheters und anhand von volumetrischen Parametern wie dem GEDV aus der transpulmonalen Thermodilution und der linksventrikulären enddiastolischen Fläche wurde nachgewiesen, dass vor allem im frühen Stadium (< 12 Stunden) nach der Verbrennung eine Hypovolämie vorliegt.
Holm und Mitarbeiter [40] verglichen in einer prospektiven randomisierten Studie bei insgesamt 50 Patienten mit einer verbrannten KOF von > 20 % eine Ziel-gerichtete PiCCO®-basierte Therapie mit einer Standardgruppe, die nach der Parkland-Baxter-Formel mit Volumen therapiert wurde. Eine anhand des intrathorakalen Blutvolumens (ITBV) gesteuerte Therapie (Ziel: ITBV > 800 ml/m^2, Herzindex > 3,5 l/min/m^2) war mit einer größeren Plusbilanz, einem höheren ITBV und Herzzeitvolumen nach 24 Stunden verbunden. In der Therapiegruppe war jedoch der Vasopressorbedarf geringer und die Diurese größer. Weitere Parameter, wie das Serumlaktat, die Leberdurchblutung (abgeschätzt mittels ICG-PDR) und die $ScvO_2$ waren in beiden Gruppen vergleichbar. Die Morbidität und Mortalität war zwischen beiden Gruppen vergleichbar.
Csontos et al. [21] untersuchten in einer prospektiven randomisierten Studie je 12 Patienten mit einer Verbrennung >15 % KOF, die innerhalb der ersten 3 Stunden nach Trauma entweder anhand der Messung der Stundenurinmenge oder des intrathorakalen Blutvolumens therapiert wurden. Die zentralvenöse Sauerstoffsättigung als behelfsmäßiger Parameter zur Abschätzung für die Balance zwischen O_2-Angebot und -verbrauch war nach 24 Stunden signifikant höher in der transpulmonalen Indikatordilutionsgruppe. Nach 48 Stunden war das Ausmaß der Organdysfunktion ausgeprägter in der Gruppe, bei der die Volumengabe anhand der Urinproduktion gesteuert wurde. Das Outcome war in beiden Gruppen gleich. Die Autoren folgerten daraus, dass das ITBV als Zielparameter möglicherweise geeigneter zur Steuerung der Flüssigkeitstherapie als die Stundendiurese ist.
Die Sektion „Schock" der Deutschen Interdisziplinären Vereinigung für Intensivmedizin und Notfallmedizin (DIVI) benennt für die Kreislauftherapie in der Initialphase beim Schwerbrandverletzten folgende Zielgrößen [2]: Kein Anstieg von Hämoglobin oder Hämatokrit, arterieller Mitteldruck > 65 mmHg, Stundendiurese > 0,5 ml/kg KG Zentralvenendruck 10–15 mmHg (ggf. 20 mmHg) und eine zentralvenöse O_2-Sättigung > 70 %.
Die aktuelle Datenlage bezüglich der Bewertung eines möglichen Nutzens erweiterter Kreislaufüberwachungsverfahren gegenüber dem Standardvorgehen (ZVK und arterielle Kanüle) bei Patienten mit einer Verbrennung ist unzureichend.

Die Interpretation der vorliegenden Studien ist problematisch, da diese wesentliche Einschränkungen aufweisen aufgrund der begrenzten Patientenzahlen, des unterschiedlichen Ausmaßes der verbrannten Körperoberflächen und des Einsatzes verschiedener Überwachungsverfahren. Die Vergleichbarkeit der Ergebnisse und wissenschaftliche Aussagekraft sind in Anbetracht dieser Punkte somit deutlich eingeschränkt.

13.13 Fazit

Zusammenfassend ist festzuhalten, dass aktuelle Leitlinien **keine eindeutige Empfehlung** zum erweiterten hämodynamischen Monitoring im OP-Saal und bei Intensivpatienten geben.
Die Steuerung der Volumentherapie bleibt Gegenstand aktueller wissenschaftlicher Projekte [9]. Physiologisch betrachtet scheint es sinnvoll zu sein, Parameter des Sauerstoffangebotes (HZV) mit solchen des Sauerstoffbedarfs gleichzeitig zu erfassen.
Entgegen der Supranormalisierung des O_2-Angebotes, die mit einem negativen Einfluss auf das Outcome [38] verbunden war, sollte heute das O_2-Angebot am O_2-Verbrauch orientiert titriert werden [94].
Als **einfache klinische Marker** können Urinausscheidung, Oxigenierungsindex, Serumlaktat und zentralvenöse O_2-Sättigung dienen. Die Optimierung des HZV bei Zeichen eines Missverhältnisses zwischen O_2-Angebot und O_2-Verbrauch sollte über den aufsteigenden Abschnitt der Frank-Starling-Kurve mittels Vorlastoptimierung erfolgen. Erst, wenn bei unzureichender Vorhersage einer Volumenreagibilität Hinweise auf ein O_2-Angebotsdefizit bestehen, sollten vasoaktive und inotrope Substanzen zum Einsatz kommen.
Es bedarf zukünftig geeigneter randomisierter klinischer Studien, um die Frage zu klären, ob und in welchen klinischen Situationen ein erweitertes Kreislaufüberwachungsverfahren mit einer definierten Strategie einen Vorteil für den kritisch Kranken bringt.
Gegenwärtig empfiehlt es sich bei der Abwägung, ob ein Patient mit nichtinvasiven oder invasiven Verfahren überwacht werden soll, eine Orientierung am Schweregrad der Erkrankung vorzunehmen („no high heels on the farm; no clogs to the opera") [12]. Hoch-Risiko- und kritisch kranke Patienten sind vorzugsweise mit Methoden des invasiven hämodynamischen Monitorings zu überwachen [12].

Referenzen

[1] Abbas SM, Hill AG (2008) Systematic review of the literature for the use of oesophageal Doppler monitor for fluid replacement in major abdominal surgery. Anaesthesia 63: 44–51

[2] Adams HA, Vogt PM, Mitglieder der Sektion „Schock" der Deutschen Interdisziplinaren Vereinigung fur Intensivmedizin und Notfallmedizin (2009) Circulation therapy for severe burn injuries. Unfallchirurg 112: 462–471

[3] American College of Cardiology Foundation Appropriate Use Criteria Task F, American Society of E, American Heart A et al. (2011) ACCF/ASE/AHA/ASNC/HFSA/HRS/SCAI/SCCM/SCCT/SCMR 2011 Appropriate Use Criteria for Echocardiography. A Report of the American College of Cardiology Foundation Appropriate Use Criteria Task Force, American Society of Echocardiography, American Heart Association, American Society of Nuclear Cardiology, Heart Failure Society of America, Heart Rhythm Society, Society for Cardiovascular Angiography and Interventions, Society of Critical Care Medicine, Society of Cardiovascular Computed Tomography, Society for Cardiovascular Magnetic Resonance American College of Chest Physicians. J Am Soc Echocardiogr 24: 229–267

[4] Bakker J, Gris P, Coffernils M et al. (1996) Serial blood lactate levels can predict the development of multiple organ failure following septic shock. Am J Surg 171: 221–226

[5] Barbier C, Loubieres Y, Schmit C et al. (2004) Respiratory changes in inferior vena cava diameter are helpful in predicting fluid responsiveness in ventilated septic patients. Intensive Care Med 30: 1,740–1,746

[6] Belda FJ, Aguilar G, Teboul JL et al. (2011) Complications related to less-invasive haemodynamic monitoring. Br J Anaesth 106: 482–486

[7] Berkenstadt H, Margalit N, Hadani M et al. (2001) Stroke volume variation as a predictor of fluid responsiveness in patients undergoing brain surgery. Anesth Analg 92: 984–989

[8] Boussat S, Jacques T, Levy B et al. (2002) Intravascular volume monitoring and extravascular lung water in septic patients with pulmonary edema. Intensive Care Med 28: 712–718

[9] Brandstrup B, Svendsen PE, Rasmussen M et al. (2012) Which goal for fluid therapy during colorectal surgery is followed by the best outcome: near-maximal stroke volume or zero fluid balance? Br J Anaesth 109: 191–199

[10] Brederlau J, Kredel M, Wurmb T et al. (2006) [Transesophageal echocardiography for non-cardiac surgery patients: superfluous luxury or essential diagnostic tool?]. Anaesthesist 55: 937–940, 942–933

[11] Cannesson M, Attof Y, Rosamel P et al. (2007) Respiratory variations in pulse oximetry plethysmographic waveform amplitude to predict fluid responsiveness in the operating room. Anesthesiology 106: 1,105–1,111

[12] Cannesson M, Manach YL (2012) Noninvasive hemodynamic monitoring: no high heels on the farm; no clogs to the opera. Anesthesiology 117: 937–939

[13] Cannesson M, Pestel G, Ricks C et al. (2011) Hemodynamic monitoring and management in patients undergoing high risk surgery: a survey among North American and European anesthesiologists. Crit Care 15:R197

[14] Cannesson M, Slieker J, Desebbe O et al. (2006) Prediction of fluid responsiveness using respiratory variations in left ventricular stroke area by transoesophageal echocardiographic automated border detection in mechanically ventilated patients. Crit Care 10:R171

[15] Carstens A, Gerstung S, Renner J et al. (2012) Goal directed therapy using PulsioFlex monitoring in general surgery. Eur J Anaesthesiol 29 (Suppl. 50):45

[16] Challand C, Struthers R, Sneyd JR et al. (2012) Randomized controlled trial of intraoperative goal-directed fluid therapy in aerobically fit and unfit patients having major colorectal surgery. Br J Anaesth 108: 53–62

[17] Charron C, Caille V, Jardin F et al. (2006) Echocardiographic measurement of fluid responsiveness. Curr Opin Crit Care 12: 249–254

[18] Chittock DR, Dhingra VK, Ronco JJ et al. (2004) Severity of illness and risk of death associated with pulmonary artery catheter use. Crit Care Med 32: 911–915

[19] Combes A, Berneau JB, Luyt CE et al. (2004) Estimation of left ventricular systolic function by single transpulmonary thermodilution. Intensive Care Med 30: 1,377–1,383

[20] Connors AF, Jr., Speroff T, Dawson NV et al. (1996) The effectiveness of right heart catheterization in the initial care of critically ill patients. SUPPORT Investigators. JAMA 276: 889–897

[21] Csontos C, Foldi V, Fischer T et al. (2008) Arterial thermodilution in burn patients suggests a more rapid fluid administration during early resuscitation. Acta Anaesthesiol Scand 52: 742–749

[22] D'Orio V, Mendes P, Saad G et al. (1990) Accuracy in early prediction of prognosis of patients with septic shock by analysis of simple indices: prospective study. Crit Care Med 18: 1,339–1,345

[23] Darmon PL, Hillel Z, Mogtader A et al. (1994) Cardiac output by transesophageal echocardiography using continuous-wave Doppler across the aortic valve. Anesthesiology 80: 796–805; discussion 725A

[24] De Backer D, Taccone FS, Holsten R et al. (2009) Influence of respiratory rate on stroke volume variation in mechanically ventilated patients. Anesthesiology 110: 1,092–1,097

[25] de Waal EE, Rex S, Kruitwagen CL et al. (2009) Dynamic preload indicators fail to predict fluid responsiveness in open-chest conditions. Crit Care Med 37: 510–515

[26] Della Rocca G, Costa MG, Pompei L et al. (2002) Continuous and intermittent cardiac output measurement: pulmonary artery catheter versus aortic transpulmonary technique. Br J Anaesth 88: 350–356

[27] Dellinger RP, Levy MM, Carlet JM et al. (2008) Surviving Sepsis Campaign: international guidelines for management of severe sepsis and septic shock: 2008. Crit Care Med 36: 296–327

[28] Diringer MN, Bleck TP, Claude Hemphill J, 3rd et al. (2011) Critical care management of patients following aneurysmal subarachnoid hemorrhage: recommendations from the Neurocritical Care Society's Multidisciplinary Consensus Conference. Neurocrit Care 15: 211–240

[29] Dulhunty JM, Boots RJ, Rudd MJ et al. (2008) Increased fluid resuscitation can lead to adverse outcomes in major-burn injured patients, but low mortality is achievable. Burns 34: 1,090–1,097

[30] Fischer MO, Avram R, Carjaliu I et al. (2012) Non-invasive continuous arterial pressure and cardiac index monitoring with Nexfin after cardiac surgery. Br J Anaesth 109: 514–521

[31] Force ADT, Ranieri VM, Rubenfeld GD et al. (2012) Acute respiratory distress syndrome: the Berlin Definition. JAMA 307: 2,526–2,533

[32] Funk DJ, Moretti EW, Gan TJ (2009) Minimally invasive cardiac output monitoring in the perioperative setting. Anesth Analg 108: 887–897

[33] Gnaegi A, Feihl F, Perret C (1997) Intensive care physicians' insufficient knowledge of right-heart catheterization at the bedside: time to act? Crit Care Med 25: 213–220

[34] Goepfert MS, Reuter DA, Akyol D et al. (2007) Goal-directed fluid management reduces vasopressor and catecholamine use in cardiac surgery patients. Intensive Care Med 33: 96–103

[35] Hamilton MA, Cecconi M, Rhodes A (2011) A systematic review and meta-analysis on the use of preemptive hemodynamic intervention to improve postoperative outcomes in moderate and high-risk surgical patients. Anesth Analg 112: 1,392–1,402

[36] Hansen RM, Viquerat CE, Matthay MA et al. (1986) Poor correlation between pulmonary arterial wedge pressure and left ventricular end-diastolic volume after koronary artery bypass graft surgery. Anesthesiology 64: 764–770

[37] Harvey S, Harrison DA, Singer M et al. (2005) Assessment of the clinical effectiveness of pulmonary artery catheters in management of patients in intensive care (PAC-Man): a randomised controlled trial. Lancet 366: 472–477

[38] Hayes MA, Timmins AC, Yau EH et al. (1994) Elevation of systemic oxygen delivery in the treatment of critically ill patients. N Engl J Med 330: 1,717–1,722

[39] Hoeft A, Schorn B, Weyland A et al. (1994) Bedside assessment of intravascular volume status in patients undergoing koronary bypass surgery. Anesthesiology 81: 76–86

[40] Holm C, Mayr M, Tegeler J et al. (2004) A clinical randomized study on the effects of invasive monitoring on burn shock resuscitation. Burns 30: 798–807

[41] Huang CC, Fu JY, Hu HC et al. (2008) Prediction of fluid responsiveness in acute respiratory distress syndrome patients ventilated with low tidal volume and high positive end-exspiratory pressure. Crit Care Med 36: 2,810–2,816

[42] Huttemann E, Greim CA (2008) Transesophageal echocardiography in critically ill patients-techniques, indications and possibilities. Anasthesiol Intensivmed Notfallmed Schmerzther 43: 500–512; quiz 513

[43] Iberti TJ, Daily EK, Leibowitz AB et al. (1994) Assessment of critical care nurses' knowledge of the pulmonary artery catheter. The Pulmonary Artery Catheter Study Group. Crit Care Med 22: 1,674–1,678

[44] Iberti TJ, Fischer EP, Leibowitz AB et al. (1990) A multicenter study of physicians' knowledge of the pulmonary artery catheter. Pulmonary Artery Catheter Study Group. JAMA 264: 2,928–2,932

[45] Kastrup M, Markewitz A, Spies C et al. (2007) Current practice of hemodynamic monitoring and vasopressor and inotropic therapy in post-operative cardiac surgery patients in Germany: results from a postal survey. Acta Anaesthesiol Scand 51: 347–358

[46] Katzenelson R, Perel A, Berkenstadt H et al. (2004) Accuracy of transpulmonary thermodilution versus gravimetric measurement of extravascular lung water. Crit Care Med 32: 1,550–1,554

[47] Kim HK, Pinsky MR (2008) Effect of tidal volume, sampling duration, and cardiac contractility on pulse pressure and stroke volume variation during positive-pressure ventilation. Crit Care Med 36: 2,858–2,862

[48] Kobal SL, Trento L, Baharami S et al. (2005) Comparison of effectiveness of hand-carried ultrasound to bedside cardiovascular physical examination. Am J Cardiol 96: 1,002–1,006

[49] Kuzkov VV, Kirov MY, Sovershaev MA et al. (2006) Extravascular lung water determined with single transpulmonary thermodilution correlates with the severity of sepsis-induced acute lung injury. Crit Care Med 34: 1,647–1,653

[50] Kuzkov VV, Suborov EV, Kirov MY et al. (2007) Extravascular lung water after pneumonectomy and one-lung ventilation in sheep. Crit Care Med 35: 1,550–1,559

[51] Landsverk SA, Hoiseth LO, Kvandal P et al. (2008) Poor agreement between respiratory variations in pulse oximetry photoplethysmographic waveform amplitude and pulse pressure in intensive care unit patients. Anesthesiology 109: 849–855

[52] Lee AJ, Cohn JH, Ranasinghe JS (2011) Cardiac output assessed by invasive and minimally invasive techniques. Anesthesiol Res Pract 2011: 475151

[53] Lichtwarck-Aschoff M, Zeravik J, Pfeiffer UJ (1992) Intrathoracic blood volume accurately reflects circulatory volume status in critically ill patients with mechanical ventilation. Intensive Care Med 18: 142–147

[54] Marik PE, Baram M, Vahid B (2008) Does central venous pressure predict fluid responsiveness? A systematic review of the literature and the tale of seven mares. Chest 134: 172–178

[55] Marik PE, Cavallazzi R, Vasu T et al. (2009) Dynamic changes in arterial waveform derived variables and fluid responsiveness in mechanically ventilated patients: a systematic review of the literature. Crit Care Med 37: 2,642–2,647

[56] Meng L, Tran NP, Alexander BS et al. (2011) The impact of phenylephrine, ephedrine, and increased preload on third-generation Vigileo-FloTrac and esophageal doppler cardiac output measurements. Anesth Analg 113: 751–757

[57] Michard F, Boussat S, Chemla D et al. (2000) Relation between respiratory changes in arterial pulse pressure and fluid responsiveness in septic patients with acute circulatory failure. Am J Respir Crit Care Med 162: 134–138

[58] Michard F, Teboul JL (2002) Predicting fluid responsiveness in ICU patients: a critical analysis of the evidence. Chest 121: 2,000–2,008

[59] Michard F, Zarka V, Alaya S (2004) Better characterization of acute lung injury/ARDS using lung water. Chest 125: 1.166; author reply 1,167

[60] Mitchell JP, Schuller D, Calandrino FS et al. (1992) Improved outcome based on fluid management in critically ill patients requiring pulmonary artery catheterization. Am Rev Respir Dis 145: 990–998

[61] Monnet X, Anguel N, Jozwiak M et al. (2012) Third-generation FloTrac/Vigileo does not reliably track changes in cardiac output induced by norepinephrine in critically ill patients. Br J Anaesth 108: 615–622

[62] Monnet X, Anguel N, Osman D et al. (2007) Assessing pulmonary permeability by transpulmonary thermodilution allows differentiation of hydrostatic pulmonary edema from ALI/ARDS. Intensive Care Med 33: 448–453

[63] Mutoh T, Kazumata K, Ajiki M et al. (2007) Goal-directed fluid management by bedside transpulmonary hemodynamic monitoring after subarachnoid hemorrhage. Stroke 38: 3,218–3,224

[64] Mutoh T, Kazumata K, Ishikawa T et al. (2009) Performance of bedside transpulmonary thermodilution monitoring for goal-directed hemodynamic management after subarachnoid hemorrhage. Stroke 40: 2,368–2,374

[65] Osman D, Ridel C, Ray P et al. (2007) Cardiac filling pressures are not appropriate to predict hemodynamic response to volume challenge. Crit Care Med 35: 64–68

[66] Ospina-Tascon GA, Cordioli RL, Vincent JL (2008) What type of monitoring has been shown to improve outcomes in acutely ill patients? Intensive Care Med 34: 800–820

[67] Pearse R, Dawson D, Fawcett J et al. (2005) Changes in central venous saturation after major surgery, and association with outcome. Crit Care 9:R694–699

[68] Pearse R, Dawson D, Fawcett J et al. (2005) Early goal-directed therapy after major surgery reduces complications and duration of hospital stay. A randomised, controlled trial [ISRCTN38797445]. Crit Care 9:R687–693

[69] Pearse RM, Moreno RP, Bauer P et al. (2012) Mortality after surgery in Europe: a 7 day cohort study. Lancet 380: 1,059–1,065

[70] Pereira de Souza Neto E, Grousson S, Duflo F et al. (2011) Predicting fluid responsiveness in mechanically ventilated children under general anaesthesia using dynamic parameters and transthoracic echocardiography. Br J Anaesth 106: 856–864

[71] Perel A, Pizov R, Cotev S (1987) Systolic blood pressure variation is a sensitive indicator of hypovolemia in ventilated dogs subjected to graded hemorrhage. Anesthesiology 67: 498–502

[72] Perz S, Uhlig T, Kohl M et al. (2011) Low and 'supranormal' central venous oxygen saturation and markers of tissue hypoxia in cardiac surgery patients: a prospective observational study. Intensive Care Med 37: 52–59

[73] Preisman S, Pfeiffer U, Lieberman N et al. (1997) New monitors of intravascular volume: a comparison of arterial pressure waveform analysis and the intrathoracic blood volume. Intensive Care Med 23: 651–657

[74] Reinhart K, Rudolph T, Bredle DL et al. (1989) Comparison of central-venous to mixed-venous oxygen saturation during changes in oxygen supply/demand. Chest 95: 1,216–1,221

[75] Reuter DA, Bayerlein J, Goepfert MS et al. (2003) Influence of tidal volume on left ventricular stroke volume variation measured by pulse contour analysis in mechanically ventilated patients. Intensive Care Med 29: 476–480

[76] Reuter DA, Felbinger TW, Kilger E et al. (2002) Optimizing fluid therapy in mechanically ventilated patients after cardiac surgery by on-line monitoring of left ventricular stroke volume variations. Comparison with aortic systolic pressure variations. Br J Anaesth 88: 124–126

[77] Richard C, Warszawski J, Anguel N et al. (2003) Early use of the pulmonary artery catheter and outcomes in patients with shock and acute respiratory distress syndrome: a randomized controlled trial. JAMA 290: 2,713–2,720

[78] Rivers E, Nguyen B, Havstad S et al. (2001) Early goal-directed therapy in the treatment of severe sepsis and septic shock. N Engl J Med 345: 1,368–1,377

[79] Roch A, Michelet P, D'Journo B et al. (2005) Accuracy and limits of transpulmonary dilution methods in estimating extravascular lung water after pneumonectomy. Chest 128: 927–933

[80] Saarela E, Kari A, Nikki P et al. (1991) Current practice regarding invasive monitoring in intensive care units in Finland. A nationwide study of the uses of arterial, pulmonary artery and central venous catheters and their effect on outcome. The Finnish Intensive Care Study Group. Intensive Care Med 17: 264–271

[81] Sakka SG, Bredle DL, Reinhart K et al. (1999) Comparison between intrathoracic blood volume and cardiac filling pressures in the early phase of hemodynamic instability of patients with sepsis or septic shock. J Crit Care 14: 78–83

[82] Sakka SG, Klein M, Reinhart K et al. (2002) Prognostic value of extravascular lung water in critically ill patients. Chest 122: 2,080–2,086

[83] Sakka SG, Ruhl CC, Pfeiffer UJ et al. (2000) Assessment of cardiac preload and extravascular lung water by single transpulmonary thermodilution. Intensive Care Med 26: 180–187

[84] Sandham JD, Hull RD, Brant RF et al. (2003) A randomized, controlled trial of the use of pulmonary-artery catheters in high-risk surgical patients. N Engl J Med 348:5–14

[85] Sandroni C, Cavallaro F, Marano C et al. (2012) Accuracy of plethysmographic indices as predictors of fluid responsiveness in mechanically ventilated adults: a systematic review and meta-analysis. Intensive Care Med 38: 1,429–1,437

[86] Schneider AJ, Teule GJ, Groeneveld AB et al. (1988) Biventricular performance during volume loading in patients with early septic shock, with emphasis on the right ventricle: a combined hemodynamic and radionuclide study. Am Heart J 116: 103–112

[87] Shoemaker WC, Appel PL, Kram HB et al. (1988) Prospective trial of supranormal values of survivors as therapeutic goals in high-risk surgical patients. Chest 94: 1,176–1,186

[88] Swan HJ GW, Forrester J (1970) Catheterization of the heart in man with use of a flow-directed balloon-tipped catheter. N Engl J Med 283: 447–451

[89] Tagami T, Kushimoto S, Yamamoto Y et al. (2010) Validation of extravascular lung water measurement by single transpulmonary thermodilution: human autopsy study. Crit Care 14:R162
[90] Tavernier B, Makhotine O, Lebuffe G et al. (1998) Systolic pressure variation as a guide to fluid therapy in patients with sepsis-induced hypotension. Anesthesiology 89: 1,313–1,321
[91] Vallee F, Richard JC, Mari A et al. (2009) Pulse pressure variations adjusted by alveolar driving pressure to assess fluid responsiveness. Intensive Care Med 35: 1,004–1,010
[92] Varpula M, Karlsson S, Ruokonen E et al. (2006) Mixed venous oxygen saturation cannot be estimated by central venous oxygen saturation in septic shock. Intensive Care Med 32: 1,336–1,343
[93] Vieillard-Baron A, Chergui K, Rabiller A et al. (2004) Superior vena caval collapsibility as a gauge of volume status in ventilated septic patients. Intensive Care Med 30: 1,734–1,739
[94] Vincent JL (1997) Therapeutic aspects of oxygen delivery. Acta Anaesthesiol Scand Suppl 110: 96–98
[95] Vincent JL, Rhodes A, Perel A et al. (2011) Clinical review: Update on hemodynamic monitoring-a consensus of 16. Crit Care 15: 229
[96] Wheeler AP, Bernard GR, Thompson BT et al. (2006) Pulmonary-artery versus central venous catheter to guide treatment of acute lung injury. N Engl J Med 354: 2,213–2,224
[97] Wolf S, Riess A, Landscheidt JF et al. (2009) Global end-diastolic volume acquired by transpulmonary thermodilution depends on age and gender in awake and spontaneously breathing patients. Crit Care 13:R202
[98] Yu DT, Platt R, Lanken PN et al. (2003) Relationship of pulmonary artery catheter use to mortality and resource utilization in patients with severe sepsis. Crit Care Med 31: 2,734–2,741
[99] Zeravik J, Borg U, Pfeiffer UJ (1990) Efficacy of pressure support ventilation dependent on extravascular lung water. Chest 97: 1,412–1,419
[100] Zink W, Graf BM (2001) The pulmonary artery catheter. Anaesthesist 50: 623–642; quiz 643–625

[T612] Prof. Dr. Samir Sakka, Klinik für Anästhesie, Krankenhaus Merheim, Kölm

14 Anhang

S. G. Sakka, U. v. Hintzenstern

14.1 Hämodynamik und Sauerstofftransportvariablen: Normalwerte und Interpretation pathologischer Abweichungen

Parameter	Normbereich	↓	↑
I. Druckwerte [mmHg]			
A. Systemischer arterieller Druck 1. Systolischer Druck ($RR_{syst.}$) 2. Diastolischer Druck ($RR_{diast.}$) 3. Mitteldruck (MAP)	100–140 60–90 70–105*	Arterielle Hypotonie, Schock, Hypovolämie	Arterielle Hypertonie, Sympathikotonus
B. Pulmonalarterieller Verschlussdruck (PAOP) [für linksatrialen Druck (LAP)] 1. Mittlerer diastolischer Druck 2. „a"-Welle	2–12 3–15	Hypovolämie	Linksherzversagen, Hypervolämie, Mitralklappenvitium, Mitralklappenstenose
C. Pulmonalarterieller Druck 1. Systolischer Druck ($PAP_{syst.}$) 2. Diastolischer Druck ($PAP_{diast.}$) 3. Mitteldruck (MPAP)	15–30 4–12 9–16	Hypovolämie	Lungengerüsterkrankungen, Lungenarterienembolie, Linksherzversagen
D. Rechtsventrikulärer (RV) Druck 1. Systolischer Spitzendruck 2. Enddiastolischer Druck	15–30 0–8	Hypovolämie	Lungengerüsterkrankungen, Lungenarterienembolie, Rechtsherzversagen

Hämodynamisches Monitoring. http://dx.doi.org/10.1016/B978-3-437-31604-3.00014-2

Parameter	Normbereich	↓	↑
E. Rechtsatrialer (RA) oder mittlerer zentralvenöser Druck (ZVD)	0–8	Hypovolämie	Pulmonale Hypertonie, Rechtsherzversagen, Perikardtamponade, Spannungspneumothorax, Hypervolämie, Trikuspidalinsuffizienz
II. Widerstände			
A. Systemischer Gefäßwiderstand (SVR) [dyn×sec×cm^{-5}] Systemischer Gefäßwiderstandsindex (SVRI) [dyn×sec×cm^{-5}×m^2]	900–1.400 1.250–1.750	Vasoplegie	Vasokonstriktion
B. Pulmonaler Gefäßwiderstand (PVR) [dyn×sec×cm^{-5}] Pulmonaler Gefäßwiderstandsindex (PVRI) [dyn×sec×cm^{-5}×m^2]	80–110 150–250		Linksherzinsuffizienz, Lungengerüsterkrankungen, Lungenödem, Lungenarterienembolie
III. Flüsse			
A. Herzzeitvolumen (HZV) [l/min]	Variabel	Myokardinsuffizienz, hypodynamer septischer Schock, Hypovolämie, Hypothermie, Hypothyreose, Arrhythmien	Hyperdynamer septischer Schock, Sympathikotonus, Hyperthyreose, AV-Shunt, Hyperthermie
B. Herzindex (HI) [l/min/m^2]	2,8–4,2		
C. Schlagvolumenindex (SVI) [ml/m^2]	30–65		
IV. Herzfrequenz (HF) [Schläge/min]	60–100	Vagotonus, bradykarde Rhythmusstörungen	Sympathikotonus, Schock, tachykarde Rhythmusstörungen
V. Linksventrikulärer Schlagarbeitsindex (LVSWI) [g×m/m^2]	43–61	Hypovolämie, kardiogener oder septischer Schock	Arterielle Hypertonie, obstruktive Schockformen**
VI. Rechtsventrikulärer Schlagarbeitsindex (RVSWI) [g×m/m^2]	7–12	Hypovolämie, kardiogener oder septischer Schock	Pulmonale Hypertonie
VII. Rechtsventrikuläre Ejektionsfraktion (RV-EF) [%]	45–50	Rechtsherzversagen, pulmonale Hypertonie	Inotropika
VIII. Rechtsventrikulärer enddiastolischer Volumenindex (RVEDVI) [ml/m^2]	90–125	Hypovolämie	Rechtsherzversagen, pulmonale Hypertonie
IX. Hämoglobinkonzentration [g/dl]	12–16	Chronische Anämie, hämorrhagischer Schock	Polyglobulie, Exsikkose
X. Arterieller Sauerstoffgehalt			
A. Arterieller Sauerstoffpartialdruck (paO_2) [mmHg]	70–100	Hypoxie, Hypoxämie	FiO_2 ↑, hyperbare O_2-Therapie
B. Arterielle Sauerstoffsättigung (SaO_2) [%]	93–98		
XI. Gemischt-venöser Sauerstoffgehalt			

Parameter	Normbereich	↓	↑
A. Gemischt-venöser Sauerstoffpartialdruck (PvO_2) [mmHg]	36–42	O_2-Extraktion ↑	O_2-Extraktion ↓
B. Gemischt-venöse Sauerstoffsättigung (SvO_2) [%]	70–75		
XII. Arterio-gemischt-venöse Sauerstoffgehaltsdifferenz ($avDO_2$) [ml/dl]	3–5	Septischer Schock, AV-Shunts, Anämie	O_2-Extraktion ↑
XIII. Sauerstoffangebot (DO_2) [ml/min] Sauerstoffangebotsindex (DO_2I) [ml/min/m²]	640–1.400 600–800	HZV ↓, Anämie, SaO_2 ↓, Hypoventilation, intrapulmonale oder -kardiale Shunts	HZV ↑, intrakardialer Links-rechts-Shunt
XIV. Sauerstoffverbrauch (VO_2) [ml/min] Sauerstoffverbrauchsindex (VO_2I) [ml/min/m²]	180–280 150–250	Hypothermie, Hypothyreose, Sedation, Narkose, Mikrozirkulationsstörung, Gefäßverschluss	Hyperthermie, Hyperthyreose, Sepsis, Schmerzen, Shivering, Reperfusion ischämischer Gewebe
XV. Sauerstoffextraktionsrate [%]	22–30	HZV ↑, AV-Shunts	HZV ↓
XVI. Oxigenierungsindex n. Horovitz (paO_2/FiO_2) [mmHg]	> 450	O_2-Diffusionsstörung, ARDS	
XVII. Alveolo-arterielle Sauerstoffdifferenz ($AaDO_2$) [mmHg] (bei $FiO_2 = 1$)	20–50		O_2-Diffusionsstörung, ARDS
XVIII. Pulmonalvenöse Beimischung, Rechts-Links-Shunt (Q_s/Q_t) [%]	< 3–5		ARDS
XIX. Intrathorakaler Blutvolumenindex (ITBVI) [ml/m²]	800–1.000	Hypovolämie, Schock, obstruktive Schockformen**	Hypervolämie, Herzversagen
XX. Globaler end-diastolischer Volumenindex (GEDVI) [ml/m²]#	680–800	Hypovolämie, Schock, obstruktive Schockformen**	Hypervolämie, Herzversagen
XXI. Totaler Blutvolumenindex (TBVI) [ml/m²]	2.600–3.200	Hypovolämie	Hypervolämie***
XXII. Extravaskulärer Lungenwasserindex (EVLWI) [ml/kg]	< 7		Kardiogenes oder nicht-kardiogenes Lungenödem (ARDS)
XXIII. Kardialer Funktionsindex (CFI) [min⁻¹]	4,5–6,5	Myokardinsuffizienz	Inotropika
XXIV. Systolische Druckvariation (SPV) [%]	<10		Hypovolämie, obstruktive Schockformen**
XXV. Pulsdruckvariation (PPV) [%]	<13		Hypovolämie, obstruktive Schockformen**
XXVI. Schlagvolumenvariation (SVV) [%]	<10		Hypovolämie, obstruktive Schockformen**
XXVII. Globale Ejektionsfraktion (GEF) [%]§	25–35	Myokardinsuffizienz, obstruktive Schockformen**	
XXVIII. Pulmonalvaskulärer Permeabilitätsindex (PVPI) [%]$	1–3		Kapillarleck, ARDS

Parameter	Normbereich	↓	↑
XXIX. Indozyaningrün-Plasmaverschwinderate (ICG-PDR) [%/min] Indozyaningrün-Clearance (Vollblut) (CB-ICG) [ml/min/m²] Indozyaningrün-Clearance (Plasma) (CP-ICG) [ml/min/m²]	18 500–750 300–450	Leberfunktion ↓ Leberdurchblutung ↓	Reaktive Hyperämie (nach Lebertransplantation)

*Bei Patienten mit einer vorbestehenden chronischen arteriellen Hypertonie sollte eine Abweichung nach unten von max. 20 % toleriert werden, da aufgrund der verschobenen Autoregulationskurve sonst Organfunktionen beeinträchtigt werden können.
**Obstruktive Schockformen entstehen durch Behinderung des Auswurfs oder der Füllung des Herzens wie z. B. bei Lungenarterienembolie, Perikardtamponade oder Spannungspneumothorax.
***Bei einer Fehlverteilung der Blutvolumina (z. B. septischer Schock) kann trotz Hypervolämie ein zu geringes zentrales Blutvolumen (kardiale Vorlast) vorliegen.
#Die Absolutwerte dieses Parameters sind umstritten, zumal eine Validierung bislang aussteht.
§Die globale Ejektionsfraktion berechnet sich aus 4×SV/GEDV und ist eine rein kalkulierte Größe.
$Der PVPI berechnet sich aus dem Quotienten von EVLW und PBV.

14.2 Internetadressen

Die folgenden Internetadressen bieten (z. T. über entsprechende Links mit diversen Hinweisen auf andere Organisationen etc.) vielfältige Informationsmöglichkeiten zum Thema „invasives hämodynamisches Monitoring" inkl. entsprechender Randgebiete. Das Verzeichnis erhebt keinerlei Anspruch auf Vollständigkeit!

14.2.1 Arbeitsgemeinschaft der Wissenschaftlichen Fachgesellschaften (AWMF)

AWMF	www.awmf-online.de
Deutsche Gesellschaft für Anästhesiologie u. Intensivmedizin (DGAI)	www.dgai.de
Deutsche Gesellschaft für Chirurgie	www.dgch.de
Deutsche Interdisziplinäre Vereinigung für Intensiv- und Notfallmedizin (DIVI)	www.divi-org.de
Deutsche Gesellschaft für Innere Medizin	www.dgim.de
Deutsche Gesellschaft für Internistische Intensiv- und Notfallmedizin	www.dgiin.de
Gesellschaft für Neonatologie und pädiatrische Intensivmedizin	www.gnpi.de
Deutsche Gesellschaft für Thoraxchirurgie	www.dgt-online.de
Deutsche Gesellschaft für Thorax-, Herz- und Gefäßchirurgie	www.dgthg.de
Deutsche Gesellschaft für Unfallchirurgie	www.dgu-online.de

14.2.2 Internationale Fachgesellschaften

American Heart Association (AHA)	www.heart.org
American Society of Anaesthesiologists (ASA)	www.asahq.org
Center for Disease Control and Prevention (CDC)	www.cdc.gov
European Society of Anaesthesiology (ESA)	www.euroanaesthesia.org
European Society of Intensive Care Medicine (ESICM)	www.esicm.org
Intensive Care Society (ICS)	www.ics.ac.uk
International Anaesthesia Research Society (IARS)	www.iars.org
International Sepsis Forum (ISF)	www.sepsisforum.org
Society of Critical Care Medicine (SCCM)	www.sccm.org

14.2.3 Gerätehersteller

Abbott	www.abbott.de
ab medica	www.abmedica.org
Argon	www.argonmedical.com
Arrow	www.arrow-deutschland.de
Baxter	www.baxter.de
B. Braun Melsungen	www.bbraun.de
Becton Dickinson	www.bdeurope.com/deutschland
Cook	www.cook-d.com
Edwards Lifesciences	www.edwards.com/de
LiDCO	www.lidco.com
GE Healthcare	www.gehealthcare.de
Mindray	www.mindray.de
Philips	www.healthcare.philips.com/de
Pulsion	www.pulsion.de
Smiths Medical	www.smiths-medical.com/de
Vygon	www.vygon.de

14.2.4 Sonstiges

Ärztliches Zentrum für Qualität in der Medizin	www.aezq.de
Haemodynamic Monitoring	www.aic.cuhk.edu.hk/web8/haemodynamic_monitoring.htm
Critical Care Medicine International Internet Group	www.ccm-l.org
Deutsche Zentralbibliothek für Medizin	www.zbmed.de
Google Scholar	http://scholar.google.de
Intensive Care National Audit & Research Centre	www.icnarc.org
Leitlinienprogramme (Ärztliche Zentralstelle Qualitätssicherung)	www.leitlinien.de

Medscape	www.medscape.com
MetaSuchmaschine über deutschsprachige Suchmaschinen	www.metager.de
Nationales Referenzzentrum für die Surveillance von nosokomialen Infektionen	www.nrz-hygiene.de
Portal für die Anästhesie- & Intensivpflege (AnInt)	www.medizin-forum.de/phpbb/viewforum.php?start=0&;f=62&topic_view=flat&partner=anint
Pulmonary Artery Catheter Education Project	www.pacep.org
Suchmaschine Forschungsportal.Net	www.forschungsportal.net
Surviving Sepsis Campaign	www.survivingsepsis.org
The Virtual Anaesthesia Textbook	www.virtual-anaesthesia-textbook.com
Trauma.org	www.trauma.org
Virtuelle Fachbibliothek Medizin	www.medpilot.de

14.2.5 Datenbanken

Deutsches Institut für Medizinische Dokumentation und Information (DIMDI)	www.dimdi.de
Medline	www.ncbi.nih.gov/PubMed

14.2.6 Zeitschriften

Acta Anaesthesiologica Scandinavica	www.blackwellpublishing.com/journal.asp?ref=0001-5172
American Journal of Respiratory and Critical CareMedicine	www.ajrccm.org
Anaesthesia	www.blackwellpublishing.com/journals/ana
Anästhesiologie & Intensivmedizin	www.ai-online.info
Anästhesiologie Intensivmedizin Notfallmedizin Schmerztherapie (AINS)	www.thieme.de/ains/
Der Anaesthesist	www.DerAnaesthesist.de
Anaesthesia Analgesia	www.anesthesia-analgesia.org
Anaesthesiology	www.anesthesiology.org
BMC Anaesthesiology	www.biomedcentral.com/bmcanesthesiol
British Journal of Anaesthesia	www.bja.oupjournals.org/
Canadian Journal of Anaesthesia	www.cja-jca.org
Chest	www.chestjournal.org

Critical Care Forum	http://ccforum.com
Critical Care Medicine	www.ccmjournal.com
Current Opinions in Anaesthesiology	www.co-anesthesiology.com/
Current Opinions in Critical Care	www.co-criticalcare.com/
Intensiv: Fachzeitschrift für Intensivpflege und Anaesthesie	www.thieme-connect.com/ejournals/toc/intensiv
Intensive Care Medicine	www.link.springer.de/link/service/journals/00134
Intensivmedizin und Notfallmedizin	www.link.springer.de/link/service/journals/00390
Intensive News	www.medicom.cc/medicom-de/inhalte/intensiv-news/intensiv-news.php
Intensivmedizin up2date	www.thieme.de/de/intensivmedizin-up2date/impressum-1953.htm
Journal of Cardiothoracic and Vascular Anaesthesia	www.sciencedirect.com/science/journal/10530770
Journal of Critical Care	http://journals.elsevierhealth.com/periodicals/yjcrc
The Lancet	www.thelancet.com/
New England Journal of Medicine	www.nejm.org

Index

N

O

P

R

S

T

V